冠状动脉腔内影像学研究进展及应用

Intracoronary Imaging and Its Use in Interventional Cardiology

原著　Marvin H. Eng

Yasuhiro Honda

主译　刘　健

北京大学医学出版社

图书在版编目（CIP）数据

冠状动脉腔内影像学研究进展及应用 /（美）马文·恩格（Marvin H. Eng），（日）本田康弘原著；刘健主译 .
—北京：北京大学医学出版社，2023.12
书名原文：Intracoronary Imaging and Its Use in Interventional Cardiology
ISBN 978-7-5659-3061-4

Ⅰ.①冠…　Ⅱ.①马…②本…③刘…　Ⅲ.①冠状血管－动脉疾病－影像诊断　Ⅳ.① R543.304

中国国家版本馆 CIP 数据核字（2023）第 235346 号

北京市版权局著作权合同登记号：图字：01-2023-5364

Elsevier (Singapore) Pte Ltd.
3 Killiney Road, #08-01 Winsland House I, Singapore 239519
Tel: (65) 6349-0200; Fax: (65) 6733-1817

Intracoronary Imaging and Its Use in Interventional Cardiology
© 2023 Elsevier Inc. All rights reserved.
ISBN-13: 978-0-323-93997-3

冠状动脉腔内影像学研究进展及应用

主　　译：刘 健
出版发行：北京大学医学出版社
地　　址：（100191）北京市海淀区学院路 38 号　北京大学医学部院内
电　　话：发行部 010-82802230；图书邮购 010-82802495
网　　址：http://www.pumpress.com.cn
E - m a i l：booksale@bjmu.edu.cn
印　　刷：北京信彩瑞禾印刷厂
经　　销：新华书店
策划编辑：高 瑾
责任编辑：梁 洁　责任校对：靳新强　责任印制：李 啸
开　　本：787 mm×1092 mm　1/16　印张：10.5　字数：220 千字
版　　次：2023 年 12 月第 1 版　2023 年 12 月第 1 次印刷
书　　号：ISBN 978-7-5659-3061-4
定　　价：98.00 元
版权所有，违者必究
（凡属质量问题请与本社发行部联系退换）

译者名单

主　译　刘　健

译　者（按姓名汉语拼音排序）

范朋飞　北京大学人民医院

方　舒　北京大学人民医院

郭　萌　北京大学人民医院

侯　昌　北京大学人民医院

霍黎明　北京大学人民医院

刘传芬　北京大学人民医院

刘　健　北京大学人民医院

聂文畅　北京大学人民医院

彭　欣　北京大学人民医院

苏晓凤　北京大学人民医院

孙宇彤　北京大学人民医院

叶　桢　北京大学人民医院

张礼潜　北京大学人民医院

赵庆豪　北京大学人民医院

原著者名单

CONSULTING EDITOR

MARVIN H. ENG, MD
Structural Heart Program Medical Director,
Structural Heart Disease Fellowship Director,
Director of Cardiovascular Quality, Banner
University Medical Center, Phoenix,
Arizona, USA

EDITOR

YASUHIRO HONDA, MD, FACC, FAHA
Clinical Professor of Medicine, Director of
Cardiovascular Core Analysis Laboratory,
Division of Cardiovascular Medicine, Stanford
Cardiovascular Institute, Stanford University
School of Medicine, Stanford, California, USA

AUTHORS

ARSALAN ABU-MUCH, MD
Cardiovascular Research Foundation, New
York, New York, USA

JUNYA AKO, MD
Department of Cardiovascular Medicine,
Kitasato University School of Medicine,
Kanagawa, Japan

ZIAD A. ALI, MD, DPhil
Department of Cardiology, St. Francis
Hospital, Roslyn, New York, USA;
Cardiovascular Research Foundation, New
York, New York, USA

RONALD D. BASS, BA
School of Medicine, Georgetown University,
Washington DC, USA

CHRISTOS V. BOURANTAS, MD, PhD
Department of Cardiology, Barts Heart
Centre, Barts Health NHS Trust, Institute of
Cardiovascular Science, University College
London, London, United Kingdom

KAREN CHAU, BS
Department of Cardiology, St. Francis
Hospital, Roslyn, New York, USA

BRIAN COURTNEY, MD
Schulich Heart Program, Sunnybrook Research
Institute, University of Toronto, Toronto,
Ontario, Canada

ALI DAKROUB, MD
Department of Cardiology, St. Francis
Hospital, Roslyn, New York, USA

HECTOR M. GARCIA-GARCIA, MD, PhD
Professor, Interventional Cardiology, MedStar
Washington Hospital Center, Washington,
DC, USA

SCOT GARG, MD, PhD
Department of Cardiology, Royal
Blackburn Hospital, Blackburn, United
Kingdom

TAKEHIRO HASHIKATA, MD
Department of Cardiovascular Medicine,
Kitasato University School of Medicine,
Kanagawa, Japan

KIYOSHI HIBI, MD, PhD
Division of Cardiology, Yokohama City
University Medical Center

MYEONG-KI HONG, MD
Severance Hospital, Yonsei University College
of Medicine, Seoul, South Korea

JIAYUE HUANG, MSc
Department of Cardiology, National
University of Ireland, Galway (NUIG), Galway,
Ireland

SHINJI INABA, MD, PhD
Department of Cardiology, Pulmonology, Hypertension and Nephrology, Ehime University Graduate School of Medicine, Toon, Ehime, Japan

ALLEN JEREMIAS, MD, MSc
Department of Cardiology, St. Francis Hospital, Roslyn, New York, USA; Cardiovascular Research Foundation, New York, New York, USA

SHIGETAKA KAGEYAMA, MD
Department of Cardiology, National University of Ireland, Galway (NUIG), Galway, Ireland

RYO KAMEDA, MD
Department of Cardiovascular Medicine, Kitasato University School of Medicine, Kanagawa, Japan

KEYVAN KARIMI GALOUGAHI, MD, PhD
Department of Cardiology, St. Francis Hospital, Roslyn, New York, USA

NOZOMI KOTOKU, MD
Department of Cardiology, National University of Ireland, Galway (NUIG), Galway, Ireland

TAKASHI KUBO, MD
Director, Department of Cardiovascular Medicine, Naga Municipal Hospital, Wakayama, Japan

YONG-JOON LEE, MD
Severance Hospital, Yonsei University College of Medicine, Seoul, South Korea

RYAN D. MADDER, MD
Frederik Meijer Heart and Vascular Institute, Spectrum Health, Grand Rapids, Grand Rapids, Michigan, USA

AKIKO MAEHARA, MD
Cardiovascular Research Foundation, New York, New York, USA

SHINICHIRO MASUDA, MD
Department of Cardiology, National University of Ireland, Galway (NUIG), Galway, Ireland

MITSUAKI MATSUMURA, BS
Cardiovascular Research Foundation, New York, New York, USA

GARY S. MINTZ, MD
Cardiovascular Research Foundation, New York, New York, USA

ISAO MORI, MS
Terumo Corporation, Tokyo, Japan

KAI NINOMIYA, MD
Department of Cardiology, National University of Ireland, Galway (NUIG), Galway, Ireland

KENSUKE NISHIMIYA, MD, PhD
Department of Cardiovascular Medicine, Tohoku University Graduate School of Medicine, Sendai, Miyagi, Japan

KOICHI NODE, MD, PhD
Department of Cardiovascular Medicine, Saga University, Saga, Japan

KOZO OKADA, MD, PhD
Division of Cardiology, Yokohama City University Medical Center

TAKAYUKI OKAMURA, MD, PhD
Division of Cardiology, Department of Medicine and Clinical Science, Yamaguchi University Graduate School of Medicine, Yamaguchi, Japan

YOSHINOBU ONUMA, MD, PhD
Department of Cardiology, Professor of Interventional Cardiology, National University of Ireland, Galway (NUIG), Galway, Ireland

HIROMASA OTAKE, MD, PhD, FACC
Division of Cardiovascular Medicine, Department of Internal Medicine, Kobe University Graduate School of Medicine, Kobe, Hyogo, Japan

MALAV J. PARIKH, MD
Frederik Meijer Heart and Vascular Institute, Spectrum Health, Grand Rapids, Grand Rapids, Michigan, USA

RUSHI V. PARIKH, MD
Division of Cardiology, University of California, Los Angeles, Los Angeles, California, USA

JOSEPH PHILLIPS, BS, MS
University of Iowa Hospitals and Clinics, Iowa City, Iowa, USA

RADHIKA K. PODUVAL, PhD
Wellman Center for Photomedicine, Massachusetts General Hospital, Harvard Medical School, Boston, Massachusetts, USA

JORGE SANZ SÁNCHEZ, MD, PhD
Hospital Universitari I Politecnic La Fe, Valencia, Spain; Centro de Investigación Biomedica en Red (CIBERCV), Madrid, Spain

FUMIYASU SEIKE, MD, PhD
Department of Cardiology, Pulmonology, Hypertension and Nephrology, Ehime University Graduate School of Medicine, Toon, Ehime, Japan

PATRICK W. SERRUYS, MD, PhD
Department of Cardiology, National University of Ireland, Galway (NUIG), Galway, Ireland

PRITI SHAH, MSC
Infraredx, A Nipro Company, Bedford, Massachusetts, USA

NEGEEN SHAHANDEH, MD
Division of Cardiology, University of California, Los Angeles, Los Angeles, California, USA

FAISAL SHARIF, MD, PhD
Department of Cardiology, National University of Ireland, Galway (NUIG), Galway, Ireland

EVAN S. SHLOFMITZ, DO
Department of Cardiology, St. Francis Hospital, Roslyn, New York, USA

RICHARD A. SHLOFMITZ, MD
Department of Cardiology, St. Francis Hospital, Roslyn, New York, USA

SHINJO SONODA, MD, PhD
Department of Cardiovascular Medicine, Saga University, Saga, Japan

STEPHEN SUM, PhD
Infraredx, A Nipro Company, Bedford, Massachusetts, USA

GUILLERMO J. TEARNEY, MD, PhD
Wellman Center for Photomedicine, Harvard Medical School, Professor, Department of Pathology, Massachusetts General Hospital, Boston, Massachusetts, USA; Harvard-MIT Division of Health Sciences and Technology Division, Cambridge, Massachusetts, USA

SUSAN V. THOMAS, MPH
Department of Cardiology, St. Francis Hospital, Roslyn, New York, USA

RON WAKSMAN, MD
Interventional Cardiology, MedStar Washington Hospital Center, Washington, DC, USA

NICK WEST, MD
Abbott Vascular, Santa Clara, California, USA

OSAMU YAMAGUCHI, MD, PhD
Department of Cardiology, Pulmonology, Hypertension and Nephrology, Ehime University Graduate School of Medicine, Toon, Ehime, Japan

KAZUNORI YASUDA, PhD
Department of Mechanical Engineering, Ehime University Graduate School of Science and Engineering, Matsuyama, Ehime, Japan

译者前言

2008 年北京夏季奥运会期间，我结束了在美国哥伦比亚大学医学中心的学习，带着对冠状动脉腔内影像学的初步认识和对血管内超声（IVUS）技术的有限认知回到祖国，我心中有着殷切的希望，就是让冠状动脉腔内影像学的理念和技术的在祖国大地上普及和发展。15 年过去了，我曾经计划出版一本介绍腔内影像学技术的现状和最新研究的书籍，虽然没有完成的理由有很多，未能如愿完成是事实，恰好今年看到这本国外同行创作的书籍，作者中也有我熟悉的专家，既然是好作品，就应该翻译给国内同行们，分享也是一种荣幸和快乐。

本书的内容主要包括 IVUS 在识别易损斑块及急性冠脉综合征中的应用；IVUS 指导的经皮冠状动脉介入治疗（PCI）的证据、临床试验及实际应用；IVUS- 光学相干断层扫描（OCT）联合导管的应用；OCT 在易损斑块和急性冠脉综合征中的应用；OCT 指导的 PCI 的证据、临床试验及实际应用；冠状动脉微型光学相干断层扫描（μOCT）和近红外光谱（NIRS）技术识别高危患者和易损斑块的能力，以及 NIRS 指导的 PCI 的证据及实际应用；心脏移植血管病变的侵入性冠状动脉内影像学；心肌桥的临床意义和最佳管理及基于血管内成像的生理评估等内容。可以说，本书涵盖了冠状动脉腔内影像学领域的主要内容、重要进展，以及详尽、丰富的文献复习。

通过阅读本书，读者可以深入了解冠状动脉腔内影像学在介入心脏病学中的应用，掌握相关技术和设备的操作方法、诊断标准和治疗方案。同时，本书还提供了大量的临床试验证据和实际应用案例，为读者提供了宝贵的参考依据。

作为译者，能够参与本书的翻译工作，我们深感荣幸。在此，感谢原著作者和出版社的信任和支持，感谢团队成员的辛勤付出。在翻译过程中，我们尽力保持原著的真实性和准确性，但难免存在疏漏和不妥之处，敬请广大读者批评指正。

最后，我们希望本书能够为国内同行提供有益的参考和帮助，进一步推动冠状动脉腔内影像学在介入心脏病学中的应用和发展。

刘 健

2023 年 12 月 18 日于北京

原著序

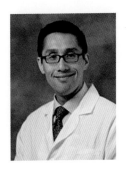

Marvin H. Eng, MD
Consulting Editor

我们很高兴出版本书来介绍冠状动脉腔内影像学在冠状动脉疾病诊断、病变特征和治疗中的应用。虽然在冠状动脉疾病的治疗设备（如支架、导丝）方面已取得了很大进展，但通过冠状动脉腔内影像学获得更详细的信息后再制订冠状动脉介入治疗决策仍是最佳临床路径。冠状动脉腔内影像学技术已经应用了几十年，其应用的不断改进以及在介入治疗领域的日益普及，使得本书成为导管室的必需品。

对冠状动脉内解剖和斑块的详细描述被认为是经皮冠状动脉介入治疗不可或缺的一部分。具有讽刺意味的是，就在15年前，一些人还认为这是新鲜事，并在讨论使用 IVUS 的成本。在本书中，我们将详细探讨冠状动脉腔内影像学的实用性和迅速扩展的应用范围。本书将介绍 IVUS、OCT 和 NIRS 技术的详细证据基础，供临床实践应用和继续研究，可作为任何临床培训计划中腔内影像学教育的基石。

本书由腔内影像学领域的国际专家 Yasuhiro Honda 博士作为主编。祝贺他编写了一本高水准的腔内影像学精简教程，这将毫无疑问地成为未来几年影像学学习和教学的标准参考书籍。

Marvin H. Eng, MD
美国班纳大学医学中心

E-mail:
marvin.eng@bannerhealth.com

原著前言

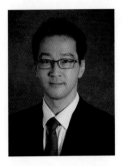

Yasuhiro Honda, MD, FACC, FAHA
Editor

1971 年，Bom 等开发了第一代用于心脏系统的导管实时成像技术。通过将一组相控阵超声波传感器置于心腔内，高频超声可避免经胸超声所带来的骨组织等干扰，从而展现高质量心脏结构图像。20 世纪 80 年代末，我在斯坦福大学的导师 Paul G. Yock 教授和他的同事成功地将单换能器 IVUS 导管系统微型化，使换能器能够放置在冠状动脉内。从那时起的几十年间，IVUS 成为重要的导管成像技术，用于指导经皮冠状动脉介入治疗，并为临床血管生物学提供科学依据。在此期间，其他先进的成像技术也被开发出来并引入临床，包括基于导管成像技术的 OCT，其具有更高的轴向分辨率，但牺牲了部分光束穿透力。NIRS 专门用于识别血管壁内的脂质成分。尽管目前有关冠状动脉腔内影像学对心血管结局的影响的证据大多基于 IVUS 临床试验的结果，但支持新成像技术优势的可靠数据正在迅速积累。

因此，本书旨在提供有关 IVUS、OCT 和 NIRS 的最新资料，适用于临床心脏病专家、住院医师和医学生，以及有志于应用推广这些复杂的导管成像技术的研究者和工程师。对于每种技术，相应领域的专家将会讨论其诊断应用，特别是检出易损斑块和急性冠脉综合征、实践应用、指导经皮冠状动脉介入治疗的最新证据，以及为进一步提高成像技术实用性而正在做的工作。此外，血管内成像技术在其他专业领域的具体应用将在相应章节中讨论，如心脏同种异体移植血管病变、有症状的心肌桥和基于造影成像的冠状动脉生理学评估。虽然无创成像技术可以快速、详细地观察心血管结构，但临床对导管成像技术的需求也在不断增长主要是因为经皮介入治疗的罪犯病变越来越复杂，以及不断发展的治疗技术需要精确的成像指导或实时评估治疗。我希望本书能为医疗工作者和工程师提供有用的信息，帮助他们全面了解这一快速发展的领域及其在患者诊疗和介入心脏病学临床研究中的作用。

本书的成功出版需要许多人的支持与

合作。在此，我谨向所有为本书慷慨奉献时间和专业知识的作者，以及 Marvin H. Eng 博士和 Elsevier 出版社的工作人员表示深深的谢意，特别是 Arlene B. Campos 和 Joanna Collett。感谢他们的专业素养和奉献精神。

Yasuhiro Honda, MD, FACC, FAHA
斯坦福大学心血管核心分析实验室
斯坦福大学心血管研究所
斯坦福大学医学院

E-mail:
yshonda@stanford.edu

目　录

　　易损斑块在急性冠脉综合征（ACS）的发病机制中起着关键作用，是大多数 ACS 的发病原因。易损斑块的概念随着基础和临床研究的进展以及冠状动脉腔内影像学技术的发展和应用范围迅速扩大而不断发展。血管内超声（IVUS）是首个广泛应用于临床的冠状动脉腔内影像学技术，具有较强组织穿透力，使我们能够识别易损斑块并全面了解 ACS 的病理生理学。本篇综述总结了目前经 IVUS 确立的临床证据，以及对易损斑块及其在 ACS 管理中的作用的新认识。

　　为什么大力提倡将 IVUS 用于指导 PCI？第一个原因是了解血运重建机制。即使狭窄在血管造影中看起来相似，但每个病变的病理生理学可能不同。第二个原因是提前预测可能出现的并发症。通过预测和适当预处理，可以避免大多数并发症或在其发生时平稳处理。第三个原因是通过在术中使用交互式 IVUS 来优化 PCI 结果。这些对于最大限度地提高血运重建效果，同时最大限度地减少急性并发症，并且最终改善长期临床结局至关重要。

　　IVUS 指导 PCI 不仅可以改善复杂病变患者的术后结果及长期临床预后，对于单纯病变患者同样有效。然而，IVUS 指导 PCI 的临床使用率仍然较低；因此，亟需进一步前瞻性随机对照临床试验来强化专家建议并且扩大使用范围。本章旨在总结讨论既往 IVUS 指导 PCI 的证据及临床研究，进一步启发未来研究的可能性，并扩展其在真实世界临床实践中的应用。

　　IVUS 和 OCT 是评估斑块特征和体积及指导 PCI 的腔内影像学工具。IVUS 的高组织穿透力有利于对整个血管壁进行评估，而 OCT 的高分辨率可以对腔内结构进行详细评估。IVUS-OCT 联合探头具有协同作用，有助于更好地了解原发冠状动脉疾病，并与其病理标本更好地关联。本章将讨论 IVUS-OCT 联合导管系统的原理和潜在应用。

OCT 是一种使用近红外光的腔内影像学技术。OCT 可以提供冠状动脉的高分辨率横截面图像，并能确定动脉粥样硬化斑块的组织特征。OCT 可以识别 ACS 罪犯病变中的斑块破裂、斑块侵蚀和钙化结节。OCT 还能区分易损斑块的重要形态特征，如薄纤维帽、大脂质核心、巨噬细胞浸润、斑块内微血管、胆固醇结晶、愈合斑块和斑块内出血。

OCT 可提供冠状动脉的高分辨率图像，并可用于优化 PCI。然而，冠状动脉内 OCT 在临床实践中的应用还很有限。与更成熟的 IVUS 相比，OCT 图像解读更复杂，尚无指导 PCI 的标准流程，缺乏随机试验数据，无法进行血管内成像，这些都是导致 OCT 实际应用率不高的原因。本章提供了在 PCI 中使用 OCT 的实用分步指南，包括器械组装、简化图像解读和优化 PCI 的流程。

冠状动脉腔内影像学有利于优化支架置入及降低支架相关并发症。OCT 可以在 PCI 术中对微观结构进行详细评估。近期，一些大型注册研究、随机临床试验和荟萃分析表明，在手术急性期结果和中期临床结局方面，OCT 优于血管造影，且不劣于 IVUS。本章总结了在几种特定情景下支持应用 OCT 指导 PCI 的研究数据，介绍了重要的证据，并讨论了当前 OCT 指导 PCI 存在的争议和证据的局限性。

OCT 是一种被广泛用于心脏介入手术的成像技术。血管壁内发生的关键结构变化（包括存在中性粒细胞、巨噬细胞、单核细胞和血管平滑肌细胞）低于临床冠状动脉内 OCT 的分辨率。为了应对这一挑战，一种被称为微型光学相干断层成像（μOCT）的分辨率为 $1 \sim 2 \ \mu m$ 的新型 OCT 应运而生。本章总结了 μOCT 观察冠状动脉微结构的能力，并讨论了其临床意义。

既往研究分析了 NIRS 得出的脂质核心负荷指数（LCBI）在量化和识别高危斑块及未来主要不良心脏预后 / 主要不良心脑血管事件风险增加的患者方面的有效性。最大 $LCBI_{4 \ mm} \geqslant 400$ 似乎是区分高危斑块的有效阈值。这项荟萃分析的标准差较小且比值比（OR）更精确，可用于指导未来的研究。

在识别富脂斑块方面，冠状动脉内 NIRS 已根据组织病理学这一金标准进行了广泛验证。目前，NIRS 作为一种多模态成像导管与 IVUS 联合应用于临床。NIRS 可用于在 PCI 术前明确急性冠脉综合征的发病机制，并指导选择支架长度和确定围术期心肌梗死的风险。NIRS 可以识别 PCI 术后发生心血管事件的易感人群，并识别特定部位未来发生冠状动脉事件风险增加的易损斑块。

尽管过去 50 年来心脏移植受者的诊疗工作取得了进步，但心脏同种异体移植血管病变（CAV）仍然是受者长期存活的主要障碍。CAV 的早期诊断和治疗对于改善患者长期预后至关重要。冠状动脉造影是目前筛查 CAV 的金标准，然而其检测早期 CAV 的敏感性低。有创性冠状动脉腔内影像学检查可以提供更详细的血管病变特征，能识别移植后早期发生的 CAV，并揭示其发病机制。在广泛应用这些新兴技术之前需要对其进行验证。

心肌桥（MB）既往被认为是一种良性病变，因为大多数 MB 患者无临床症状。然而，越来越多的证据表明，由于心肌桥动脉收缩期受压 / 舒张期受限、MB 上游的动脉粥样硬化斑块进展和（或）血管痉挛性心绞痛，MB 可导致不良心血管事件。对于难治性心绞痛的 MB 患者，最佳治疗策略应根据多方面的解剖和血流动力学评估逐一确定，这通常需要多学科的诊断方法。本章总结了 MB 的临床意义和管理，强调了目前可用的成像技术在这一领域的作用。

血管内成像（IVI）在临床上可用于评估病变结构和特征，但不能用于评估心肌缺血。目前已研发出多种基于 IVI 的血流储备分数（FFR）。基于 IVI 的 FFR 的算法是基于基本流体动力学和原始微血管模型，其准确率为 88% ~ 94%，与有创 FFR 的相关性较强（0.69 ~ 0.89）。由于其可通过单个诊断器械对病变的解剖和生理特性进行全面、节省时间 / 成本的评估，它可在指导和优化 PCI 方面发挥独特的作用。

第1章　IVUS 在识别易损斑块及急性冠脉综合征中的应用

Kozo Okada，MD，PhD，Kiyoshi Hibi，MD，PhD*

关键词				
● 急性冠脉综合征 ● 易损斑块 ● 斑块破裂 ● IVUS ● RF-IVUS				

要点
● 易损斑块在急性冠脉综合征（ACS）的发生中发挥关键作用。
● 识别易损斑块对更好地理解 ACS 的发病机制以及进一步改善 ACS 的管理非常重要。
● 血管内超声（IVUS）是识别易损斑块并了解 ACS 病理生理机制的较完善的设备。
● IVUS 已被用于确定与易损斑块和远期心脏事件相关的危险因素，以及评估稳定斑块的药物疗效。

引言

尽管近年来经皮冠状动脉介入治疗（PCI）和药物治疗取得了进展，ACS 仍然是全球患病和致死的主要原因，且是全球疾病负担的重要组成部分[1]。ACS 是指一大类临床疾病，包括不稳定型心绞痛、急性心肌梗死（AMI）和心脏性猝死，均以斑块破裂及随后的血栓形成导致的冠状动脉严重狭窄或闭塞引起急性心肌缺血

为主要特征[1]。易损斑块是斑块破裂和血栓形成的易感因素，在 ACS 的发病中起着关键作用，是大多数 ACS 的发病原因[1-2]。随着有创性和无创性冠状动脉成像技术的快速发展，以及基础和临床研究的进展，相关概念不断发展，以寻求能在高危斑块（即易损斑块）破裂、形成血栓导致冠状动脉闭塞之前将其检测出[2]。虽然冠状动脉造影（CAG）已被广泛用于冠状动脉疾病（CAD）的评估，但仅能提供

Division of Cardiology, Yokohama City University Medical Center
* Corresponding author. 4-57 Urafune-cho, Minami-ku, Yokohama 232-0024, Japan.
E-mail address: hibikiyo@yokohama-cu.ac.jp

Intervent Cardiol Clin 12 (2023) 155–165
https://doi.org/10.1016/j.iccl.2022.10.003
2211-7458/23/© 2022 Elsevier Inc. All rights reserved.

管壁结构的间接信息，无法识别易损斑块的详细特征。针对 AMI 患者的回顾性研究显示，AMI 常发生在既往非严重狭窄的病变中，突出了 CAG 的这一局限性[3]。相比之下，冠状动脉腔内影像学可以区分易损斑块和其他良性斑块类型。由于冠状动脉腔内影像学的分辨率优于无创性成像，IVUS、光学相干断层成像（OCT）、近红外光谱成像（NIRS）等冠状动脉腔内影像学技术已被用于评估 ACS 的罪犯病变（表 1-1）[2]。其中，IVUS 是第一个被广泛应用的临床技术，其具有良好的组织穿透性，可以直观地显示整个冠状动脉的血管壁结构[4]。由于具有固有的距离校准，IVUS 还能测量特定区域的面积和体积（血管、斑块、管腔面积和体积）。IVUS 的这些优势可以帮助我们研究斑块形成、进展和消退及生物学过程，如斑块负荷、斑块偏心率、斑块成分、血管重构、血栓形成机制（斑块破裂、斑块侵蚀和钙化结节），为动脉粥样硬化的过程提供越来越多的证据。

本章综述了目前通过 IVUS 获得的临床证据，以及有关易损斑块及其在 ACS 管理中作用的新进展。

易损斑块的组织病理学特征

自早期的开创性研究揭示斑块破裂和冠状动脉内血栓形成是 ACS 和心脏性猝死的主要病因以来，易损斑块的概念也随着相关术语的改变而不断更新[5]。如前所述，最终导致冠状动脉闭塞发生 ACS 的病变在既往的 CAG 上通常并非重度狭窄，多显示为轻度狭窄[3]，1989 年 James E. Muller 等首次将这些对血流动力学没有明显影响的斑块称为易损斑块[6]。既往的组织病理学研究已经确定了管腔内血栓形成的 3 种原因，即斑块破裂、斑块侵蚀和钙化结节[5, 7-8]。虽然斑块破裂是 ACS 的主要机制，"易损斑块"这一术语描述得更宽泛，包括所有存在血栓形成或快速进展为罪犯病变风险的斑块[9]，目前已被研究

表 1-1　不同血管内成像技术检测易损斑块特征的比较					
易损斑块特征	灰阶 IVUS	RF-IVUS	NIRS-IVUS	OCT	CAG
斑块破裂	++	++	++	+++	++
血栓形成	++	++	++	+++	++
富脂坏死核心	+	++	+++	++	++
薄纤维帽	−	− / +	−	+++	++
炎症（巨噬细胞）	−	−	−	++	−
胆固醇结晶	−	−	−	++	−
正性重构	+++	+++	+++	−	−
斑块负荷	+++	+++	+++	−	−
点状钙化	++	++	++	−	−
斑块内出血	+	+	+	−	−
新生血管	−	−	−	+	−

"−" 表示无法分辨；"+" 表示较难分辨；"++" 表示可分辨；"+++" 表示易于分辨。

者和临床医师广泛使用。

2003 年的一份共识文件对易损斑块的各种组织病理学特征进行了全面总结[9]。易损斑块的形态学特征包括：大的脂质 / 坏死核心伴薄纤维帽（＜ 65 μm），即薄纤维帽粥样硬化斑块（TCFA）；大量脂质成分；存在活动性炎症（斑块内巨噬细胞和淋巴细胞浸润、内皮细胞降解）；正性重构；斑块内出血；胆固醇结晶 / 裂隙；微钙化和新生血管，但是易损斑块的组织病理学描述缺乏前瞻性的生理学数据以证实其因果关系[5, 8-10]。伴有显著狭窄（狭窄程度 > 90%）的病变也被认为是易损斑块，因为其快速进展可能导致临床事件的发生[9]。在这些形态学特征中，TCFA 是易损斑块的关键标志，最容易发生斑块破裂，60% ～ 70% 的急性冠状动脉血栓事件由 TCFA 引起[5, 8]。

IVUS 检测易损斑块

斑块表型

基于回声强度，灰阶 IVUS 将冠状动脉斑块分为软斑块、纤维斑块、钙化斑块和混合斑块（图 1-1）[11]。计算机辅助射频（RF）信号分析的先进组织表征技术可以更准确地检测易损斑块成分，并评估斑块成分对临床结局的长期影响[11]。Virtual Histology™（VH）IVUS 系统（Philips Volcano 公司，美国）将斑块分为 4 种类型：纤维性、坏死性、钙化性和纤维脂肪性；Integrated Backscatter（IB）IVUS（Terumo 公司，日本）使用集成反向散射值来区分 4 种组织类型：钙化、纤维化、致密纤维化

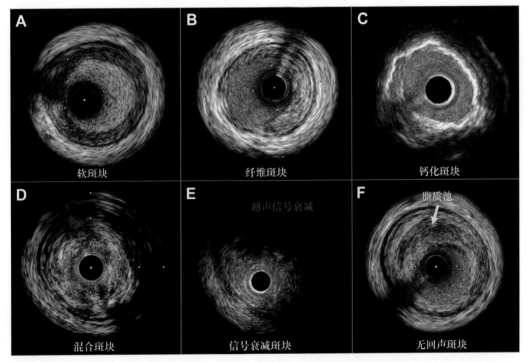

图 1-1　冠状动脉斑块类型。A. 软斑块（回声低于周围的血管外膜）。B. 纤维斑块（中等回声，介于软斑块和钙化斑块之间）。C. 钙化斑块（回声高于外膜伴声影）。D. 混合斑块（斑块内包含多个亚型）。E. 信号衰减斑块（与非钙化相关的低回声斑块，超声信号衰减）。F. 无回声斑块（斑块内含有脂质池，表现为低回声区域）。

和脂质池；iMap™ 系统（Boston Scientific 公司，美国）可识别和量化 4 种不同类型的动脉粥样硬化成分（纤维组织、坏死组织、脂质组织和钙化组织），但 iMap 系统尚未上市（图 1-2）。此外，NIRS 专门用于检测富脂质斑块（LRP），又称脂质核心斑块（LCP），能够将概率总结可视化显示在二维彩色血管图上，又称包含空间信息（轴向和径向）的"化学图"（图 1-2）[11]。这些成像系统识别的斑块成分已被证实与相应的冠状动脉标本的组织病理学特征有很好的相关性[11]。

TCFA

在组织学上，TCFA 的特征是有薄纤维帽和包含大量胆固醇结晶的脂质或坏死核心[9]。尽管 IVUS 因轴向分辨率有限而不能准确测量纤维帽厚度，但 VH-IVUS

提出了 TCFA 的另一种定义，即斑块负荷 > 40% 和大的富脂质坏死核心（> 10%），并且至少 3 帧连续图像上没有明显的纤维组织覆盖[12-14]。既往临床研究表明，相比于稳定性 CAD 患者，VH-IVUS 检测出的 TCFA 在 ACS 患者中更常见，且更多见于冠状动脉近段[12]。第一项研究易损斑块自然史的大规模前瞻性试验——RROSPECT 试验对 700 例 ACS 患者进行了三支血管 IVUS 成像，并确定了可以独立预测事件的 3 个基线 IVUS 特征：①斑块负荷 > 70% [风险比（HR）= 5.03]；② VH-IVUS 识别的 TCFA（HR = 3.35）；③最小管腔面积 < 4.0 mm² （HR = 3.21）[13]。在具备以上 3 项特征的病变中，18% 发生了主要不良心血管事件（MACE），而 3 项特征均不具备的病变中仅不到 1% 发生了 MACE。其他几项前瞻性研究也证实了

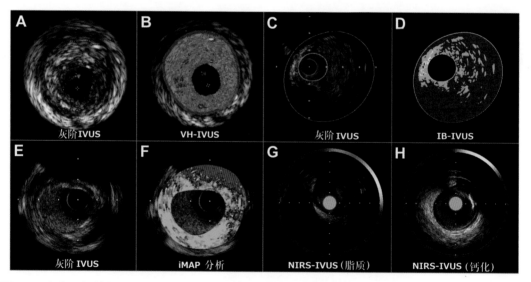

图 1-2　斑块组织特征。A ～ B. VH-IVUS 将斑块分为 4 种类型：纤维性（绿色）、坏死性（红色）、钙化性（白色）和纤维脂肪性（黄绿色）。C ～ D. IB-IVUS（集成反向散射 IVUS）可区分 4 种组织类型：钙化（红色）、纤维化（绿色）、致密纤维化（黄色）和脂质（蓝色）。E ～ F. iMap 系统可量化 4 种斑块成分：纤维组织（绿色）、坏死组织（粉色）、脂质组织（黄色）、钙化组织（蓝色）。G ～ H. NIRS-IVUS（近红外光谱血管内超声）将概率可视化，显示在一个二维的彩色血管图上，又称包含空间信息（轴向和径向）的"化学图"。从红色到黄色的颜色刻度表示血管壁 0.1 mm 和 1° 范围内每个像素可能存在脂质的概率之和。

VH-IVUS 检测的 TCFA 与心血管事件发生率升高相关[14]。

脂质积累

多项临床研究表明，脂质体积增加与不稳定的病变特征、临床表现和未来不良事件相关。一项关于 IB-IVUS 的研究发现，与稳定型心绞痛（SAP）患者相比，ACS 患者的斑块偏心率、斑块负荷和重构指数增加，且斑块脂质体积比例更高，纤维体积比例更低[15-16]。通过 IB-IVUS 发现的冠状动脉斑块脂质含量较高也与 ACS 及持续性非罪犯病变（NCL）相关缺血事件和 MACE 的风险增加相关[17-18]。iMAP 分析显示，与非 ACS 患者相比，ACS 患者的罪犯病变中可见较多的脂质和坏死成分，而纤维成分较少[19]。另一项纳入 95 例接受 PCI 的患者的研究报告，iMAP 分析提示的坏死斑块体积增加是 PCI 术中慢血流的独立预测因素，坏死斑块体积预测慢血流的临界值为 21.6 mm^3（敏感性 81.8%，特异性 61.9%）[20]。相较于 SAP 患者，NIRS 检测到的 LRP（或 LCP）也在 ACS 患者中更常见[21]。ST 段抬高型心肌梗死（STEMI）的大多数罪犯病变还具有以下特征：大的、通常为环形的 LRP，集中在罪犯部位；最大脂质核心负荷指数（maxLCBI$_{4\,mm}$）＞400 是导致 STEMI 的斑块标志[22]。一项纳入 898 例近期心肌梗死患者的前瞻性大型多中心试验（PROSPECT-Ⅱ试验）发现，脂质含量高和斑块负荷大的病变发生 NCL 相关 MACE 的风险最高[23]。

信号衰减斑块和无回声斑块

信号衰减斑块（ASP）是一种超声信号衰减的非钙化相关的低回声斑块（图1-1）[24]。ASP 可能代表存在坏死核心、脂质池，以及主要包含胆固醇结晶、巨噬细胞浸润和微钙化的晚期动脉粥样硬化斑块[24-25]。ASP 在 ACS 病变中很常见[11]，较大的 ASP 是不稳定动脉粥样硬化病变的一个特征，与直接 PCI 中远端栓塞导致的冠状动脉血流一过性恶化（即"慢血流"或"无复流"现象）、大面积梗死和微血管阻塞相关[26-27]。近期一项前瞻性多中心随机试验［VAMPIRE3 试验（Vacuum Aspiration Thrombus Removal 3）］表明，在 PCI 术前 IVUS 提示 ASP ≥ 5 mm 的患者中选择性应用远端滤器保护时，可以显著降低无复流和院内严重不良心脏事件的发生率[28]。尽管基线 ASP 对未来心血管事件的预测价值仍存在很大争议[29]，但连续 IVUS 检测的 ASP 进展可能是长期预后更可靠的替代标志物。Shishi-kura 等报道，ASP 持续 18 ～ 24 个月的进展与后续心血管事件的发生率较高相关[30]。Okada 等在 1 项心脏移植研究中证明，心脏移植后第 1 年存在 ASP 进展的患者 1 年内急性细胞排斥反应的发生率更高，移植 1 年后的生存率更低[31]。

斑块破裂

闭塞性血栓形成是大多数 ACS 患者最终的病理发现[5, 8]，通常由斑块破裂导致，占冠状动脉血栓形成的 60% ～ 70%[7-8]，其他原因包括斑块侵蚀和钙化结节。当斑块内的低回声腔与管腔相连，并且在连接部位可以观察到残余的断裂纤维帽时，可诊断为斑块破裂（图 1-3）[32]。破裂的斑块常是偏心的，钙化成分较少，斑块负荷较大，伴正性重构，并伴有较大的血栓[5, 9]。既往研究表明，三支血管 IVUS 成像常在 ACS 患者中发现多处斑块破裂，这提示 ACS 与全冠状动脉不稳定性相关[33]。在 ACS 患者中，与 NSTEMI 相比，斑块破裂

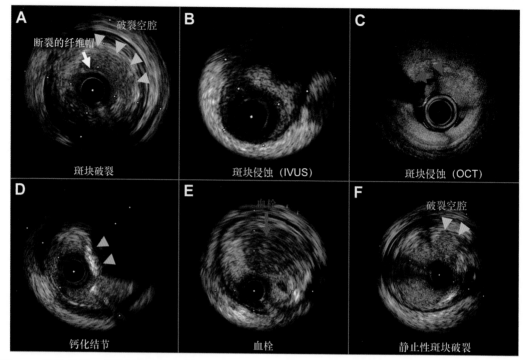

图1-3　斑块破裂、斑块侵蚀和钙化结节。A. 斑块破裂。B ~ C. 斑块侵蚀（IVUS 和 OCT）。D. 钙化结节（蓝色箭头）。E. 血栓。F. 静止性斑块破裂。

更常见于 STEMI 患者，且多见于近端肩部[34]。据报道，在 STEMI 患者中，斑块破裂是无复流现象发生率高和大面积梗死的独立影响因素[32, 35]。近期一项 OCT 的临床研究发现，斑块破裂患者的 MACE 发生率高于纤维帽完整的患者［比值比（OR)=3.735，置信区间（CI）1.358 ~ 9.735][36]。

斑块侵蚀

斑块侵蚀在冠状动脉血栓形成的基础病理状态中占 30% ~ 40%，且在病理学上不同于斑块破裂，因为它可以在没有病变的脂质核心参与的情况下发生[7-8]。一般来说，斑块侵蚀的特征是富含平滑肌细胞和蛋白聚糖的偏心斑块，有一个小的坏死 / 脂质核心和厚的纤维帽，通常无明显的炎症浸润，闭塞性病变较少[37]。这些特征在血管内成像的临床研究中得到了证实[38-39]，既往提出的斑块侵蚀的 OCT 定义为具有完整纤维帽并可见血栓，从而可以观察到下面的斑块[39]。一项对 112 处 STEMI 的罪犯病变进行的 OCT 与 IVUS 相结合的影像学研究发现，30 处（26.8%）病变可见斑块侵蚀，斑块侵蚀常伴有偏心斑块、较小的残余血栓，较少有正性重构[38]。

钙化结节

钙化结节是另一种与 ACS 相关的斑块表型，占冠状动脉血栓形成的 3% ~ 5%[7-8]。钙化结节在组织学上的定义为纤维钙化斑块，其下几乎没有或没有坏死核心，管腔表面被致密钙结节及其上的血栓破坏。这些特征在灰阶 IVUS 中表现为具有不规则、脱垂和凸出管腔表面的明显钙化（图 1-3）[40]。PROSPECT 试验的一项子分析显示，钙化结节最常见于右冠状动脉中段，其次是前降支近中段，并且钙化结节的存在与心动周期中冠状动脉弯曲运动的角度相关[41]。由于钙化结节的发生率较低，其性质尚未完全阐明，但该研究还报告了钙化结节发生 MACE 的可能性较小[41]。

正性重构

正性重构被定义为动脉壁向外、远离管腔的扩张，是易损斑块的常见特征[7]。ACS 的罪犯病变表现出广泛的正性重构，其中斑块破裂的重构指数最高，其他依次为伴有出血的病变、TCFA、愈合的破裂斑块、纤维斑块[42]。多项临床研究表明，术前 IVUS 评估的正性重构可预测 PCI 术后急性期和远期不良预后[43]。近期的一项联合 IVUS 和 OCT 成像的临床研究也报告了在一系列冠状动脉检查中，正性重构和纤维帽变薄密切相关[44]。

斑块负荷

动脉粥样硬化是一个斑块破裂和愈合的连续过程。一项纳入临床和病理研究的荟萃分析发现，11.5% 的稳定型 CAD 或健康对照患者及 21.5% 的 ACS 患者的 NCL 中存在亚临床斑块破裂[45]。静止性斑块破裂是冠状动脉管腔狭窄阶段性而非线性进展的关键触发因素之一，可能涉及亚临床血栓形成和愈合[37]。这些无症状的血栓事件可能由斑块体积增大导致，后者由壁内血栓机化产生，而非危及生命的 ACS 事件。同一部位累计的愈合斑块破裂与狭窄百分比增加显著相关[46]。既往临床研究报告，斑块负荷增加可逐步预测斑块进展、心肌梗死、冠状动脉血运重建或MACE[13, 47-48]。

斑块内出血

斑块内出血可能涉及从 TCFA 到斑块破裂的关键转变。据报道，反复的斑块内出血是坏死核心扩大的促发因素，主要是因为红细胞膜是游离胆固醇的重要来源，而在破裂的斑块中游离胆固醇较高[5, 49]。出血的来源可能是营养血管渗漏，这些血管可对病变负荷增加和炎性巨噬细胞造成的缺氧环境做出反应，从外膜浸润到斑块内导致斑块内出血[5]。这一过程与巨噬细胞的死亡共同促进了坏死核心的进展。高分辨率 IVUS 可识别斑块内出血，表现为边界清楚的斑块内新月形无回声区[50]。

诊断和治疗意义

血管内成像的一个潜在应用是识别与斑块进展相关的危险因素和与后续心血管结局相关的易感性，以及评估以斑块消退和稳定为目标的新型药物干预措施。通过连续 IVUS 成像测量的斑块体积和成分的变化已被广泛用作自发冠状动脉粥样硬化和移植血管病变自然史的临床试验的替代终点，以及用于监测药物干预的结果[2, 10, 47-48]。

低密度脂蛋白胆固醇（LDL-C）是公认的斑块易损性的危险因素，也是最重要的治疗靶点[1]。使用连续 IVUS 成像的多项研究表明，他汀类药物降低 LDL-C 可减缓斑块进展，甚至促进斑块消退，且呈剂量依赖性[47, 51-52]。使用 IB-IVUS 或 VH-IVUS 的临床试验已经证实，尽管斑块总体积没有变化，但他汀类药物治疗可使斑块稳定[53]。其他研究也提示他汀类药物对斑块不稳定性具有抗炎作用[54]。OCT 的多项研究也表明，他汀类药物治疗可使 LRP 的纤维帽增厚和硬化（通过钙化）[55-56]。近期研究显示，他汀类药物联合依折麦布或蛋白转化酶枯草杆菌蛋白 9（PCSK9）抑制剂的强化降脂治疗可使斑块进一步消退和稳定，但存在一定争议[57-61]。

糖尿病也是不良临床结局的重要决定因素[62]，在糖尿病患者中，他汀类药物诱导的斑块消退可能被减弱[48]，这被认为是"残余风险"。事实上，即使 LDL-C 达到了非常低的水平（< 70 mg/dl），合并糖尿病的冠心病患者仍更有可能出现斑块进展和临床事件[48]。虽然糖尿病的主要特征是持续性高血糖，但它也包括各种病理状态，如胰岛素抵抗、高胰岛素血症、胰高血糖素样肽-1 水平、血糖变异性、低血糖，这些都与 ACS 患者冠状动脉斑块的脂质含量增加和纤维含量减少相关[63-65]。有研究显示，具有至少 3 个主要危险因素的糖尿病患者发生心血管事件的风险非常高[66]。因此，对伴随的危险因素（包括上述的糖尿病相关病理状况）进行强化的多因素干预，将对糖尿病患者的斑块消退程度产生有利影响[62, 67]。

代谢综合征合并腹型肥胖也是一个重要的残余风险。Amano 等发现代谢综合征与 IB-IVUS 识别的 LRP 相关[68]。有研究团队对 60 例 ACS 患者进行了 IB-IVUS 检查，发现异常腹部脂肪分布（内脏脂肪 / 皮下脂肪比值高）与斑块脂质体积百分比增大（$r = 0.34$，$P = 0.008$）、纤维体积百分比减小（$r = -0.34$，$P = 0.007$）和纤维帽厚度变薄（$r = -0.53$，$P \leqslant 0.0001$）明显相关[69]。

心肌桥（MB）可能对 ACS 的发生有重要作用。MB 是一种常见的先天性冠状动脉异常，最常位于左前降支，只有 IVUS 可以通过功能评估（动脉收缩期受压）和部分围绕动脉的特征性回声带（晕环）外观来精确检测 MB[70]。虽然大多数 MB 患者无症状，但 MB 可引起典型或不典型心绞痛、心律失常或 ACS，最可能的原因是对 MB 节段的直接压迫作用或 MB 近段节段的动脉粥样硬化加速[70-72]。有研究团队报告了 1 例无明显冠状动脉危险因素的年轻患者，其 MB 相关斑块加速形成导致 ACS[72]。

局限性和展望

IVUS 已成为目前导管室常用的临床设备。这一诊断模式极大地促进了我们对冠状动脉斑块形态的认识，有助于合理选择药物和局部治疗，以及对特定病变的终点评估。但在临床常规应用中仍存在一定的局限性。例如，由于目前的易损斑块影像学检测方法主要是基于易破裂的病变（即 TCFA），因此斑块侵蚀和钙化结节（超过 30% 的 ACS 病因）的前体病变尚未确定，这可能需要不同的影像学定义或模式。斑块形态只是决定斑块"命运"的一个方面，与 ACS 发生相关的其他多种因素和情况，如冠状动脉血流动力学、内源性凝血功能障碍 / 纤溶功能障碍、神经激素失调及环境因素和诱因，均可导致随后的血栓扩大和最终的管腔闭塞[2]。因此，仅凭斑块易损性不能可靠地预测特定斑块的结局[73]。在早期确定动脉粥样硬化斑块是否会变得不稳定和易损也具有挑战性[10]。相比之下，多模态混合成像模式可以克服这些固有的局限性。IVUS 和 NIRS 联合成像系统，以及 IVUS 和 OCT 联合导管，是可以同时分析血管结构和斑块成分的例子。具备人工智能辅助自动管腔检测功能的血管内成像对冠状动脉进行解剖和功能评估可能是未来的另一个方向。例如，RF-IVUS 分析血液信号评估中度狭窄的功能性缺血的可行性已有报道[74]。人工智能的机器学习也有助于将血管内成像结果和生物标志物（遗传或血浆蛋白）结合起来，并识别与斑块易损性 / 进展和未来 ACS 发病相关的因素。尽管其中一些新兴技术尚未成熟，但诊断模式的进步将使我们能够全面了解 ACS 的病理生理学，并进一步加强诊疗框架，从而更好地分诊、实现未来的药物定制，以及更有效的个性化治疗。

总结

　　易损斑块的检测对于更好地理解 ACS 的发病机制和进一步改善 ACS 的管理非常重要。为了实现将血管内成像技术作为筛查工具来指导一级或二级预防治疗，未来的研究应该集中在优化成像技术和评估易损斑块稳定对于临床终点的有效性；换句话说，易损斑块的特征是否可以改变和斑块破裂是否可以预防。

临床要点

- IVUS 可以帮助我们研究斑块形成、进展和消退及生物学过程，如斑块负荷、斑块偏心率、斑块成分、血管重构、血栓形成机制（斑块破裂、斑块侵蚀和钙化结节）。
- 通过连续 IVUS 成像测量的斑块体积和成分的变化已被广泛用作自发冠状动脉粥样硬化和移植血管病变自然史的临床试验的替代终点，以及监测药物干预的结果。
- IVUS 可以帮助识别未来易发生心脏事件的高危患者。

利益冲突声明

　　本章作者无相关利益冲突。

参考文献

1. Kimura K, Kimura T, Ishihara M, et al. JCS 2018 guideline on diagnosis and treatment of acute coronary syndrome. Circ J 2019;83(5):1085–196. Published online.
2. Sakamoto A, Cornelissen A, Sato Y, et al. Vulnerable plaque in patients with acute coronary syndrome: identification, importance, and management. Us Cardiol Rev 2022;16. https://doi.org/10.15420/usc.2021.22.
3. Ambrose JA, Tannenbaum MA, Alexopoulos D, et al. Angiographic progression of coronary artery disease and the development of myocardial infarction. J Am Coll Cardiol 1988;12(1):56–62.
4. Sonoda S, Hibi K, Okura H, et al. Current clinical use of intravascular ultrasound imaging to guide percutaneous coronary interventions. Cardiovasc intervention Ther 2019;35(1):30–6. Published online.
5. Finn AV, Nakano M, Narula J, et al. Concept of vulnerable/unstable plaque. Arterioscler Thromb Vasc Biol 2010;30(7):1282–92.
6. Muller JE, Tofler GH, Stone PH. Circadian variation and triggers of onset of acute cardiovascular disease. Circulation 1989;79(4):733–43.
7. Virmani R, Burke AP, Farb A, et al. Pathology of the vulnerable plaque. J Am Coll Cardiol 2006;47(8 Suppl):C13–8.
8. Virmani R, Kolodgie FD, Burke AP, et al. Lessons from sudden coronary death: a comprehensive morphological classification scheme for atherosclerotic lesions. Arterioscler Thromb Vasc Biol 2000;20(5):1262–75.
9. Naghavi M, Libby P, Falk E, et al. From Vulnerable Plaque to Vulnerable Patient A Call for New Definitions and Risk Assessment Strategies: Part I. Circulation 2003;108(14):1664–72.
10. Hafiane A. Vulnerable plaque, characteristics, detection, and potential therapies. J Cardiovasc Dev Dis 2019;6(3). https://doi.org/10.3390/jcdd6030026.
11. Honda S, Kataoka Y, Kanaya T, et al. Characterization of coronary atherosclerosis by intravascular imaging modalities. Cardiovasc Diagn Ther 2016;6(4):368–81.
12. Rodriguez-Granillo GA, García-García HM, Fadden EPM, et al. In Vivo intravascular ultrasound-derived thin-cap fibroatheroma detection using ultrasound radiofrequency data analysis. J Am Coll Cardiol 2005;46(11):2038–42.

13. Stone GW, Maehara A, Lansky AJ, et al. A prospective natural-history study of coronary atherosclerosis. N Engl J Med 2011;364(3):226–35.

14. Calvert PA, Obaid DR, O'Sullivan M, et al. Association between IVUS findings and adverse outcomes in patients with coronary artery disease: the VIVA (VH-IVUS in Vulnerable Atherosclerosis) Study. JACC Cardiovasc Imaging 2011;4(8):894–901.

15. Sano K, Kawasaki M, Ishihara Y, et al. Assessment of vulnerable plaques causing acute coronary syndrome using integrated backscatter intravascular ultrasound. J Am Coll Cardiol 2006;47(4):734–41.

16. Maejima N, Hibi K, Saka K, et al. Morphological features of non-culprit plaques on optical coherence tomography and integrated backscatter intravascular ultrasound in patients with acute coronary syndromes. Eur Hear J Cardiovasc Imaging 2015;16(2):190–7.

17. Amano T, Matsubara T, Uetani T, et al. Lipid-rich plaques predict non-target-lesion ischemic events in patients undergoing percutaneous coronary intervention. Circ J 2011;75(1):157–66.

18. Tashiro H, Tanaka A, Ishii H, et al. Lipid-rich large plaques in a non-culprit left main coronary artery and long-term clinical outcomes. Int J Cardiol 2020;305:5–10.

19. Kozuki A, Shinke T, Otake H, et al. Feasibility of a novel radiofrequency signal analysis for in-vivo plaque characterization in humans: Comparison of plaque components between patients with and without acute coronary syndrome. Int J Cardiol 2013;167(4):1591–6.

20. Utsunomiya M, Hara H, Sugi K, et al. Relationship between tissue characterisations with 40 MHz intravascular ultrasound imaging and slow flow during coronary intervention. Eurointervention 2011;7(3):340–6.

21. Madder RD, Smith JL, Dixon SR, et al. Composition of target lesions by near-infrared spectroscopy in patients with acute coronary syndrome versus stable angina. Circ Cardiovasc Interv 2012;5(1):55–61.

22. Madder RD, Goldstein JA, Madden SP, et al. Detection by near-infrared spectroscopy of large lipid core plaques at culprit sites in patients with acute ST-segment elevation myocardial infarction. JACC Cardiovasc interventions 2013;6(8):838–46.

23. Erlinge D, Maehara A, Ben-Yehuda O, et al. Identification of vulnerable plaques and patients by intracoronary near-infrared spectroscopy and ultrasound (PROSPECT II): a prospective natural history study. Lancet 2021;397(10278):985–95.

24. Honda Y. Intravascular imaging to guide PCI for acute myocardial infarction shifting from "whether" to "how". Jacc Cardiovasc Interventions 2021;14(22):2444–6.

25. Pu J, Mintz GS, Biro S, et al. Insights into echo-attenuated plaques, echolucent plaques, and plaques with spotty calcification: novel findings from comparisons among intravascular ultrasound, near-infrared spectroscopy, and pathological histology in 2,294 human coronary artery segments. J Am Coll Cardiol 2014;63(21):2220–33.

26. Endo M, Hibi K, Shimizu T, et al. Impact of ultrasound attenuation and plaque rupture as detected by intravascular ultrasound on the incidence of no-reflow phenomenon after percutaneous coronary intervention in ST-segment elevation myocardial infarction. JACC Cardiovasc interventions 2010;3(5):540–9.

27. Shiono Y, Kubo T, Tanaka A, et al. Impact of attenuated plaque as detected by intravascular ultrasound on the occurrence of microvascular obstruction after percutaneous coronary intervention in patients with st-segment elevation myocardial infarction. Jacc Cardiovasc Interventions 2013;6(8):847–53.

28. Hibi K, Kozuma K, Sonoda S, et al. A randomized study of distal filter protection versus conventional treatment during percutaneous coronary intervention in patients with attenuated plaque identified by intravascular ultrasound. JACC Cardiovasc interventions 2018;11(16):1545–55.

29. Xu K, Mintz GS, Kubo T, et al. Long-term follow-up of attenuated plaques in patients with acute myocardial infarction: an intravascular ultrasound substudy of the HORIZONS-AMI trial. Circ Cardiovasc Interv 2012;5(2):185–92.

30. Shishikura D, Kataoka Y, Giovanni GD, et al. Progression of ultrasound plaque attenuation and low echogenicity associates with major adverse cardiovascular events. Eur Heart J 2020;41(31):2965–73.

31. Okada K, Fearon WF, Luikart H, et al. Attenuated-Signal plaque progression predicts long-term mortality after heart transplantation ivus assessment of cardiac allograft vasculopathy. J Am Coll Cardiol 2016;68(4):382–92.

32. Kusama I, Hibi K, Kosuge M, et al. Impact of plaque rupture on infarct size in ST-segment elevation anterior acute myocardial infarction. J Am Coll Cardiol 2007;50(13):1230–7.

33. Rioufol G, Finet G, Ginon I, et al. Multiple atherosclerotic plaque rupture in acute coronary syndrome: a three-vessel intravascular ultrasound study. Circulation 2002;106(7):804–8.

34. Fang C, Yin Y, Jiang S, et al. Increased Vulnerability and distinct layered phenotype at culprit and non-culprit lesions in STEMI versus NSTEMI. Jacc Cardiovasc Imaging 2022;15(4):672–81.

35. Okada K, Hibi K, Kikuchi S, et al. Culprit Lesion Morphology of Rapidly Progressive and Extensive Anterior-Wall ST-Segment Elevation Myocardial Infarction. Circ Cardiovasc Imaging 2022;15(11):e014497.

36. Niccoli G, Montone RA, Vito LD, et al. Plaque rupture and intact fibrous cap assessed by optical coherence tomography portend different outcomes in patients with acute coronary syndrome. Eur Heart J 2015;36(22):1377–84.

37. Vergallo R, Crea F. Atherosclerotic Plaque Healing. N Engl J Med 2020;383(9):846–57.

38. Higuma T, Soeda T, Abe N, et al. A combined optical coherence tomography and intravascular ultrasound study on plaque rupture, plaque erosion, and calcified nodule in patients with ST-segment elevation myocardial infarction: incidence, morphologic characteristics, and outcomes after percutaneous coronary intervention. JACC Cardiovasc interventions 2015;8(9):1166–76.

39. Kubo T, Imanishi T, Takarada S, et al. Assessment of culprit lesion morphology in acute myocardial infarction: ability of optical coherence tomography compared with intravascular ultrasound and coronary angioscopy. J Am Coll Cardiol 2007;50(10):933–9.

40. Lee JB, Mintz GS, Lisauskas JB, et al. Histopathologic Validation of the intravascular ultrasound diagnosis of calcified coronary artery nodules. Am J Cardiol 2011;108(11):1547–51.

41. Xu Y, Mintz GS, Tam A, et al. Prevalence, distribution, predictors, and outcomes of patients with calcified nodules in native coronary arteries. Circulation 2012;126(5):537–45.

42. Burke AP, Kolodgie FD, Farb A, et al. Morphological predictors of arterial remodeling in coronary atherosclerosis. Circulation 2002;105(3):297–303.

43. Okura H, Morino Y, Oshima A, et al. Preintervention arterial remodeling affects clinical outcome following stenting: an intravascular ultrasound study. J Am Coll Cardiol 2001;37(4):1031–5.

44. Yamada R, Okura H, Kume T, et al. Relationship between arterial and fibrous cap remodeling: a serial three-vessel intravascular ultrasound and optical coherence tomography study. Circ Cardiovasc Interv 2010;3(5):484–90.

45. Arbab-Zadeh A, Fuster V. The myth of the "vulnerable plaque" transitioning from a focus on individual lesions to atherosclerotic disease burden for coronary artery disease risk assessment. J Am Coll Cardiol 2015;65(8):846–55.

46. Burke AP, Kolodgie FD, Farb A, et al. Healed plaque ruptures and sudden coronary death. Circulation 2001;103(7):934–40.

47. Nicholls SJ, Hsu A, Wolski K, et al. Intravascular ultrasound-derived measures of coronary atherosclerotic plaque burden and clinical outcome. J Am Coll Cardiol 2010;55(21):2399–407.

48. Bayturan O, Kapadia S, Nicholls SJ, et al. Clinical predictors of plaque progression despite very low levels of low-density lipoprotein cholesterol. J Am Coll Cardiol 2010;55(24):2736–42.

49. Kolodgie FD, Gold HK, Burke AP, et al. Intraplaque hemorrhage and progression of coronary atheroma. N Engl J Med 2003;349(24):2316–25.

50. Ohashi H, Ando H, Otsuka F, et al. Histopathologically confirmed intraplaque haemorrhage in a patient with unstable angina. Eur Hear J Cardiovasc Imaging 2022;23(4):e165.

51. Ahmadi A, Narula J. Primary and secondary prevention, or subclinical and clinical atherosclerosis. JACC Cardiovasc Imaging 2017;10(4):447–50.

52. O'Keefe JH, Cordain L, Harris WH, et al. Optimal low-density lipoprotein is 50 to 70 mg/dl: lower is better and physiologically normal. J Am Coll Cardiol 2004;43(11):2142–6.

53. Kawasaki M, Sano K, Okubo M, et al. Volumetric quantitative analysis of tissue characteristics of coronary plaques after statin therapy using three-dimensional integrated backscatter intravascular ultrasound. J Am Coll Cardiol 2005;45(12):1946–53.

54. Puri R, Nissen SE, Libby P, et al. C-Reactive protein, but not low-density lipoprotein cholesterol levels, associate with coronary atheroma regression and cardiovascular events after maximally intensive statin therapy. Circulation 2013;128(22):2395–403.

55. Komukai K, Kubo T, Kitabata H, et al. Effect of atorvastatin therapy on fibrous cap thickness in coronary atherosclerotic plaque as assessed by optical coherence tomography: the EASY-FIT study. J Am Coll Cardiol 2014;64(21):2207–17.

56. Puri R, Nicholls SJ, Shao M, et al. Impact of statins on serial coronary calcification during atheroma progression and regression. J Am Coll Cardiol 2015;65(13):1273–82.

57. Nicholls SJ, Puri R, Anderson T, et al. Effect of evolocumab on coronary plaque composition. J Am Coll Cardiol 2018;72(17):2012–21.

58. Gao F, Wang ZJ, Ma XT, et al. Effect of alirocumab on coronary plaque in patients with coronary artery disease assessed by optical coherence tomography. Lipids Health Dis 2021;20(1):106.

59. Tsujita K, Sugiyama S, Sumida H, et al. Impact of dual lipid-lowering strategy with ezetimibe and atorvastatin on coronary plaque regression in patients with percutaneous coronary intervention the multicenter randomized controlled PRECISE-IVUS trial. J Am Coll Cardiol 2015;66(5):495–507.

60. Ako J, Hibi K, Tsujita K, et al. Effect of alirocumab on coronary atheroma volume in japanese patients with acute coronary syndrome - the ODYSSEY J-IVUS trial. Circ J 2019;83(10):2025–33.

61. Hibi K, Sonoda S, Kawasaki M, et al. Effects of ezetimibe-statin combination therapy on coronary atherosclerosis in acute coronary syndrome. Circ J 2018;82(3):757–66.

62. Ueki K, Sasako T, Okazaki Y, et al. Effect of an inten-

sified multifactorial intervention on cardiovascular outcomes and mortality in type 2 diabetes (J-DOIT3): an open-label, randomised controlled trial. Lancet Diabetes Endocrinol 2017;5(12):951–64.

63. Mitsuhashi T, Hibi K, Konishi M, et al. Plasma glucagon-like peptide-1 and tissue characteristics of coronary plaque in non-diabetic acute coronary syndrome patients. Circ J 2016;80(2):469–76.

64. Mitsuhashi T, Hibi K, Kosuge M, et al. Relation between hyperinsulinemia and nonculprit plaque characteristics in nondiabetic patients with acute coronary syndromes. JACC Cardiovasc Imaging 2011;4(4):392–401.

65. Okada K, Hibi K, Gohbara M, et al. Association between blood glucose variability and coronary plaque instability in patients with acute coronary syndromes. Cardiovasc Diabetol 2015;14(1):111.

66. Cosentino F, Grant PJ, Aboyans V, et al. 2019 ESC Guidelines on diabetes, pre-diabetes, and cardiovascular diseases developed in collaboration with the EASD. Eur Heart J 2020;41(2):255–323.

67. Okada K, Kikuchi S, Kuji S, et al. Impact of early intervention with alogliptin on coronary plaque regression and stabilization in patients with acute coronary syndromes. Atherosclerosis 2022;360:1–7.

68. Amano T, Matsubara T, Uetani T, et al. Impact of metabolic syndrome on tissue characteristics of angiographically mild to moderate coronary lesions integrated backscatter intravascular ultrasound study. J Am Coll Cardiol 2007;49(11):1149–56.

69. Okada K, Hibi K, Honda Y, et al. Association between abdominal fat distribution and coronary plaque instability in patients with acute coronary syndrome. Nutr Metab Cardiovasc Dis 2020;30(7):1169–78.

70. Yamada R, Tremmel JA, Tanaka S, et al. Functional versus anatomic assessment of myocardial bridging by intravascular ultrasound: impact of arterial compression on proximal atherosclerotic plaque. J Am Hear Assoc Cardiovasc Cerebrovasc Dis 2016;5(4):e001735.

71. Okada K, Hibi K, Ogino Y, et al. Impact of myocardial bridge on life-threatening ventricular arrhythmia in patients with implantable cardioverter defibrillator. J Am Hear Assoc Cardiovasc Cerebrovasc Dis 2020;9(21):e017455.

72. Kikuchi S, Okada K, Hibi K, et al. Myocardial infarction caused by accelerated plaque formation related to myocardial bridge in a young man. Can J Cardiol 2018;34(12):1687.e13–5.

73. Suh WM, Seto AH, Margey RJP, et al. Intravascular detection of the vulnerable plaque. Circ Cardiovasc Imaging 2011;4(2):169–78.

74. Okada K, Hibi K, Matsushita K, et al. Intravascular ultrasound radiofrequency signal analysis of blood speckles: Physiological assessment of intermediate coronary artery stenosis. Catheter Cardiovasc Interv 2020;96(2):E155–64.

第 2 章　IVUS 指导的 PCI：实际应用

Shinjo Sonoda，MD，PhD*，Koichi Node，MD，PhD

关键词

- IVUS ● OCT ● PCI ● 药物洗脱支架 ● 支架内再狭窄 ● 冠状动脉造影 ● 最小支架面积 ● 问题处理

要点

- PCI 前进行 IVUS 检查可以评估潜在的斑块特征，以确定病变预处理的必要性和评估远端栓塞导致围术期心肌梗死的风险，还可以提供精确装置尺寸所需的形态测量学信息。
- 支架置入后进行 IVUS 检查可以发现与支架失败相关的原因，如支架膨胀不全、支架贴壁不良、支架边缘斑块残留和（或）夹层、支架内组织脱垂。
- 在复杂 PCI 过程中，为避免 IVUS 导管卡死，操作人员应确保在观察后将成像芯收回尖端，不断旋转换能器，并在透视检查时缓慢收回导管。
- 为了进一步改善 PCI 的预后，学习在各种情况下正确和成功地使用 IVUS 很重要。

引言

冠状动脉腔内影像学技术（如 IVUS 和 OCT）可在 PCI 过程中提供冠状动脉病变的详细信息。这些成像手段通常用于药物洗脱支架（DES）置入后的支架优化，以及确定支架血栓形成或支架内再狭窄（ISR）的原因。这些成像技术也为预测可能出现的并发症及并发症发生时如何处理提供了有用的信息。迄今为止，多项研究表明冠状动脉腔内影像学技术可改善 PCI 术后的临床结局[1-2]。本章总结了 IVUS 的实际应用，包括日常临床实践中的标准用法及在特殊情况下 IVUS 的使用。

Department of Cardiovascular Medicine, Saga University, 5-1-1 Nabeshima, Saga 849-8501, Japan
* Corresponding author.
E-mail address: ssonoda@cc.saga-u.ac.jp

Intervent Cardiol Clin 12 (2023) 167–175
https://doi.org/10.1016/j.iccl.2022.12.001
2211-7458/23/© 2022 Elsevier Inc. All rights reserved.

标准 IVUS 使用

IVUS 可以生成冠状动脉的横断面图像。冠状动脉造影（CAG）只能获得管腔信息，而 IVUS 可提供管腔、斑块和血管壁的短轴补充信息。由于 IVUS 侧视导管的设计，其必须通过目标节段才能获得病变图像。在冠状动脉中，通常使用机械旋转高分辨率（60 MHz）换能器的 IVUS。换能器回撤可以通过手动或电动回撤系统进行（新一代回撤系统可提供 2.5 ～ 10 mm/s 的快速回撤）。

IVUS 相比于 OCT 最突出的特点是，由于超声信号的深层组织穿透性，在大多数情况下 IVUS 能够观察整个管壁。操作人员需要知道如何使用 IVUS 来优化 PCI 结果（4 个检查点：支架尺寸、支架定位和长度、支架良好膨胀、无支架边缘损伤）。在 DES 时代，通常选择较小的支架尺寸和较长的支架长度，分别为了保证输送性能和完全覆盖病变。DES 置入后，确定每个病变的最佳终点是至关重要的。建议将 IVUS 置入支架远端，并以慢速（0.5 ～ 1 mm/s）自动回撤至开口以扫描整个血管。如有必要，应测量最小支架面积（MSA），并评估是否需要进行后扩张或额外支架置入（表 2-1）[3]。

表 2-1　IVUS 监测支架优化和支架失败的检查点

PCI 前	PCI 后	随访
支架尺寸	支架膨胀情况	新生内膜增殖
支架长度	支架贴壁不良	组织覆盖
预测支架膨胀不全	支架边缘夹层	支架断裂
预测远端栓塞	组织脱垂	支架贴壁不良
是否需要斑块修饰	斑块负荷	新生动脉粥样硬化

IVUS 指导的 PCI

支架置入前

PCI 术前进行 IVUS 检查可以阐明潜在斑块特征，确定病变预处理的必要性[4]。尽管由于钙化后面的声影，IVUS 通常无法测量钙化病变的厚度，但是 IVUS 对钙化病变的诊断很重要，而且用 IVUS 很容易判断。然而，表面钙化弧度延伸 ≥ 180° 强烈提示需要使用旋磨 / 旋切或切割 / 刻痕球囊对钙化病变进行修饰[4-5]。IVUS 也可用于预测高危患者 PCI 术后心肌梗死、远端栓塞或术中无复流的风险。特别是富脂斑块回声衰减，又称信号衰减斑块（ASP），已被认为是术后心肌梗死的形态学预测因素之一（图 2-1）[6-7]。在 ACS 和稳定型冠状动脉疾病患者中，ASP 的患病率分别约为 45% 和 30%[8]。在 STEMI 患者中，ASP 钙化弧度 ≥ 180° 和长度 ≥ 5 mm 是预测 PCI 后心肌梗死溶栓治疗（TIMI）血流分级 < 3 级的最佳临界值[9]。对于此类高危病灶，应考虑采用远端保护装置，以减少 PCI 术后无复流及后续不良心脏事件的发生[10]。

置入前的 IVUS 测量也可以帮助术者确定最佳的支架直径和长度[11-12]。已经提出了几种选择支架直径的方法，包括近端和远端参考管腔的平均直径、较小的参考管腔直径（通常是远端参考管腔）和病变部位的外弹力膜（EEM）直径。另一种确定支架尺寸的方式是，在最小管腔直径处，选择管腔和 EEM 之间连线中点。支架长度通常是根据近端和远端斑块负荷来确定。一般来说，使用 IVUS 评估时，血管造影显示正常参考部位的斑块负荷为 30% ～ 50%[13]。最佳置入点是斑块负荷最小的部位。如果没有一个节段有理想的支

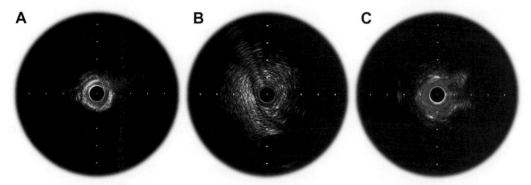

图 2-1　超声信号衰减斑块的鉴别诊断。**A.** 伴有声影的钙化斑块：难以扩张。**B.** 信号衰减斑块（偏心，0 ～ 4 点）：远端栓塞（慢血流 / 无复流）。**C.** 信号衰减斑块（完全环绕）：远端栓塞（慢血流 / 无复流）。

架置入区斑块负荷（＜ 50% ～ 55%[14]），则应使用 IVUS 选择斑块负荷最小的部位。

支架置入后

在 DES 置入后，IVUS 可以观察到与支架失败相关的重要发现。具体来说，支架膨胀不全、明显的支架贴壁不良（或错位）伴血流受损、支架边缘残留斑块和（或）夹层及广泛的支架内组织脱垂被认为是支架失败的危险因素。在众多推荐用于优化支架置入的 IVUS 标准中，第一个主要的 IVUS 指导的支架优化策略是裸金属支架时代提出的 MUSIC（Multicenter Ultrasound Stenting in Coronaries Study）标准[15]。在 DES 时代，AVIO（血管造影 *vs.* IVUS 优化）研究通过支架远端和近端节段的平均"中膜–中膜"内径及支架内狭窄部位的直径来确定辅助球囊的大小[16]。由于支架膨胀不全仍然是 DES 失败的主要原因，因此在非左主干病变中应避免最小支架面积（MSA）＜ 5.0 mm²[17]。考虑到在以往的临床试验中很少达到严格和通用的标准，在日常临床实践中可以采用的合理方法是调整不同病变类型的标准或使用相对的临界值（表 2-2）[18-20]。例如，在左主干病变中，MSA 预测后续支架失败的临界值不同，左

表 2-2　药物洗脱支架（DES）膨胀的临界值	
最小支架面积（MSA）	
新一代 DES（＜ 28 mm）	≥ 5.0 ～ 5.5 mm²
长支架（≥ 28 mm）	≥ 5.0 mm² 或 ≥ 远端参考管腔面积
左主干病变	≥ 8.0 mm²
相对临界值	≥ 远端参考管腔面积的 90%
	≥ 平均参考管腔面积的 80%

回旋支开口病变为 5.0 mm²，前降支开口病变为 6.0 mm²，分叉口病变为 7.0 mm²，左主干病变为 8.0 mm²[21]。在使用长支架治疗的非左主干病变中，MSA 大于远端参考管腔面积与非常低的不良临床事件发生率相关（1 年内 1.5%）[19]。关于相对标准，预测血流储备分数＞ 0.90 的支架膨胀率最佳临界值约为 80%[22]。

据报道，IVUS 观察到的支架边缘夹层与早期支架内血栓形成有关。除此之外，IVUS 可以直接评估夹层的深度和长度，对主要夹层［破坏中膜或外膜，或广泛的横向延伸（角度＞ 60°）和纵向延伸（长度＞ 2 mm）］应进行处理[23]。高分辨率 IVUS 的发展进一步提高了对夹层的评估[24-25]。

支架贴壁不良被定义为至少 1 处支架小梁范围内的支架与血管壁未完全贴合，与边支开口无关。在近期的一项临床研究中，PCI 后 IVUS 观察到 19% 的患者出现急性支架贴壁不良（14% 严重，5% 轻微）[26]。虽然贴壁不良可以及时处理，但也可能在 PCI 后支架小梁最初与血管壁接触节段的随访中出现，这可能是由于潜在的血管炎症和正性重构（主要见于 DES）或直接 PCI 时在 ACS 病变支架置入后附壁血栓溶解。应避免严重的急性支架贴壁不良，并通过后扩张纠正贴壁不良。

在慢性冠脉综合征患者中，通过支架小梁出现组织脱垂的比例为 15% ～ 30%，这一比例在 ACS 患者中为 50% ～ 70%[27-28]。广泛的组织脱垂会使有效管腔面积减小，后者可能导致 ACS 患者早期支架内血栓形成。因此，使用后扩张球囊进行额外的延长扩张可以将脱垂的组织卷曲到管壁上，但重要的是应保持球囊大小适中，因为此操作有远端栓塞的风险。

IVUS 可能的并发症和问题处理

与使用 IVUS 相关的重要并发症包括：①一过性缺血；②冠状动脉痉挛；③空气栓塞；④冠状动脉开口夹层。当 IVUS 送入严重狭窄的管腔且观察时间较长时，可能出现胸痛和 ST 段抬高[29-30]。对于 PCI 术前成像，快速自动回撤可能有助于减少成像导管插入所导致的缺血。如果 IVUS 难以通过严重狭窄的病变，建议使用小直径球囊进行预扩张。为避免冠状动脉痉挛，应在 IVUS 导管送入前给予冠状动脉内硝酸酯类药物。如果术前准备时换能器周围的空气没有完全去除，则无法获得最佳的 IVUS 图像。如果无意中在冠状动脉内进行

冲洗，则可能发生空气栓塞，导致一过性慢血流和长时间的胸痛。因此，在 IVUS 送入前，在体外旋转 IVUS 成像芯时去除气泡很重要。在慢性完全闭塞（CTO）病变中使用单轨式 IVUS 导管时需要注意的是，如果在操作过程中 IVUS 尖端被困在弯曲或钙化的病变中，指引导管可能会被拉入冠状动脉，从而可能导致冠状动脉开口夹层。

特别是严重的弯曲病变，如位于左回旋支和右冠状动脉的病变，有可能缠绕 IVUS 导管和导丝，或 IVUS 卡在支架远端。观察后一定要将成像芯放回尖端，保持换能器旋转，在透视检查时缓慢回撤 IVUS 导管。如有阻力，不应强行拔出 IVUS 导管，应尝试将夹持的成像导管取出[31]。

特殊情况下 IVUS 的应用
左主干病变

有报道称基于 CAG 的 Medina 分类与 IVUS 观察的斑块实际分布不一致。在大约 90% 的病例中，从左主干到左前降支能连续观察到斑块[32]，而在分流处很少观察到斑块。在分叉病变的 PCI 中 IVUS 指导的优势包括：精确评估斑块分布；预测边支闭塞；选择合适的支架类型和尺寸；防止支架膨胀不全、贴壁不良和支架变形。必要时可使用斑块旋切装置辅助斑块修饰，这些在治疗左主干病变时都是至关重要的。

到目前为止，主流的分叉病变 PCI 支架置入是单支架策略。对于左主干病变，应首先行 IVUS 观察病变特征及斑块分布。图 2-2 显示了从左主干到分叉的典型斑块分布。在左主干，斑块通常位于对侧隆突部分（图 2-2A）。如果斑块位于边支方向并延伸至其入口（图 2-2B），或边支开口

存在严重狭窄（图 2-2B，C），则预测支架置入后边支闭塞的风险较高[33]。在这种情况下，IVUS 对边支的观察发挥着独特的作用，因为即使 CAG 中边支开口没有狭窄，IVUS 也可能发现斑块。IVUS 对边支血管和管腔直径的评估也有助于精确选择最佳球囊尺寸进行边支扩张，以防止边支夹层。当交叉支架置入后导丝重新穿过拘禁边支时，导丝应通过边支开口向尽可能远处送入。重要的是应以三维的方式解释分支形态，并确保尽可能少的支架结构留在边支的入口处[34]。

CTO：IVUS 指引导丝

大多数 CTO 都伴有边支。在陡峭型 CTO 中，IVUS 被放置在边支上，以指导高穿透力导丝安全可靠地进入斑块。一般

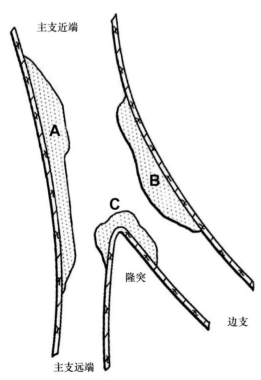

图 2-2　IVUS 观察到的分叉处斑块分布。**A.** 斑块位于对侧隆突部分（MB）。**B.** 斑块位于边支（SB）方向并延伸至其入口。**C.** 斑块位于边支隆突侧。

来说，有 2 种经典的 CTO PCI 方法：前向技术和逆向技术。前向技术中，IVUS 指导的 CTO 指引导丝与平行导丝技术相似。根据 IVUS 导管与 CTO 导丝的位置关系，确定导丝的推进方向。如果 IVUS 观察到导丝进入内膜下，则将导丝拉出至内膜区域，然后在控制的方向上向真腔推进。在此过程中，血管造影或 IVUS 指导下的三维指引技术是有用的。在逆向技术中，IVUS 的作用是识别逆行导丝穿过 CTO 时的血管内位置。以顺行方式送入 IVUS 可以通过 CAG 解决近端帽模糊的问题。在这种应用中，应选择尖端到换能器距离较短的 IVUS。然后，IVUS 可以为控制性前向和逆向内膜下寻径（CART）提供有用的球囊尺寸信息，精确调整球囊位置，并确认夹层形成[35-36]。

钙化病变

在钙化病变中，PCI 操作前的影像对于确定治疗策略很重要。在沿导丝通过钙化病变难以推进 IVUS 导管的情况下，导引延长导管可能是有用的。

深部钙化通常允许有效的球囊扩张，而大于 1/2 周长的浅表钙化则难以扩张。如果在 IVUS 上发现浅表钙化，但在 CAG 上未发现，则钙化本身相对较薄且局限于纵向分布，可能允许充分扩张[37]。在这种病变中，使用切割 / 刻痕球囊可能促进钙化斑块断裂。对于环状钙化病变，可考虑采用冠状动脉旋磨术来修饰斑块。表面钙化 > 180° 但对侧壁相对正常的偏心斑块发生冠状动脉穿孔的风险较高（图 2-3），因此建议选择适度的球囊 / 支架尺寸。

尽管冠状动脉旋磨术治疗严重钙化病变的疗效已得到证实，但预测该手术的并发症（如冠状动脉穿孔和无复流事件）仍

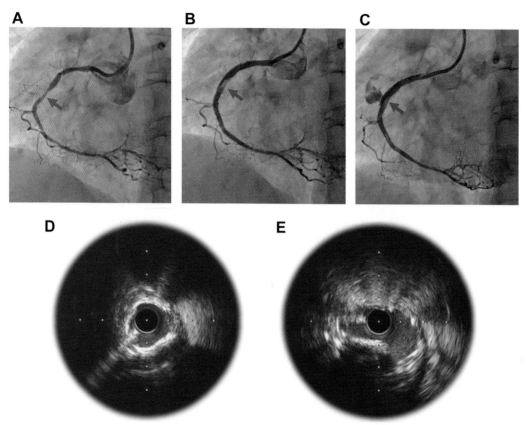

图 2-3 支架置入后扩张导致冠状动脉穿孔 1 例。**A**. 右冠状动脉（RCA）中段严重狭窄。**B**. 预扩张后置入 3.25 mm×38 mm 药物洗脱支架。支架置入后病变处可见血管造影模糊。**C**. 3.5 mm×15 mm 非顺应性球囊扩张后冠状动脉穿孔。**D**. 狭窄部位的 IVUS 图像显示 270° 严重钙化。**E**. IVUS 显示支架膨胀不全（点对点表示 1 mm）。A、B、C 中的红色箭头表示穿孔部位。

很重要。冠状动脉旋磨术前的 IVUS 检查有助于了解导丝相对于血管壁的位置（指引导丝偏倚），使操作人员能够预测钙化消融的确切位置。冠状动脉旋磨术后，钙化消融的位置可以通过术后 IVUS 上独特的多重回声表现来确认[38]。近期的一项回顾性临床研究显示，多重回声的数量与冠状动脉旋磨术后慢复流现象的发生独立相关，可能反映了钙化斑块的严重程度，如厚度和成分等[39]。

弥漫性长病变

在弥漫性长病变中，适当的器械尺寸对于成功的 PCI 尤为重要。PCI 前 IVUS 可以帮助评估参考血管直径及斑块特征和分布，以确定最佳支架尺寸和长度[40]。虽然通常推荐使用 DES 覆盖整个病变，但在弥漫性长病变时，必须考虑这种方法的潜在问题，如由于大量 ASP 移位而增加主要边支受影响或远端栓塞的风险。如果在手动模式下使用 IVUS，应通过在血管造影图像上标记 IVUS 换能器（所谓的标记技术）将预计的支架置入点与血管造影进行配准，并应使用 IVUS 数字测量判断待治疗的病变长度。然后根据测量的病变长度来确定要使用的支架长度。在这种情况下，必须精确跟踪 IVUS 换能器在目标血管中的位置。

支架内再狭窄

尽管 IVUS 被广泛用于改善 PCI 预后，

但 ISR 在当前 DES 时代仍然存在。除了前述支架膨胀不全和支架边缘残留斑块（最常见的危险因素）外，新发动脉粥样硬化也可能参与 ISR 的机制，其发生的时间和频率因支架类型而异[41]。其他可能的机制包括支架断裂、聚合物损伤及对聚合物的过敏反应。ISR 的病变特异性治疗策略，如普通球囊扩张、药物球囊和再次支架置入术，可以根据冠状动脉腔内影像学结果揭示的确切机制来确定。

最少造影剂 PCI

　　IVUS 指导下最少造影剂 PCI 是一种避免 PCI 相关造影剂肾病的技术。在简单病变 PCI 中，充分利用 IVUS 可以控制造影剂用量（即使用 IVUS 对病变进行评估，无需造影剂血管造影，并在透视下使用 IVUS 换能器标记指导对目标病变进行支架置入）[42-44]。虽然在复杂病变 PCI 中很难充分控制造影剂的用量，但 IVUS 获得的信息可以帮助确定如何简化 PCI 手术。在实践中，确定造影剂使用的安全限度很重要。造影剂用量与估计肾小球滤过率（eGFR）的目标比值应设定为 1.0，如果不可行，则应仔细规划 PCI 策略，使最终比值不超过 2.0。

总结

　　IVUS 用于指导 PCI 的临床应用现已被广泛接受，但 IVUS 指导 PCI 的实际障碍包括额外的费用、额外的成像时间及正确解读所需的人员培训[3, 45]。我们希望消除对 IVUS 使用的限制，但至少最有益的实际应用是针对并发症和再狭窄风险较大的患者（表 3）[46]。尽管 IVUS 引起的并发症较罕见，如空气栓塞和器械嵌顿，但操作人员应该熟悉其原因和排除故障。技术的改进

表 2-3　IVUS 的实际应用	
诊断应用	1. 冠脉造影模糊病变
	2. 左主干狭窄
	3. 复杂分叉病变
	4. 急性冠脉综合征的罪犯病变
指导和优化 PCI	1. 长病变
	2. 慢性完全闭塞性病变
	3. 急性冠脉综合征
	4. 左主干病变
	5. 复杂分叉 / 钙化病变
	6. 肾功能不全（减少造影剂使用）

正在不断发展，如更好操作的更细的导管、更快的回撤速度、更高的分辨率、IVUS-CAG 融合、多模态成像导管、人工智能和机器学习辅助的图像解释 / 治疗计划，这可能会在不久的将来克服当前的实际限制，促进 IVUS 的临床使用。

临床要点

- 关键问题是如何使用 IVUS。
- 支架置入前后应行 IVUS 检查全面观察，以预测和预防各种并发症。
- 提高 IVUS 技术将进一步改善 PCI 远期预后。

利益冲突声明

　　无利益冲突。

参考文献

1. Koskinas KC, Ughi GJ, Windecker S, et al. Intracoronary imaging of coronary atherosclerosis: validation for diagnosis, prognosis and treatment. Eur Heart J 2016;37:524–535a-c.
2. Mintz GS, Guagliumi G. Intravascular imaging in coronary artery disease. Lancet 2017;390:793–809.

3. Saito Y, Kobayashi Y, Fujii K, et al. Clinical expert consensus document on intravascular ultrasound from the Japanese Association of Cardiovascular Intervention and Therapeutics (2021). Cardiovasc Interv Ther 2022;37:40–51.

4. Mintz GS. Intravascular imaging of coronary calcification and its clinical implications. JACC Cardiovasc Imaging 2015;8:461–71.

5. Hoffmann R, Mintz GS, Popma JJ, et al. Treatment of calcified coronary lesions with Palmaz-Schatz stents. An intravascular ultrasound study. Eur Heart J 1998;19:1224–31.

6. Patel VG, Brayton KM, Mintz GS, et al. Intracoronary and noninvasive imaging for prediction of distal embolization and periprocedural myocardial infarction during native coronary artery percutaneous intervention. Circ Cardiovasc Imaging 2013; 6:1102–14.

7. Pu J, Mintz GS, Biro S, et al. Insights into echo-attenuated plaques, echolucent plaques, and plaques with spotty calcification: novel findings from comparisons among intravascular ultrasound, near-infrared spectroscopy, and pathological histology in 2,294 human coronary artery segments. J Am Coll Cardiol 2014;63:2220–33.

8. Kimura S, Kakuta T, Yonetsu T, et al. Clinical significance of echo signal attenuation on intravascular ultrasound in patients with coronary artery disease. Circ Cardiovasc Interv 2009;2:444–54.

9. Endo M, Hibi K, Shimizu T, et al. Impact of ultrasound attenuation and plaque rupture as detected by intravascular ultrasound on the incidence of no-reflow phenomenon after percutaneous coronary intervention in ST-segment elevation myocardial infarction. JACC Cardiovasc Interv 2010;3:540–9.

10. Hibi K, Kozuma K, Sonoda S, et al. A randomized study of distal filter protection versus conventional treatment during percutaneous coronary intervention in patients with attenuated plaque identified by intravascular ultrasound. JACC Cardiovasc Interv 2018;11:1545–55.

11. de Ribamar Costa J Jr, Mintz GS, Carlier SG, et al. Intravascular ultrasound assessment of drug-eluting stent expansion. Am Heart J 2007;153:297–303.

12. Cook S, Wenaweser P, Togni M, et al. Incomplete stent apposition and very late stent thrombosis after drug-eluting stent implantation. Circulation 2007;115:2426–34.

13. Mintz GS, Painter JA, Pichard AD, et al. Atherosclerosis in angiographically "normal" coronary artery reference segments: an intravascular ultrasound study with clinical correlations. J Am Coll Cardiol 1995;25:1479–85.

14. Sakurai R, Ako J, Morino Y, et al. Predictors of edge stenosis following sirolimus-eluting stent deployment (a quantitative intravascular ultrasound analysis from the SIRIUS trial). Am J Cardiol 2005;96: 1251–3.

15. de Jaegere P, Mudra H, Figulla H, et al. Intravascular ultrasound-guided optimized stent deployment. Immediate and 6 months clinical and angiographic results from the Multicenter Ultrasound Stenting in Coronaries Study (MUSIC Study). Eur Heart J 1998;19:1214–23.

16. Chieffo A, Latib A, Caussin C, et al. A prospective, randomized trial of intravascular-ultrasound guided compared to angiography guided stent implantation in complex coronary lesions: the AVIO trial. Am Heart J 2013;165:65–72.

17. Sonoda S, Morino Y, Ako J, et al. Impact of final stent dimensions on long-term results following sirolimus-eluting stent implantation: serial intravascular ultrasound analysis from the sirius trial. J Am Coll Cardiol 2004;43:1959–63.

18. Song HG, Kang SJ, Ahn JM, et al. Intravascular ultrasound assessment of optimal stent area to prevent in-stent restenosis after zotarolimus-, everolimus-, and sirolimus-eluting stent implantation. Catheter Cardiovasc Interv 2014;83:873–8.

19. Hong SJ, Kim BK, Shin DH, et al. Effect of intravascular ultrasound-guided vs angiography-guided everolimus-eluting stent implantation: the IVUS-XPL randomized clinical trial. JAMA 2015;314: 2155–63.

20. Lee SY, Shin DH, Kim JS, et al. Intravascular ultrasound predictors of major adverse cardiovascular events after implantation of everolimus-eluting stents for long coronary lesions. Rev Esp Cardiol (Engl Ed) 2017;70:88–95.

21. Kang SJ, Ahn JM, Song H, et al. Comprehensive intravascular ultrasound assessment of stent area and its impact on restenosis and adverse cardiac events in 403 patients with unprotected left main disease. Circ Cardiovasc Interv 2011;4:562–9.

22. Meneveau N, Souteyrand G, Motreff P, et al. Optical coherence tomography to optimize results of percutaneous coronary intervention in patients with non-ST-elevation acute coronary syndrome: results of the multicenter, randomized DOCTORS study (does optical coherence tomography optimize results of stenting). Circulation 2016;134:906–17.

23. Raber L, Mintz GS, Koskinas KC, et al. Clinical use of intracoronary imaging. Part 1: guidance and optimization of coronary interventions. An expert consensus document of the European Association of Percutaneous Cardiovascular Interventions. Eur Heart J 2018;39:3281–300.

24. Leesar MA, Saif I, Hagood KL, et al. A new method to optimize stent deployment by high-definition intravascular ultrasound. J Invasive Cardiol 2021; 33:E532–9.

25. Ando H, Nakano Y, Sawada H, et al. Diagnostic

performance of high-resolution intravascular ultrasound for abnormal post-stent findings after stent implantation- a comparison study between high-resolution intravascular ultrasound and optical coherence tomography. Circ J 2021;85:883–90.

26. Ali ZA, Maehara A, Genereux P, et al. Optical coherence tomography compared with intravascular ultrasound and with angiography to guide coronary stent implantation (ILUMIEN III: OPTIMIZE PCI): a randomised controlled trial. Lancet 2016; 388:2618–28.

27. Qiu F, Mintz GS, Witzenbichler B, et al. Prevalence and clinical impact of tissue protrusion after stent implantation: an ADAPT-DES intravascular ultrasound substudy. JACC Cardiovasc Interv 2016;9: 1499–507.

28. Choi SY, Witzenbichler B, Maehara A, et al. Intravascular ultrasound findings of early stent thrombosis after primary percutaneous intervention in acute myocardial infarction: a Harmonizing Outcomes with Revascularization and Stents in Acute Myocardial Infarction (HORIZONS-AMI) substudy. Circ Cardiovasc Interv 2011;4:239–47.

29. Hausmann D, Erbel R, Alibelli-Chemarin MJ, et al. The safety of intracoronary ultrasound. A multicenter survey of 2207 examinations. Circulation 1995;91:623–30.

30. Batkoff BW, Linker DT. Safety of intracoronary ultrasound: data from a Multicenter European Registry. Cathet Cardiovasc Diagn 1996;38:238–41.

31. Hiraya D, Sato A, Hoshi T, et al. Incidence, retrieval methods, and outcomes of intravascular ultrasound catheter stuck within an implanted stent: systematic literature review. J Cardiol 2020;75:164–70.

32. Oviedo C, Maehara A, Mintz GS, et al. Intravascular ultrasound classification of plaque distribution in left main coronary artery bifurcations: where is the plaque really located? Circ Cardiovasc Interv 2010;3:105–12.

33. Furukawa E, Hibi K, Kosuge M, et al. Intravascular ultrasound predictors of side branch occlusion in bifurcation lesions after percutaneous coronary intervention. Circ J 2005;69:325–30.

34. de la Torre Hernandez JM, Baz Alonso JA, Gomez Hospital JA, et al. Clinical impact of intravascular ultrasound guidance in drug-eluting stent implantation for unprotected left main coronary disease: pooled analysis at the patient-level of 4 registries. JACC Cardiovasc Interv 2014;7:244–54.

35. Habara M, Tsuchikane E, Muramatsu T, et al. Comparison of percutaneous coronary intervention for chronic total occlusion outcome according to operator experience from the Japanese retrograde summit registry. Catheter Cardiovasc Interv 2016;

87:1027–35.

36. Sumitsuji S, Inoue K, Ochiai M, et al. Fundamental wire technique and current standard strategy of percutaneous intervention for chronic total occlusion with histopathological insights. JACC Cardiovasc Interv 2011;4:941–51.

37. Wang X, Matsumura M, Mintz GS, et al. In Vivo calcium detection by comparing optical coherence tomography, intravascular ultrasound, and angiography. JACC Cardiovasc Imaging 2017;10: 869–79.

38. Sakakura K, Yamamoto K, Taniguchi Y, et al. Intravascular ultrasound enhances the safety of rotational atherectomy. Cardiovasc Revasc Med 2018; 19:286–91.

39. Jinnouchi H, Sakakura K, Taniguchi Y, et al. Intravascular ultrasound-factors associated with slow flow following rotational atherectomy in heavily calcified coronary artery. Sci Rep 2022;12:5674.

40. Morino Y, Tamiya S, Masuda N, et al. Intravascular ultrasound criteria for determination of optimal longitudinal positioning of sirolimus-eluting stents. Circ J 2010;74:1609–16.

41. Nakazawa G, Otsuka F, Nakano M, et al. The pathology of neoatherosclerosis in human coronary implants bare-metal and drug-eluting stents. J Am Coll Cardiol 2011;57:1314–22.

42. Mariani J Jr, Guedes C, Soares P, et al. Intravascular ultrasound guidance to minimize the use of iodine contrast in percutaneous coronary intervention: the MOZART (Minimizing cOntrast utiliZation With IVUS Guidance in coRonary angioplasTy) randomized controlled trial. JACC Cardiovasc Interv 2014; 7:1287–93.

43. Ogata N, Ikari Y, Nanasato M, et al. Safety margin of minimized contrast volume during percutaneous coronary intervention in patients with chronic kidney disease. Cardiovasc Interv Ther 2014;29:209–15.

44. Ali ZA, Karimi Galougahi K, Nazif T, et al. Imaging- and physiology-guided percutaneous coronary intervention without contrast administration in advanced renal failure: a feasibility, safety, and outcome study. Eur Heart J 2016;37:3090–5.

45. Koskinas KC, Nakamura M, Raber L, et al. Current use of intracoronary imaging in interventional practice - Results of a European Association of Percutaneous Cardiovascular Interventions (EAPCI) and Japanese Association of Cardiovascular Interventions and Therapeutics (CVIT) Clinical Practice Survey. EuroIntervention 2018;14:e475–84.

46. Sonoda S, Hibi K, Okura H, et al. Current clinical use of intravascular ultrasound imaging to guide percutaneous coronary interventions. Cardiovasc Interv Ther 2020;35:30–6.

第 3 章　IVUS 指导的 PCI：证据和临床试验

Yong-Joon Lee，MD，Myeong-Ki Hong，MD*

关键词
● PCI ● DES ● IVUS

要点
● IVUS 指导的 PCI 不仅对复杂病变患者有益，对所有患者都显示出益处。
● IVUS 指导的 PCI 对临床预后的益处可在长期随访期间得以保持。
● 为了在现实世界的临床实践中扩大 IVUS 在 PCI 中的使用，需要进一步的前瞻性验证，特别是关于如何更有效地进行 IVUS 指导的 PCI。

引言

在当今的介入心脏病学时代，PCI 置入 DES 被广泛应用于比以往更复杂的冠状动脉病变患者[1-6]。血管内成像如 IVUS 可以提供 PCI 手术过程中详细的解剖信息[3-4, 7]。在干预前，可以使用 IVUS 详细检查病变特征，如病变直径、长度和斑块形态[3-4, 6-7]。基于 IVUS 提供的介入前信息，可以对支架的大小、长度和置入位置做出合理的决策[3-4, 6-7]。在介入治疗后，在 IVUS 的帮助下，不仅可以优化支架，使支架充分膨胀和优化支架位置，还可以发现手术并发症，从而改善 PCI 预后[3-4, 6-7]。IVUS 指导 PCI 不仅有助于获得良好手术效果，在以往的长期随访研究中均显示可改善临床预后[1-2, 8-9]。然而，PCI 期间 IVUS 的使用率仍然很低，因此需要更多的努力来加强推荐，继而进一步扩大 IVUS 在现实世界临床实践中的使用[3-6, 10-11]。本章旨在讨论关于 IVUS 指导 PCI 的既往证据和临床试验，并探索未来研究扩大其应用的必要性。

Severance Hospital, Yonsei University College of Medicine, Seoul, South Korea
* Corresponding author. Division of Cardiology, Severance Hospital, Yonsei University College of Medicine, 50-1 Yonsei-ro, Seodaemun-gu, Seoul 03722, South Korea
E-mail address: mkhong61@yuhs.ac

Intervent Cardiol Clin 12 (2023) 177–185
https://doi.org/10.1016/j.iccl.2022.10.004

临床试验的经验教训

IVUS 指导的 PCI 在治疗复杂病变中的益处

由于花费高、延长诊断操作或干预的时间，IVUS 优先用于特定患者，特别是那些病变复杂的患者[10-11]。AVIO（Angiography versus IVUS Optimization）试验是一项前瞻性随机多中心试验，首次评估了 IVUS 指导的 PCI 在 DES 时代对复杂病变（分叉病变、CTO 病变、长病变或小血管病变）患者的益处[12]。在 284 例患者中，IVUS 指导的 PCI 后最小管腔直径明显大于血管造影指导的 PCI 后的最小管腔直径（2.7 mm ± 0.5 mm $vs.$ 2.5 mm ± 0.5 mm，$P < 0.001$）[12]。然而，可能由于研究人数有限，该试验未显示出 24 个月时主要不良心脏事件（心源性死亡、心肌梗死或靶血管血运重建）发生率的显著差异[12]。IVUS-XPL（Impact of Intravascular Ultrasound Guidance on Outcomes of Xience Prime Stents in Long Lesions）试验是一项前瞻性随机多中心试验，首次证明了与血管造影指导相比，IVUS 指导的 PCI 在需要置入 DES 的长病变患者临床预后方面的优势[1]。长病变定义为置入的支架长度 ≥ 28 mm，该研究共纳入了 1400 例患者[1]。在 12 个月的随访中，IVUS 指导 PCI 的主要不良心脏事件的复合发生率（心源性死亡、靶病变相关心肌梗死或缺血导致的靶病变血运重建）与造影指导的 PCI 相比显著降低（2.9% $vs.$ 5.8%，HR = 0.48，95% CI 0.28 ～ 0.83，$P = 0.007$）[1]。IVUS 指导的 PCI 的益处主要是由于较低的靶病变血运重建风险（2.5% $vs.$ 5.0%，HR = 0.51，95% CI 0.28 ～ 0.91，$P = 0.02$）[1]。CTO-IVUS（Chronic Total Occlusion Intervention with Drug-Eluting Stents

Guided by IVUS）试验是一项前瞻性随机多中心试验，它首次展示了使用 IVUS 对 CTO 病变干预的益处[13]。在纳入试验的 402 例患者中，与造影指导的 PCI 相比，IVUS 指导的 PCI 在 12 个月时显著改善了主要不良心脏事件（心源性死亡、心肌梗死或靶血管血运重建）发生率（2.6% $vs.$ 7.1%，HR = 0.35，95% CI 0.13 ～ 0.97，$P = 0.035$）[13]。De la Torre Hernandez 等利用 4 个注册中心的患者汇总数据证明了在左主干病变干预中使用 IVUS 的益处，这些数据涉及 DES 治疗左主干病变的 505 对匹配的 IVUS 或血管造影指导的 PCI[14]。在 36 个月的随访中，IVUS 指导的 PCI 组的主要不良事件（心源性死亡、心肌梗死或靶病变血运重建）发生率与血管造影指导的 PCI 组相比显著降低（11.7% $vs.$ 16.0%，$P = 0.04$）[14]。纳入 3 项随机试验共 2345 例使用 DES 治疗复杂病变患者的荟萃分析发现了一致的结果[15]。IVUS 指导的 PCI 在 12 个月时的主要不良心脏事件（心源性死亡、心肌梗死或支架血栓形成）发生率与血管造影指导的 PCI 相比显著降低（0.4% $vs.$ 1.2%，HR = 0.36，95% CI 0.13 ～ 0.99，$P = 0.040$）[15]。同样，基于上述机构注册的数据，Choi 等证明了 IVUS 指导 PCI 在各种复杂病变患者中的优势，这些病变包括分叉病变、CTO 病变、左主干病变、长病变、多血管 PCI、多次支架置入、支架内再狭窄或严重钙化病变[16]。在 6005 例因复杂病变而行 PCI 的患者中，1674 例（27.9%）采用 IVUS[16]。在中位随访 64 个月期间，IVUS 指导的 PCI 与血管造影指导的 PCI 相比有较低的主要不良心脏事件（心源性死亡、心肌梗死、缺血导致的靶病变血运重建或支架血栓形成）发生率（18.5% $vs.$ 28.1%，HR = 0.63，95% CI 0.53 ～ 0.73，

$P < 0.001$）。基于这些研究，IVUS 已被推荐用于必要的患者，特别是那些有复杂病变的患者。

IVUS 指导的 PCI 对所有患者的益处

虽然已有证据表明 IVUS 指导的 PCI 对复杂病变患者有益，但 IVUS 指导对包括复杂病变和简单病变在内的所有患者的潜在益处尚不清楚[1, 13-16]。ADAPT-DES（Assessment of Dual Antiplatelet Therapy with Drug-Eluting Stents）是一项前瞻性非随机多中心研究，研究纳入了 8583 例患者，其中 3349 例（39%）患者在 IVUS 指导下接受了 DES 置入[17]。IVUS 指导的 PCI 组在 12 个月时主要不良心脏事件（心源性死亡、心肌梗死或支架血栓形成）的复合发生率低于血管造影指导的 PCI（3.1% vs. 4.7%，校正 HR = 0.70，95%CI 0.55 ～ 0.88，$P = 0.002$）[17]。ULTIMATE（Intravascular Ultrasound Guided Drug-Eluting Stents Implantation in All-Comers Coronary Lesions）试验是首个证明 IVUS 指导的 PCI 对所有接受 DES 置入术的患者有益的前瞻性随机多中心试验[2]。该研究中唯一被排除的病变为 CTO 病变或需要旋磨的严重钙化病变[2]。在 12 个月的随访中，IVUS 指导的 PCI 组靶血管失败（心源性死亡、靶血管心肌梗死或临床导致的靶血管血运重建）的发生率与血管造影指导的 PCI 组相比显著降低（2.9% vs. 5.4%，HR = 0.53，95%CI 0.31 ～ 0.90，$P = 0.019$）[2]。IVUS 指导的 PCI 的益处主要是由于靶血管血运重建的风险较低（1.5% vs. 2.9%，HR = 0.51，95%CI 0.25 ～ 1.07，$P = 0.07$）[2]。值得注意的是，ULTIMATE 试验的结果与 IVUS-XPL 试验相似，后者专门针对需要 DES 置入的长病变患者[1-2]。在一项纳入 31 项研究（包括 17 882 例患者）

的荟萃分析中也得出了一致的结果[18]。与血管造影指导的 PCI 组相比，IVUS 指导的 PCI 组的全因死亡（OR = 0.74%，95%CI 0.58 ～ 0.98）、心肌梗死（OR = 0.72%，95% CI 0.52 ～ 0.93）、靶血管血运重建（OR = 0.74%，95%CI 0.58 ～ 0.90）和支架血栓形成（OR = 0.42%，95% CI 0.20 ～ 0.72）的发生率明显降低[18]。Mentias 等基于美国医疗保险队列的 1 877 177 例患者［其中 105 787 例（5.6%）患者接受了 IVUS 指导的 PCI］证明了在所有患者中使用 IVUS 的趋势和益处[11]。IVUS 在 PCI 中的使用率从 2009 年的 3.0% 上升到 2017 年的 6.9%（$P < 0.01$）[11]。与血管造影指导相比，IVUS 指导的 PCI 与较低的 12 个月死亡率（12.3% vs. 11.5%，$P < 0.001$）、心肌梗死发生率（5.2% vs. 4.9%，$P < 0.001$）和重复血运重建发生率（6.7% vs. 6.1%，$P < 0.001$）相关[11]。该结果不仅在长期随访中是一致的，在支架类型（裸金属支架或 DES）、临床表现（稳定的冠状动脉疾病或急性冠脉综合征）、手术复杂性（复杂 PCI 或非复杂 PCI）和 IVUS 使用率［中度（1% ～ 5%）、频繁（5% ～ 10%）或非常频繁（> 10%）］的所有亚组中也是一致的[11]。尽管 IVUS 的使用受到费用、手术时间和医院差异的限制，但它在不同的患者和病变中均显示出益处，因此，需要更多的努力鼓励使用 IVUS，从而改善 PCI 后的临床预后[1-2, 10-11, 13-18]。关于 IVUS 指导的 PCI 与血管造影指导的 PCI 的前瞻性研究总结见表 3-1。

IVUS 指导的 PCI 后的长期随访

已有研究报道了 IVUS 指导的 PCI 与血管造影指导的 PCI 的获益是否能持续 1 年以上，如 IVUS-XPL 试验和 ULTIMATE

表 3-1　关于 IVUS 和血管造影指导的 PCI 的代表性前瞻性研究

研究（发表年份）	是否随机	患者人数 IVUS 指导	患者人数 造影指导	研究人群	随访时间（月）	主要结局	结果
AVIO（2013）	随机	142	142	复杂病变（分叉病变、长病变、CTO 病变、小血管病变）患者	24	干预后的最小管腔直径	IVUS 指导的 PCI 优于造影指导（2.7 mm±0.5 mm vs. 2.5 mm±0.5 mm；$P < 0.001$），但在 24 个月的临床结果中未能显示出优势
ADAPT-DES（2014）	非随机	3349	5234	所有冠状动脉病变患者	12	明确/可能的支架血栓形成	IVUS 指导的 PCI 优于造影指导（3.1% vs. 4.7%；$P = 0.002$）
CTO-IVUS（2015）	随机	201	201	CTO 病变患者	12	心源性死亡	未能显示出 IVUS 指导的 PCI 的优势（0% vs. 1.0%；$P = 0.16$），但在心源性死亡、心肌梗死或靶血管运重建方面显示出优势
IVUS-XPL（2015）	随机	700	700	长病变（置入支架≥28 mm）患者	12	主要不良心脏事件（心源性死亡、心肌梗死或靶血管运重建）	IVUS 指导的 PCI 优于造影指导（2.9% vs. 5.8%；$P = 0.007$）
ULTIMATE（2018）	随机	724	724	所有冠状动脉病变患者	12	靶血管失败（心源性死亡、心肌梗死或靶血管重建）	IVUS 指导的 PCI 优于造影指导（2.9% vs. 5.4%；$P = 0.019$）

试验[8-9]。在针对长病变需要 DES 置入患者的 IVUS-XPL 试验中，1183 例患者（85%）完成了 5 年随访，IVUS 指导的 PCI 组术后 5 年主要不良心脏事件复合发生率与血管造影指导的 PCI 组相比显著降低（5.6% *vs.* 10.7%，HR = 0.50，95% CI 0.34 ～ 0.75，$P = 0.001$）[1, 8]。这种差异主要是由于靶病变血运重建的风险较低，持续的临床获益不仅存在于 PCI 术后的第 1 年内，在 1 ～ 5 年内同样获益。同样，在包括需要 DES 置入的所有患者的 ULTIMATE 试验中，1423 例患者（98.3%）完成了 3 年随访，IVUS 指导的 PCI 组术后 3 年的靶血管失败率与血管造影指导的 PCI 组相比显著降低（6.6% *vs.* 10.7%，HR = 0.60，95% CI 0.42 ～ 0.87，$P = 0.01$），主要是由于靶血管血运重建风险较低所致[2, 9]。

　　尽管在 IVUS-XPL 和 ULTIMATE 试验中报告了 IVUS 指导的 PCI 在长期随访期间的益处，但这两项试验的主要结果包括重复血运重建，使用 IVUS 对主要结果的获益主要是减少了重复血运重建的需要，而不是降低了死亡率[1-2, 8-9]。此外，在每项试验中，没有观察到发生硬性临床结果的差异，如心源性死亡、心肌梗死或支架血栓形成的复合发生率。基于这两项试验的患者水平汇总数据，Hong 等报告了 2577 例接受 DES（支架长度 > 28 mm）治疗的长病变患者使用 IVUS 指导的 PCI 后硬性临床结果方面的长期获益[19]。在 3 年随访期间，IVUS 指导的 PCI 组的心源性死亡率明显低于血管造影指导的 PCI 组（1.0% *vs.* 2.2%，HR = 0.43，95% CI 0.22 ～ 0.84，$P = 0.011$）[19]。此外，在 IVUS 指导的 PCI 组中，心源性死亡、心肌梗死或支架血栓形成的复合发生率显著降低（1.3% *vs.* 2.9%，HR = 0.44，95% CI 0.25 ～ 0.80，P

= 0.005）[19]。美国医疗保险队列研究也显示出 IVUS 指导的 PCI 在硬性临床结果方面的长期获益[11]。在中位随访 3.7 年期间，与血管造影指导比较，IVUS 指导的 PCI 有较低的全因死亡率［82.8 次 /（1000人·年）*vs.* 88.7 次 /（1000 人·年），校正 HR = 0.92，95% CI 0.91 ～ 0.94，$P < 0.001$］和心肌梗死发生率［33.5 次 /（1000 人·年）*vs.* 35.8 次 /（1000 人·年），校正 HR = 0.93，95% CI 0.90 ～ 0.95，$P < 0.001$］[11]。Choi 等在接受 PCI 的复杂病变患者中证实了更长时间的随访结果[16]。在中位随访 5.3 年期间，与血管造影指导相比，IVUS 指导的 PCI 有较低的全因死亡率（10.2% *vs.* 16.9%，HR = 0.57，95% CI 0.46 ～ 0.71，$P < 0.001$）、心肌梗死发生率（4.8% *vs.* 7.3%，HR = 0.64，95% CI 0.48 ～ 0.86，$P = 0.003$）和支架血栓形成率（3.1% *vs.* 4.4%，HR = 0.60，95% CI 0.41 ～ 0.86，$P = 0.006$）[16]。IVUS-XPL 和 ULTIMATE 试验的 10 年随访结果备受期待。

IVUS 定义的支架优化标准

　　支架放置后，IVUS 可以检测到支架膨胀不全、错位和边缘夹层等异常情况，这些异常可能会阻碍 PCI 后获得最佳效果[3-4, 6]。在 IVUS-XPL 试验中，支架优化被定义为最小支架面积（MSA）大于 IVUS 上的远端参考管腔面积，与未达到 IVUS 定义的支架优化标准相比，达到标准的患者 12 个月时主要不良心脏事件的复合发生率较低（1.5% *vs.* 4.6%，HR = 0.31，95% CI 0.11 ～ 0.86，$P = 0.02$）[1]。在 ULTIMATE 试验中，采用了更严格的支架优化标准，要求满足以下 3 个标准：① MSA > 5.0 mm^2 或远端参考管腔面积的 90%；②距支架边缘近端或远端 5 mm

范围内斑块负荷＜ 50%；③在 IVUS 上没有累及中膜且长度＞ 3 mm 的边缘夹层[2]。符合 IVUS 定义的支架优化标准的患者与未达到优化标准的患者相比，在 12 个月时靶血管失败的发生率较低（1.6% vs. 4.4%，HR ＝ 0.35，95% CI 0.14 ～ 0.90，$P = 0.029$），3 年随访结果一致（4.2% vs. 9.2%，HR ＝ 0.44，95% CI 0.24 ～ 0.81，$P = 0.01$）[2, 9]。因此，需要尽量改善 IVUS 上可纠正的异常，以达到支架置入术后的最佳效果[3-4, 6]。

充分的支架扩张被认为是预测 DES 置入后不良临床结果最一致的参数，但在临床实践中采用何种扩张标准仍是一个备受争议的话题[3-4]。尽管先前的 IVUS 研究表明，$5.5~mm^2$ 的 MSA 最能区分随后的不良事件，但这些研究主要集中在血管造影观察的再狭窄或短期随访的重复血运重建术[3-4, 20-21]。另一方面，在 ADAPT-DES 研究的亚组分析中，对 10 种不同的支架扩张标准进行了评估，以预测 2 年后明确支架血栓形成或临床驱动的靶病变血运重建（表 3-2）[22]。在 10 种支架扩张标准中，只有 MSA 部位的 MSA/ 血管面积与明确的支架血栓形成或靶病变血运重建独立相关（校正 HR ＝ 0.77，95% CI 0.59 ～ 0.99，

表 3-2　有关 IVUS 确定最佳支架扩张的研究汇总		
	APAPT-DES 试验的亚组分析	**IVUS-XPL 和 ULTIMATE 试验的汇总分析**
患者数量	1831	1254
研究人群	所有冠状动脉病变人群	长病变患者（置入支架长度≥ 28 mm）
扩张标准	1）MSA 2）MSA 部位的 MSA/ 血管面积 3）MSA/ 平均参考管腔面积 4）使用 Huo-Kassab 模型的最小支架扩张 5）使用血管变细线性模型的最小支架扩张 6）支架不对称（全支架内最小 / 最大支架直径） 7）支架偏心度（支架单一横截面最小 / 最大支架直径） 8）IVUS-XPL 标准 [a] 9）ULTIMATE 标准 [b] 10）ILUMIEN Ⅳ 标准 [c]	绝对优化扩张标准 1）$MSA > 5.5~mm^2$ 2）$MSA > 5.0~mm^2$ 相对优化扩张标准 1）MSA/ 远端参考管腔面积＞ 100% 2）MSA/ 远端参考管腔面积＞ 90% 3）MSA/ 远端参考管腔面积＞ 80% 4）MSA/ 平均参考管腔面积＞ 90% 5）MSA/ 平均参考管腔面积＞ 80%
随访时间（月）	24	36
主要结局	明确的支架内血栓形成或临床驱动的靶病变血运重建	心源性死亡、靶病变相关心肌梗死、支架血栓形成
结果	10 种支架扩张标准中，仅 MSA 部位的 MSA/ 血管面积与主要结局发生率降低独立相关	7 个支架扩张标准中，仅 $MSA > 5.5~mm^2$、$MSA > 5.0~mm^2$ 和 MSA/ 远端参考管腔面积＞ 90% 与主要结局发生率显著降低有关

MSA，最小支架面积。

[a] 定义为 MSA ＞远端参考管腔面积。

[b] 定义为 $MSA > 5.0~mm^2$ 或＞远端参考管腔面积的 90%。

[c] 定义为近段 MSA ＞近端参考管腔面积的 90%，远段 MSA ＞远端管腔参考面积的 90%。

$P = 0.04$）[22]。近期，在 IVUS-XPL 和 ULTIMATE 试验（表 3-2）汇总数据中的 1254 例接受 IVUS 指导 DES 置入治疗长病变（置入支架长度 ≥ 28 mm）的患者中，研究者评估了 IVUS 定义的 7 种绝对或相对最佳支架扩张标准对硬性临床结局（心源性死亡、靶病变相关性心肌梗死或支架血栓形成）的影响[23]。依据以下 3 条标准优化支架扩张的患者，3 年硬性临床结果的发生率低于未优化的患者：MSA > 5.5 mm^2（0.5% vs. 2.2%，HR = 0.21，95% CI 0.06 ～ 0.75，$P = 0.008$）、MSA > 5.0 mm^2（0.6% vs. 2.6%，HR = 0.24，95% CI 0.09 ～ 0.68，$P = 0.003$）、MSA/远端参考管腔面积 > 90%（0.5% vs. 2.4%，HR = 0.32，95% CI 0.12 ～ 0.88，$P = 0.019$）[23]。达到其他相对扩张标准与硬性临床结果减少无关[23]。此外，值得注意的是，即使使用 IVUS，术中可以实现上述 3 条优化标准的比例仅分别为 51%、65.6% 和 65.2%，这提出了使用 IVUS 更有效的方法和需要更多的努力来实现最佳扩张的问题[23]。ADAPT-DES 试验的亚组分析及 IVUS-XPL 试验和 ULTIMATE 试验的汇总分析结果不同的原因可能是采用不同的标准和不同的研究人群；因此，为了明确在临床实践中应采用哪种最佳支架扩张标准，需要进一步的前瞻性研究。

使用 IVUS 优化支架

虽然 DES 置入后常进行后扩张以实现最佳支架膨胀和支架完全放置，但在进行后扩张时的具体情况（如最终球囊大小和充气压力）高度依赖于操作人员；因此，后扩张对临床结局的影响不一致[7, 24]。另一方面，IVUS 可以检测血管造影不易识别的支架膨胀不全，从而通过适当的球囊大小和充气压力实现更有效的后扩张[7, 22]。在 ADAPT-DES 试验中，PCI 期间使用 IVUS 时 74% 的术者改变了 PCI 策略，选择更大的器械（38%）、更高的扩张压力（23%）和额外的后扩张（13%）[17]。同样，在接受 DES 置入治疗复杂病变的患者中，IVUS 指导的 PCI 后扩张使用频率比血管造影指导的 PCI 更高（49.0% vs. 17.9%；$P < 0.001$）[16]。近期，在来自 IVUS-XPL 试验和 ULTIMATE 试验的汇总数据中接受 IVUS 指导 DES 置入术治疗长病变（置入支架长度 ≥ 28 mm）的患者中，研究者对 IVUS 指导的后扩张和血管造影指导的后扩张的治疗效果进行了评价，并与血管造影指导下无后扩张的 DES 置入术进行了比较[25]。与血管造影指导的后扩张组相比，使用较大尺寸球囊（3.6 mm ± 0.7 mm vs. 3.5 mm ± 0.6 mm，$P < 0.001$）和更高的最大充气压力（18.7 atm ± 4.1 atm vs. 18.2 atm ± 4.1 atm，$P = 0.005$）的 IVUS 指导的后扩张更有效[25]。另外，尽管 IVUS 指导的后扩张组最小管腔直径明显大于血管造影指导但未进行后扩张组（2.6 mm ± 0.5 mm vs. 2.5 mm ± 0.4 mm，$P = 0.046$），但血管造影指导的后扩张组与血管造影指导的未进行后扩张组之间没有差异（2.5 mm ± 0.4 mm vs. 2.5 mm ± 0.4 mm，$P = 0.367$）[25]。这可能表明，在整个手术过程中、干预前和支架选择期间，以及在支架置入后，都应鼓励使用 IVUS，以获得 DES 置入后的最佳效果。Park 等提出了冠状动脉腔内影像学指导预扩张、支架尺寸和后扩张（iPSP）策略的概念，以改善复杂病变患者的临床预后[7]。在来自介入心脏病学研究合作学会药物洗脱支架注册研究的 9525 例接受 DES 置入治疗复杂病变（左主干病

变、分叉病变、长病变或严重钙化病变）的患者中，3374 例（35.4%）接受了 iPSP 策略中所有 3 个组成部分的 DES 置入[7]。使用 iPSP 策略与不使用该策略相比，3 年随访时的主要不良结局（心源性死亡、靶血管心肌梗死或靶血管血运重建）发生率显著降低（5.6% *vs.* 7.9%，校正 HR = 0.71，95% CI 0.63 ～ 0.81，*P* < 0.001）[7]。然而，在 iPSP 策略的 3 个组成部分中，后扩张仅与较低的主要结局风险独立相关，这可能是由于有效的后扩张需使用的最终球囊尺寸较大[7]。图 3-1 展示了支架置入后使用 IVUS 进行有效后扩张的典型例子。除了在 PCI 期间使用 IVUS 外，还需要更有效的使用方法，因此需要对 iPSP 策略和策略的每个组成部分进行进一步的前瞻性验证。

进一步研究

近年来，深度学习方法在医学影像领域得到了广泛的应用，可以开发出性能优异的预测模型。Min 等报告了一种深度学习算法，该算法基于干预前的 IVUS 图像和临床信息（支架直径、长度和充气压力；球囊直径；最大球囊压力），可以准确预测支架膨胀不全［准确率 94%，曲线下面积（AUC）0.94］[26]。进一步研究基于 IVUS 图像的数据驱动方法可以帮助医生制定治疗决策，以获得 DES 置入后的最佳效果。

尽管费用高、手术时间长、需要适当的培训才能获得和解释图像，但 IVUS 指导的 PCI 在复杂病变和简单病变患者中都显示出益处[1-4, 10, 13-15, 18]。此外，其获益在长期随访中仍然保持[8-9, 11, 16]。Ongoing DKCRUSH Ⅷ（IVUS-guided DK Crush Stenting Technique for Patients With Complex Bifurcation Lesions）试验（NCT03770650）比较了 IVUS 指导的 PCI 与血管造影指导的 PCI 针对复杂分叉病变的双支架策略，以及 IMPROVE（IMPact on Revascularization Outcomes of IVUS-guided Treatment of Complex Lesions and Economic Impact）试验（NCT04221815）比较了 IVUS 指导的 PCI 与血管造影指导的 PCI 对于各种复杂病变的效果，这些研究有望在 DES 时代扩大 IVUS 的使用。此外，关于在以往的研究中与改善临床结果相关的 IVUS 指导的 PCI 的细节，如 IVUS 定义的支架优化标准、iPSP 策略、IVUS 指导的后扩张，需要通过前瞻性随机对照试验进

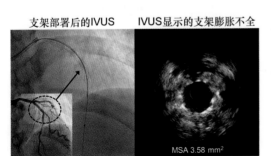
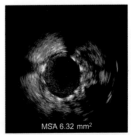

图 3-1　支架置入后使用 IVUS 进行有效后扩张。支架置入后，IVUS 可以检测到血管造影不易发现的支架膨胀不全，因此可以使用更大尺寸、更高充气压力的球囊进行更有效的后扩张。在这个典型的病例中，在 IVUS 指导下后扩张，MSA 成功地从 3.58 mm² 增加到 6.32 mm²。IVUS，血管内超声；MSA，最小支架面积。

一步评估。

临床要点

> - IVUS 指导的 PCI 在复杂病变患者中显示出获益。
> - IVUS 指导的 PCI 对全部冠状动脉病变人群均有益。
> - IVUS 指导的 PCI 的益处可在长期随访中保持。
> - IVUS 定义的支架优化等细节需要进一步前瞻性验证。

总结

　　IVUS 指导的 PCI 与复杂病变和简单病变患者的术后结局及长期临床预后改善有关。然而，PCI 期间 IVUS 的使用率仍然很低；因此，需要进一步的前瞻性随机对照试验，特别是关于如何更有效地进行 IVUS 指导的 PCI，以加强推荐，从而扩大其在现实世界临床实践中的应用。

利益冲突声明

　　无。

参考文献

1. Hong SJ, Kim BK, Shin DH, et al. Effect of Intravascular Ultrasound-Guided vs Angiography-Guided Everolimus-Eluting Stent Implantation: The IVUS-XPL Randomized Clinical Trial. JAMA 2015; 314(20):2155–63.
2. Zhang J, Gao X, Kan J, et al. Intravascular Ultrasound Versus Angiography-Guided Drug-Eluting Stent Implantation: The ULTIMATE Trial. J Am Coll Cardiol 2018;72(24):3126–37.
3. Räber L, Mintz GS, Koskinas KC, et al. Clinical use of intracoronary imaging. Part 1: guidance and optimization of coronary interventions. An expert consensus document of the European Association of Percutaneous Cardiovascular Interventions. Eur Heart J 2018;39(35):3281–300.
4. Maehara A, Matsumura M, Ali ZA, et al. IVUS-Guided Versus OCT-Guided Coronary Stent Implantation: A Critical Appraisal. J Am Coll Cardiol Img 2017;10(12):1487–503.
5. Neumann FJ, Sousa-Uva M, Ahlsson A, et al. 2018 ESC/EACTS Guidelines on myocardial revascularization. Eur Heart J 2019;40(2):87–165.
6. Mintz GS, Guagliumi G. Intravascular imaging in coronary artery disease. Lancet 2017;390(10096): 793–809.
7. Park H, Ahn JM, Kang DY, et al. Optimal Stenting Technique for Complex Coronary Lesions: Intra-coronary Imaging-Guided Pre-Dilation, Stent Sizing, and Post-Dilation. J Am Coll Cardiol Intv 2020;13(12):1403–13.
8. Hong SJ, Mintz GS, Ahn CM, et al. Effect of Intravascular Ultrasound-Guided Drug-Eluting Stent Implantation: 5-Year Follow-Up of the IVUS-XPL Randomized Trial. J Am Coll Cardiol Intv 2020; 13(1):62–71.
9. Gao XF, Ge Z, Kong XQ, et al. 3-Year Outcomes of the ULTIMATE Trial Comparing Intravascular Ultrasound Versus Angiography-Guided Drug-Eluting Stent Implantation. J Am Coll Cardiol Intv 2021; 14(3):247–57.
10. Koskinas KC, Nakamura M, Räber L, et al. Current use of intracoronary imaging in interventional practice - Results of a European Association of Percutaneous Cardiovascular Interventions (EAPCI) and Japanese Association of Cardiovascular Interventions and Therapeutics (CVIT) Clinical Practice Survey. EuroIntervention 2018;14(4):e475–84.
11. Mentias A, Sarrazin MV, Saad M, et al. Long-Term Outcomes of Coronary Stenting With and Without Use of Intravascular Ultrasound. J Am Coll Cardiol Intv 2020;13(16):1880–90.
12. Chieffo A, Latib A, Caussin C, et al. A prospective, randomized trial of intravascular-ultrasound guided compared to angiography guided stent implantation in complex coronary lesions: the AVIO trial. Am Heart J 2013;165(1):65–72.
13. Kim BK, Shin DH, Hong MK, et al. Clinical Impact of Intravascular Ultrasound-Guided Chronic Total Occlusion Intervention With Zotarolimus-Eluting Versus Biolimus-Eluting Stent Implantation: Randomized Study. Circ Cardiovasc Interv 2015;8(7): e002592.
14. de la Torre Hernandez JM, Baz Alonso JA, Gómez Hospital JA, et al. Clinical impact of intravascular ultrasound guidance in drug-eluting stent implantation for unprotected left main coronary disease:

pooled analysis at the patient-level of 4 registries. J Am Coll Cardiol Intv 2014;7(3):244–54.

15. Shin DH, Hong SJ, Mintz GS, et al. Effects of Intravascular Ultrasound-Guided Versus Angiography-Guided New-Generation Drug-Eluting Stent Implantation: Meta-Analysis With Individual Patient-Level Data From 2,345 Randomized Patients. J Am Coll Cardiol Intv 2016; 9(21):2232–9.

16. Choi KH, Song YB, Lee JM, et al. Impact of Intravascular Ultrasound-Guided Percutaneous Coronary Intervention on Long-Term Clinical Outcomes in Patients Undergoing Complex Procedures. J Am Coll Cardiol Intv 2019;12(7):607–20.

17. Witzenbichler B, Maehara A, Weisz G, et al. Relationship between intravascular ultrasound guidance and clinical outcomes after drug-eluting stents: the assessment of dual antiplatelet therapy with drug-eluting stents (ADAPT-DES) study. Circulation 2014;129(4):463–70.

18. Buccheri S, Franchina G, Romano S, et al. Clinical Outcomes Following Intravascular Imaging-Guided Versus Coronary Angiography-Guided Percutaneous Coronary Intervention With Stent Implantation: A Systematic Review and Bayesian Network Meta-Analysis of 31 Studies and 17,882 Patients. J Am Coll Cardiol Intv 2017;10(24):2488–98.

19. Hong SJ, Zhang JJ, Mintz GS, et al. Improved Three-Year Cardiac Survival After IVUS-guided Long DES Implantation: A Patient-Level Analysis from Two Randomized Trials. J Am Coll Cardiol Intv (in press).

20. Hong MK, Mintz GS, Lee CW, et al. Intravascular ultrasound predictors of angiographic restenosis after sirolimus-eluting stent implantation. Eur Heart J 2006;27(11):1305–10.

21. Doi H, Maehara A, Mintz GS, et al. Impact of post-intervention minimal stent area on 9-month follow-up patency of paclitaxel-eluting stents: an integrated intravascular ultrasound analysis from the TAXUS IV, V, and VI and TAXUS ATLAS Workhorse, Long Lesion, and Direct Stent Trials. J Am Coll Cardiol Intv 2009;2(12):1269–75.

22. Fujimura T, Matsumura M, Witzenbichler B, et al. Stent Expansion Indexes to Predict Clinical Outcomes: An IVUS Substudy From ADAPT-DES. J Am Coll Cardiol Intv 2021;14(15):1639–50.

23. Lee YJ, Zhang JJ, Mintz GS, et al. Impact of Intravascular Ultrasound-Guided Optimal Stent Expansion on 3-Year Hard Clinical Outcomes. Circ Cardiovasc Interv 2021;14(10):e011124.

24. Romagnoli E, Sangiorgi GM, Cosgrave J, et al. Drug-eluting stenting: the case for post-dilation. J Am Coll Cardiol Intv 2008;1(1):22–31.

25. Lee YJ, Zhang JJ, Mintz GS, et al. Is routine post-dilation during angiography-guided stent implantation as good as intravascular ultrasound-guidance? An analysis using data from IVUS-XPL and ULTIMATE. Circ Cardiovasc Interv (in press).

26. Min HS, Ryu D, Kang SJ, et al. Prediction of Coronary Stent Underexpansion by Pre-Procedural Intravascular Ultrasound-Based Deep Learning. J Am Coll Cardiol Intv 2021;14(9):1021–9.

第 4 章 IVUS-OCT 联合导管

Shigetaka Kageyama，MD[a]，Nozomi Kotoku，MD[a]，Kai Ninomiya，MD[a]，
Shinichiro Masuda，MD[a]，Jiayue Huang，MSc[a]，Takayuki Okamura，MD，PhD[b]，
Scot Garg，MD，PhD[c]，Isao Mori，MS[d]，Brian Courtney，MD[e]，Faisal Sharif，
MD，PhD[a]，Christos V. Bourantas，MD，PhD[f, g]，Patrick W. Serruys，MD，PhD[a]，
Yoshinobu Onuma，MD，PhD[a, *]

关键词

● 联合导管 ● IVUS ● OCT ● PCI ● 冠状动脉疾病

要点

● IVUS 具有较高的组织穿透性，可评估整个冠状动脉管壁。
● OCT 具有更高的分辨率来评估腔内结构。
● IVUS-OCT 联合探头可协同工作。

引言

历史和背景

血管内成像最初被开发用于在体内和体外区分异常和正常冠状动脉。第一个设备是 IVUS，它是由 Yock 等在 20 世纪 80 年代[1] 提出的，最早的应用是通过检查三层动脉的可见性来判断血管是否健康。OCT 作为第二种血管内成像工具于 20 世纪 90 年代问世，OCT 能够以更高的分辨率评估血管组织[2-3]，2002 年进行了首项人体 OCT 研究[4]。两种设备背后的概念是相似的，即通过重建血管壁散射的信号波图像来显示冠状动脉内结构；然而，这两种技术在信号利用方面存在差异（IVUS 的超声频率为 20 ～ 60 MHz，OCT 的低相干光波长为 1.3 μm[5]），尤其是在扫描深度和分辨率方面。

[a] Department of Cardiology, National University of Ireland, Galway (NUIG), University Road, Galway H91 TK33, Ireland; [b] Division of Cardiology, Department of Medicine and Clinical Science, Yamaguchi University Graduate School of Medicine, Yamaguchi, Japan; [c] Department of Cardiology, Royal Blackburn Hospital, Blackburn, UK; [d] Terumo Corporation, Tokyo, Japan; [e] Schulich Heart Program, Sunnybrook Research Institute, University of Toronto, Toronto, Ontario, Canada; [f] Department of Cardiology, Barts Heart Centre, Barts Health NHS Trust, London, UK; [g] Institute of Cardiovascular Sciences University College London, London, UK
* Corresponding author.
E-mail address: yoshinobu.onuma@nuigalway.ie

Intervent Cardiol Clin 12 (2023) 187–201
https://doi.org/10.1016/j.iccl.2022.12.002

OCT 的分辨率高于所有当代的其他冠状动脉成像模式（轴位 10～20 μm，侧位 20～90 μm），其分辨率约为 IVUS 分辨率（轴位 100～150 μm，侧位 150～300 μm）的 10 倍[6]。因此，与 IVUS 相比，OCT 可以在管腔水平和浅表斑块方面（如检测斑块侵蚀、斑块破裂和 TCFA）提供更详细的评估，同时还可以更清晰地识别不理想的 PCI 结果，如冠状动脉夹层、组织脱垂、支架膨胀不全和支架贴壁不良[7]。此外，OCT 在长期随访中可评估与不良事件相关的新生内膜增生、新生动脉粥样硬化、未覆盖支架小梁、持续性/迟发性支架贴壁不良和（或）冠状动脉凸起[8-10]。超声明显受钙质的影响，钙化斑块可以反射超声信号，因此 IVUS 无法对钙化病变后的斑块进行评估[11]。然而，OCT 可将钙化斑块识别为低强度结构，且钙化组织边界清晰[12]。但是，OCT 的组织穿透深度（1～2 mm）小于 IVUS（5～6 mm），这限制了 OCT 成像，特别是在有红色血栓或脂质/坏死核心等高度衰减结构的情况下[6]，而在这种情况下，IVUS 可以评估血管的更深层次，包括外弹力膜。

表 4-1 列出了 IVUS 和 OCT 的优缺点。两者除了在穿透深度和分辨率上存在差异外，在技术上也存在差异。在光学频域成像（OFDI）中可使用免预充导管，有助于缩短设置时间；OCT 的回撤速度是 IVUS 的两倍以上；OCT 需要额外注射造影剂以消除红细胞。

血管内成像比光学成像更适合评估冠状动脉粥样硬化，不仅可以量化狭窄的严重程度，而且可以量化斑块的特征，尤其是 IVUS。例如，我们可以同时评估狭窄、正性重构和斑块特征。最重要的是，使用血管内成像评估病变的基本原则不同于定量冠状动脉造影（QCA）（图 4-1）[13]。在 QCA 中，直径狭窄百分比的计算方法为 [参考血管直径（IRD）－最小管腔直径]/IRD，而血管内成像获得的最小管腔面积（MLA）处的斑块面积百分比的计算方法为（外弹力膜面积－管腔面积）/外弹力膜面积[14-15]。在图 4-1 中，根据 IRD 计算的斑块大小差异（虚线）可能是由于对狭窄开始的错误假设或由于局灶性代偿性扩大引起斑块向外扩张。

血管内成像的临床应用经历了 35 年的发展，目前包括：①用于研究在有或无药物干预情况下冠状动脉疾病（CAD）进展和缓解；②易损斑块的定性和定量评估；③指导 PCI 的适应证和 PCI 操作，包括提供装置尺寸和优化治疗。

如上所述，两种冠状动脉腔内影像学技

表 4-1	IVUS 与 OCT 的优缺点	
	优点	**缺点**
IVUS	• 无需造影剂 • 能评估主动脉开口 • 穿透深度大	• 回撤速度慢（1～9 mm/s） • 分辨率低（不适合三维重建） • 致密钙化灶后方有声影
OCT	• 回撤速度快（20 mm/s） • 分辨率高（适用于三维重建和精准判断支架定位） • 能够测量钙质的厚度	• 需要注射造影剂，但可以用低分子右旋糖酐代替 • 不适合主动脉开口扫描 • 穿透深度小 • 红色血栓和脂质池后有衰减

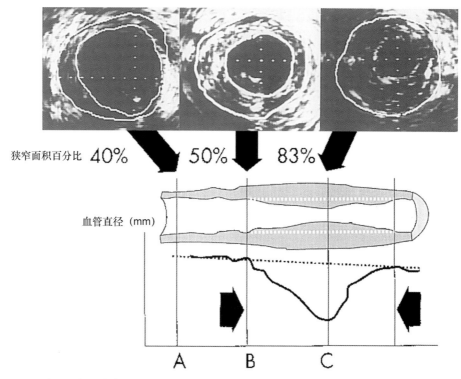

图 4-1 QCA 测量的直径狭窄与 IVUS 测量的面积狭窄的差异。IVUS，血管内超声；QCA，定量冠状动脉造影 [Data from Escaned et al. Significance of automated stenosis detection during quantitative angiography. Insights gained from intracoronary ultrasound imaging. Circulation. 1996；94（5）：966-972]。

术均已通过组织学验证，并与临床预后相关 [16-17]。IVUS 和 OCT 在成像物理学方面存在根本差异，从而获得不同的信息，因此将这两种技术结合起来可能会在冠状动脉粥样硬化评估中产生协同效应。因此，目前已经开发出了联合导管，其充分利用了两种设备的优势并弥补其不足之处。

指南中的最新建议

在最新的欧洲心脏病学会（European Society of Cardiology）指南及新版美国心脏病学会 / 美国心脏协会（American College of Cardiology/American Heart Association）指南中，OCT 用于支架优化为推荐类别 Ⅱ a 类，与 IVUS 一致 [18-19]。该指南于 2021 年进行了更新，以反映几项随机对照试验

（RCT）、观察性研究和荟萃分析的结果，这些研究表明血管内成像可改善结局，如缺血事件减少。然而，文献中的大多数数据仍然来自 IVUS 相关的研究，但指南承认在某些情况下（如非开口病变和无明显肾功能不全），OCT 可以代替 IVUS。日本循环学会（Japanese Circulation Society）指南给予 IVUS 使用 Ⅰ 类推荐，特别是对于左主干病变和慢性完全闭塞病变的 PCI [20]。

联合成像技术
IVUS-OCT 联合导管的原理

IVUS 和 OCT 评估动脉粥样硬化病变组织成分的准确性不同，因此，联合方法

有望进一步提高诊断的准确性（OCT 与组织学的一致性 κ = 0.67，IVUS 与组织学的一致性 κ = 0.33）[21]。事实上，Li 等[22] 报告，IVUS-OCT 联合导管得出的斑块周径百分比与组织学具有高度相关性。此外，IVUS 与 OCT 图像的完美融合是联合导管的一大优势。Räber 等[23] 首次报告了 IVUS 和 OCT 图像的离线融合；然而，这种方法的主要局限性是需要使用 2 个单独的探头进行序贯评估来获得融合，这费时、昂贵，而且理论上可重复性较差（图 4-2）。

虽然联合导管剖面略大于单一成像模式，但其可行性已在人体冠状动脉中得到证实[24]。联合 IVUS 和 OCT 的导管系统可以实现两种成像探头在一次回撤过程中获得的高质量图像的准确在线融合。

联合导管的发展及其优势

在过去几年中，IVUS 和 OCT 并行发展，直到近期才开发出 IVUS-OCT 联合系统，将两种方法的优势合并到一个导管中[25-27]。第一个 IVUS-OCT 联合导管由 Li 等[25] 和 Yin 等[27] 设计，并在健康兔的主动脉中进行了测试；然而，原型导管的直径为 7.2 Fr，这使得它不适合临床使用。2011 年，Yin 等[28] 报告了一种改良的组合式小型 OCT-IVUS 探头，通过将 OCT 和 IVUS 探头的位置进行顺序排列，使探头外径为 3.6 Fr。随后于 2012 年推出了连续探头系统，从而实现了更精确的融合[29]。2013 年，他们又推出了背靠背排列的 IVUS-OCT 探头[30]，与早期模型相比，其帧率更高，达到 20 帧 / 秒。2015 年，Li 等[31] 使用人类尸检冠状动脉标本进行了 IVUS-OCT 原型机

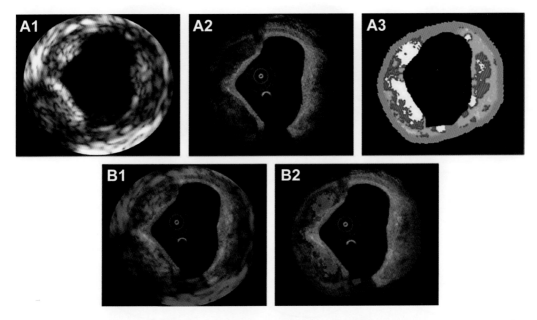

图 4-2 离线融合 IVUS 和 OCT 图像。在面板中，IVUS-GS（A1）、OCT（A2）和 IVUS-VH（A3）获得的 A$_{1-3}$ 匹配截面描绘了左侧血管的纤维钙化斑块和钙化对面的坏死核心 / 脂质池。将 IVUS-GS 和 IVUS-VH 叠加在 OCT 上分别显示在 B1 和 B2 面板上。IVUS-GS，灰阶血管内超声；IVUS-VH，虚拟组织学血管内超声（Data from Räber et al. Offline fusion of co-registered intravascular ultrasound and frequency domain optical coherence tomography images for the analysis of human atherosclerotic plaques. EuroIntervention 2012；8：98-108.）。

（72 帧 / 秒）的体外测试。2018 年，Sheth 等[24]首次报道了 IVUS-OCT 联合导管的临床应用，展示了具有临床可接受的融合图像，包括大小、速度和分辨率。即使该导管的外观稍厚于最新的单一导管，但联合导管在评估新发病变和支架置入后的病变方面可以弥补单一模式的不足（图 4-3 至图 4-5）[32-33]。

目前可用的 IVUS-OCT 联合导管的进展

下文将介绍两种 IVUS-OCT 联合导管系统（CONAVI 和 TERUMO）的现状，并展示它们的一些最新图像[33]。此外，中国公司（Panovision 公司）正在准备进行新型 IVUS-OCT 联合导管的首次人体试验，但具体细节尚不清楚[34]。

CONAVI：Novasight Hybrid 系统

Novasight Hybrid 系 统 由 Conavi 医疗公司（加拿大多伦多）和多伦多大学的研究人员开发。

该导管与 0.014 in（1 in = 2.54 cm）的导丝兼容，尖端 1.7 Fr，远端成像窗 2.8 Fr，导管轴 3.3 Fr。IVUS 和 OCT 重叠的共线性成像设计（图 4-6）允许用户同时使用两种模式显示血管壁，并获得准确的融合图像。管腔或血管大小可以通过 IVUS 和 OCT 横断面图像测量。

可选择的回撤速度为 0 ～ 25 mm/s，最大回撤长度为 100 mm。在单独 IVUS 成像的情况下，帧率为 30 帧 / 秒或 100 帧 / 秒。如果同时进行 IVUS 和 OCT 成像，则可在血液清除后以 100 帧 / 秒的速度进行回撤。

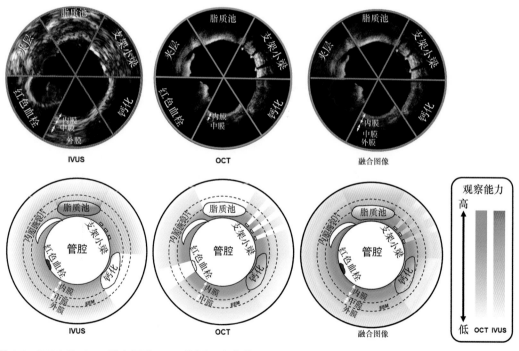

图 4-3　IVUS 和 OCT 联合评估 CAD 的原理和优势。IVUS 和 OCT 对几种冠状动脉内结构的观察能力。这些共定位图像来自 Novasight Hybrid 对新发冠状动脉的最新评估。IVUS，血管内超声；OCT，光学相干断层成像。

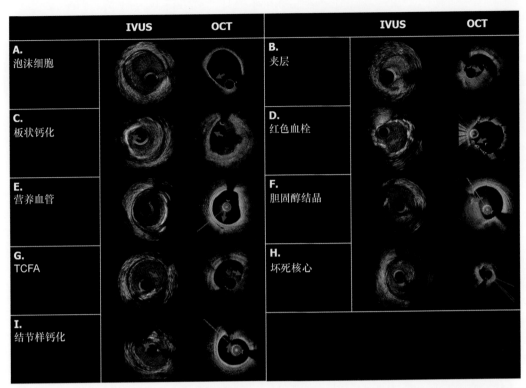

图 4-4　血管内成像在新发病变中的优势和局限性。OCT、IVUS 和 IVUS-OCT 联合成像在评估新发冠状动脉特征和识别与未来事件相关的特征方面的能力的图形总结。红色箭头表示每个发现的位置。IVUS，血管内超声；OCT，光学相干断层成像。

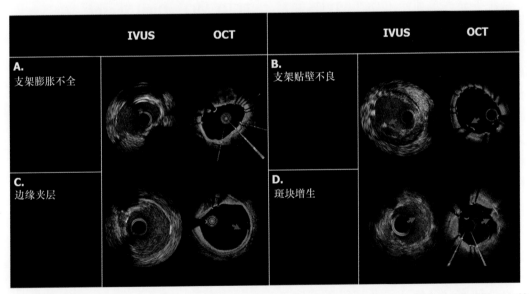

图 4-5　血管内成像方式在支架置入中的优势和局限性。OCT、IVUS 和 IVUS-OCT 联合成像评估 PCI 结果和识别与未来事件相关的特征的能力的图形总结。红色箭头表示每个发现的位置。IVUS，血管内超声；OCT，光学相干断层成像。

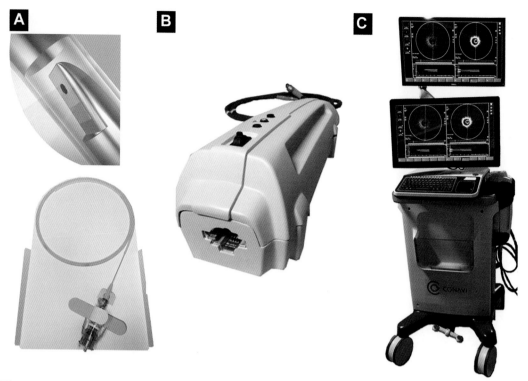

图 4-6　CONAVI Novasight Hybrid 成像导管外观。**A**. 导管与换能器共线排列。**B**. 接口模块。**C**. 系统的整体外观。

该系统不允许单独使用 OCT。IVUS 测得的最大视野半径为 6 mm。

2018 年，Sheth 等[35] 报告了 Novasight 的首次临床应用，该系统为 1 例近期发生 ST 段抬高型心肌梗死患者提供了非罪犯左前降支（LAD）的共定位 IVUS 和 OCT 图像。与 OCT 相比，IVUS 能更清晰地识别富含脂质的斑块、分叉病变和深层组织，而 OCT 能更清晰地识别钙化、支架小梁和细微夹层。Novasight 系统目前已获得美国食品药品监督管理局（FDA）510（k）认证，并获得加拿大卫生部批准。一项使用该导管的前瞻性观察性研究已经完成，并证明了其用于 20 例慢性或急性冠脉综合征（ACS）患者的诊断和指导 PCI 的可行性和有效性（NCT03484975）。

TERUMO：Dual Sensor

Dual Sensor IVUS-OCT 导管系统由 TERUMO（日本东京）通过合并 IVUS 和 OFDI 探头开发，这两种探头已经在临床上使用，并分别纳入了 AltaView（PMDA 批准）和 FastView（PMDA 和 CE 标志批准）。

通过 IVUS 换能器和光学透镜的顺序排列获得图像（图 4-7）。导管与 0.014 in 的导丝兼容，直径为 2.6 Fr（导管轴 3.0 Fr）。

IVUS 探头的轴向分辨率为 120 μm，而 OCT 的轴向分辨率为 20 μm。高帧率（最大 160 帧 / 秒）允许回撤速度高达 40 mm/s 和研究长度高达 150 mm 的变化。获得的图像可以并排投影，也可以作为一个融合图像（图 4-9）。整合背向散射的 IVUS（IB-IVUS）分析也可以提供关于组织和斑块特征的进一步信息（图 4-8）。

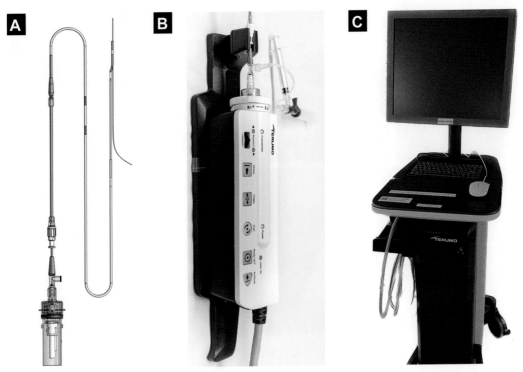

图 4-7 TERUMO Dual Sensor 联合成像导管外观。**A**. 导管技术规格。**B**. 接口模块。**C**. 系统的整体外观。

在线 OFDI 三维重建有助于对复杂冠状动脉结构进行全面评估。该设备已经在人类尸检冠状动脉标本中进行了测试，并将其输出与共定位的病理标本进行了比较。在这种联合导管中，IVUS 或 OCT 可以一起使用或单独使用。操作者可根据操作要求选择成像模式。例如，在冠状动脉左主干（LMCA）病变中，术者可以利用该功能选择 IVUS 来评估严重程度并指导治疗策略，利用 OCT 来评估治疗结果，包括支架置入和（或）分叉病变优化。

IVUS-OCT 联合导管的潜在临床应用及展望

在疾病自然史及药物治疗中用于评估冠状动脉斑块和血管炎症消退或进展的血管内成像工具

血管内成像设备已被用于研究冠状动脉斑块进展的自然史及降脂药物对缩小斑块体积的作用。图 4-9 显示了 LDL-C 水平与动脉粥样硬化体积百分比（PAV）的中位变化之间的相关性，并显示了高强度他汀类药物和 PCSK9 抑制剂对治疗斑块消退的一致作用和相加效应[36-37]。

SATURN 试验利用灰阶 IVUS 表明，在基线冠状动脉粥样硬化体积较大的高危患者中，他汀类药物治疗可更有效地预防斑块进展[38]。Kataoka 等[39] 报告，在具有高危斑块的稳定型 CAD 患者中，不使用他汀类药物与非罪犯节段的动脉粥样硬化加速进展相关，而使用他汀类药物可观察到动脉粥样硬化消退。在 GLAGOV 试验中，IVUS 显示在 18 个月随访时，他汀类药物联合依洛尤单抗治疗组的 PAV 降幅较大[40]。在 ESCORT 试验中，Akasaka 等[41] 利用 OCT 证明早期他汀类药物治疗可减

A1 A2 B1 B2 C D

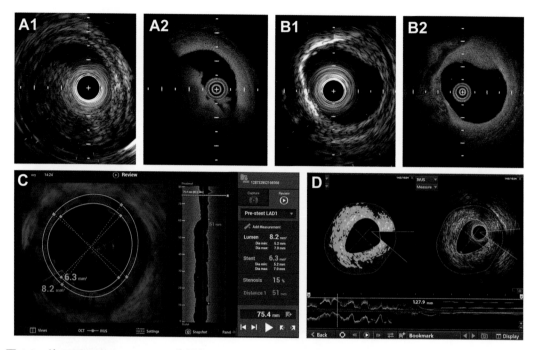

图 4-8   从 TERUMO Dual Sensor 获得的 IVUS、OCT 和融合图像。TERUMO IVUS-OCT 联合导管系统；样图。**A**. 尸体冠状动脉内血栓 IVUS（A1）和 OCT（A2）的共配准成像。**B**. 尸体冠状动脉钙化 IVUS（B1）和 OCT（B2）融合成像。**C**. IVUS 与 OCT 融合图像。**D**. IB-IVUS 与灰阶 IVUS 融合图像。IB，整合背向散射；IVUS，血管内超声；OCT，光学相干断层成像（Data from Ono et al. Advances in IVUS/OCT and Future Clinical Perspective of Novel Hybrid Catheter System in Coronary Imaging. Front Cardiovasc Med. 2020；7：119.）。

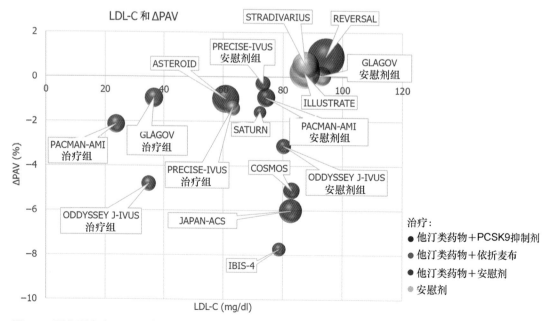

图 4-9   既往研究中 ΔPAV 与 LDL-C 的关系。与基线相比，终点时斑块进展或消退（ΔPAV）与 LDL-C 的关系。图中标出了试验中各治疗组的 ΔPAV 和 LDL-C 平均值。ΔPAV，动脉粥样硬化体积百分比变化；LDL-C，低密度脂蛋白胆固醇。

少 TCFA。在 PACMAN-AMI 试验中，使用 3 种血管内成像模式 [包括在每例受试者中使用近红外光谱（NIRS）-IVUS 联合导管]，从而更准确地评估易损斑块：通过 IVUS 测量 PAV，通过 OCT 测量纤维帽厚度，通过 NIRS 测量脂质负荷[42]。

动脉粥样硬化是动脉壁的慢性炎症性疾病，他汀类药物、PCSK9 抑制剂和其他免疫系统靶向药物治疗动脉粥样硬化的有效性已在多项试验 [如 CANTOS（Canakinumab Anti-Inflammatory Thrombosis Outcome Study）、COLCOT（COLchicine Cardiovascular Outcomes Trial）和 LoDoCo（Low-Dose Colchicine）试验] 中得到证实[43-46]。此外，越来越多的试验正在进行，旨在检验新型抗炎药物的影响[43]。在目前的临床实践中，大多数血管炎症使用氟代脱氧葡萄糖 PET/CT 评估；然而，IVUS-OCT 联合导管可作为一种替代方案，其可以评估斑块体积和斑块特征，并同时评估血管炎症。这极大地提升了成本效益，特别是对二级预防人群而言。

用于易损斑块检测的血管内成像工具（暂未发布）

联合导管有望弥补单导管的缺点并放大其优势，更准确地检测易损斑块。

1989 年，James Muller 首次提出了易损斑块的概念[47]，并于 18 年后发表了一份关于定义、分类和临床病理评估的共识文件[48-49]。易损斑块的主要标准是活动性炎症、薄纤维帽伴大脂质核心、内皮剥脱伴浅层血小板聚集、裂隙/损伤斑块和重度狭窄。

多项研究证明，血管内成像对评估易损斑块有一定价值。PROSPECT 试验表明，射频（RF）-IVUS 检测到的大斑块负荷（≥ 70%）、TCFA 以及最小管腔面积 < 4.0 mm^2 是 ACS 患者非罪犯病变主要不良心血管事件（MACE）的独立预测因素[50]。IBIS（The Integrated Biomarkers and Imaging Study）Ⅳ 试验表明，在心肌梗死（MI）患者中，高强度他汀类药物可降低 RF-IVUS 定义的非梗死相关动脉粥样硬化[51]。LRP 试验是验证 NIRS-IVUS 在病变水平检测易损斑块的有效性的第一项前瞻性大规模影像学研究，该研究纳入了 1241 例稳定型心绞痛（46.3%）或 ACS（53.7%）患者，并使用 NIRS-IVUS 评估了 5000 多个病变[52]。病变水平分析表明，存在富含脂质的斑块（LCBI$_{4\,mm}$ > 400）与事件发生率升高 4 倍相关。PROSPECT Ⅱ 试验表明，如果有 1 个或多个病变同时伴有用 IVUS 检出的大斑块负荷和用 NIRS 检出的大富脂质核心，则 4 年非罪犯病变相关 MACE 发生率为 13.2%[53]。

由于 OCT 具有高分辨率的优势，因此可以更详细地描述斑块特征。在近期对有临界病变的糖尿病患者进行的 COMBINE OCT-FFR 试验中，具有 TCFA 的患者主要终点（心源性死亡、靶血管 MI、靶病变血运重建或因心绞痛住院）发生率较无 TCFA 的患者高 4.7 倍[54]。CLIMA（Relationship between Coronary pLaque morphology of the left anterIor descending artery and long terM clinicAl outcome）试验表明，在接受冠状动脉造影的患者中，LAD 存在 OCT 定义的斑块易损性特征（MLA < 3.5 mm^2、TCFA、脂质弧度 > 180°、发现巨噬细胞）与 12 个月随访时心源性死亡和靶血管 MI 的复合风险增加显著相关[55]。

联合导管使 IVUS 评估斑块负荷和 OCT 评估易损性（如 TCFA）成为可能，这可能会提高未来事件预测的精度[5]。此外，软件的进展使我们能够评估 OCT 或 IVUS 得出的血流储备分数（FFR），其可作为基于导丝的 FFR 的替代指标，并可能在一次回撤中全面评估斑块特征和缺血情况。联合导管是否能比目前可用的成像方式（NIRS-IVUS）显示出更高的价值仍不能确定。

辅助影像学检查用于指导手术

在目前的血运重建指南中，使用 IVUS 或 OCT 来优化支架置入对于特定患者（尤其是有复杂病变的患者）是 IIa 类推荐[18-20]。

多项试验显示了血管内成像技术在改善 PCI 术后预后方面的益处。IVUS-XPL 试验[56-57]、AVIO 试验[58] 和 ULTIMATE 试验[59-60] 的结果均支持在目前临床实践中使用 IVUS 作为指导 PCI 的工具。血管内成像可改善分叉病变的治疗；OPTIMUM 试验表明，在线三维 OFDI 仅在分叉处的急性支架置入时优于血管造影指导[61]，而 LEMON 试验证明了 OCT 指导 LMCA PCI 的可行性[62]。IVUS 和 OCT 的头对头比较试验（ILUMIEN II[63] 和 ILUMIEN III[7]）显示，在支架优化和不良心脏事件（OPINION 试验[64]）方面，两者结果相似。

IVUS-OCT 联合导管由两种成像模式联合而成，潜在提供了具有更高诊断效能的手术操作流程。例如，对于同时累及主动脉开口和分叉病变的 LMCA 病变，可以通过 IVUS 评估整个病变的 PCI 指征。为了便于操作，OCT 将用于介入治疗的每一步，如导丝重新穿过被拘禁的边支和支架优化[61]。因分辨率较高，更适合通过 OCT 对病变进行最终评估；然而，如果对肾功能和造影剂总量有顾虑，可以单独使用 IVUS。使用联合导管时，可根据诊断、干预情况及病变部位综合考虑单独或联合应用。

其他联合导管

除 IVUS-OCT 联合导管外，目前已开发了多种成像方式：NIRS-IVUS、血管内光声（IVPA）成像、近红外荧光（NIRF）分子成像、时间分辨荧光光谱（TRFS）和荧光寿命成像（FLIm），均可提供更多关于斑块形态和病理生物学的信息[65-66]。基于开发 IVUS-OCT 联合导管的相同理念，多种模式因其互补优势而联合（表 4-2）。

到目前为止，只有 NIRS-IVUS 联合导管应用于临床。2008 年，单一的 NIRS 系统被开发（LipiScan，Infraredx Inc.，Bedford，MA，USA）并获得 FDA 批准。随后，结合 IVUS 和 NIRS 的双模式系统（TVC Imaging system 和 Makoto vascular Imaging system，Infraredx Inc.）被开发并于 2010 年获得 CE 认证。该装置被用于 LRP 试验、PROSPECT II 试验和 PACMAN-AMI 临床试验[67]。美国麻省总医院的团队开发了一种 OCT-NIRS 导管原型，并在尸检标本上进行了第一次测试，结果很有希望。SpectraWAVE 公司正在准备一种商用的 OCT-NIRS 联合导管，最初计划于 2021 年投入临床使用[68]。

局限性

尽管业界和临床医师做出了很多努力，但联合导管的开发进程缓慢，加上新型冠状病毒感染带来的额外问题使临床试验难以开展。虽然联合导管的实用性已在体外检测中得到证实，但尚缺乏来自临床实践的证据。使用联合导管与单一成像模式相比的优势是明显的，然而，在存

表 4-2　联合导管的种类及其优势				
		OCT		**IVUS**
	轴向分辨率	8 μm		20 μm
OCT	8 μm	—		血管大小（重构）评估和详细的斑块特征
NIRS	NA	鉴别深部组织（即深埋的钙化组织和脂质组织）		同时评估脂质成分和血管结构（斑块负荷、重构）仅联合导管应用于临床
NIRF	NA	将炎症和详细的形态学评估相关联		同时评估炎症和血管结构
IVPA	100 μm	—		同时评估化学成分（如脂质、炎症、支架）和结构信息
TRFS	160 μm	—		同时评估表浅斑块的成分特征（如脂质、胶原蛋白、弹性蛋白）和血管结构
FLIm	NA	同时评估表浅斑块的成分特征（如低密度脂蛋白、胶原蛋白、弹性蛋白）[a]		—

FLIm，荧光寿命成像；IVPA，血管内光声成像；IVUS，血管内超声；NIRF，近红外荧光；NIRS，近红外光谱；OCT，光学相干断层成像；TRFS，时间分辨荧光光谱。
[a] 该图片引自 Kim S et al. Comprehensive Assessment of High-Risk Plaques by Dual-Modal Imaging Catheter in Coronary Artery. JACC Basic Transl Sci. 2021；6（12）：948-960.

在严重扭曲和钙化的病变中使用时仍存在一些担忧，因为与最新的成像设备相比，它们的可推进性较差。然而，未来的联合导管将具有与当今单一模式导管相同的可推进性。

总结

IVUS-OCT 联合导管概念正在成为一种越来越有吸引力的选择，它允许操作者根据临床需要选择单独 IVUS/OCT 或联合 IVUS-OCT，同时可以更全面地评估斑块成分。

临床要点

> - 血管内成像的临床应用包括：①用于研究在有或无药物干预情况下冠心病（CAD）进展和缓解；②易损斑块的定性和定量评估；③指导PCI的适应证和PCI操作，包括提供装置尺寸和优化治疗。
> - IVUS-OCT联合导管概念在简单和复杂病变PCI中越来越有吸引力，它允许操作者根据临床需要选择单独IVUS/OCT或联合IVUS-OCT，同时可以更全面地评估斑块成分。

利益冲突声明

P.W. Serruys博士报告了来自Sino Medical Sciences Technology、SMT（Sahajanand Medical Technology）、Philips/Volcano、Xeltis和HeartFlow的机构资助。K. Ninomiya博士报告了来自Abbott Medical的资助。S.Masuda博士报告了来自Terumo（日本）的资助。I. Mori先生是Terumo公司的雇员。B. Courtney博士与Conavi医疗公司有以下利益冲突：股东、聘用、董事、专利使用费、研究经费。其他原著者没有利益冲突声明。

补充资料

与本章相关的补充数据可查询网页https：//doi.org/10.1016/j.iccl.2022.12.002.。

参考文献

1. Yock PG, Linker DT, Angelsen BA. Two-dimensional intravascular ultrasound: technical development and initial clinical experience. J Am Soc Echocardiogr 1989;2(4):296–304.
2. Brezinski ME, Tearney GJ, Bouma BE, et al. Imaging of coronary artery microstructure (in vitro) with optical coherence tomography. Am J Cardiol 1996;77(1):92–3.
3. Huang D, Swanson EA, Lin CP, et al. Optical coherence tomography. Science 1991;254(5035):1178–81.
4. Jang IK, Bouma BE, Kang DH, et al. Visualization of coronary atherosclerotic plaques in patients using optical coherence tomography: comparison with intravascular ultrasound. J Am Coll Cardiol 2002; 39(4):604–9.
5. Bajaj R, Garcia-Garcia HM, Courtney BK, et al. Multi-modality intravascular imaging for guiding coronary intervention and assessing coronary atheroma: the Novasight Hybrid IVUS-OCT system. Minerva Cardiol Angiol 2021;69(6):655–70.
6. Ali ZA, Karimi Galougahi K, Mintz GS, et al. Intracoronary optical coherence tomography: state of the art and future directions. EuroIntervention 2021;17(2):e105–23.
7. Ali ZA, Maehara A, Genereux P, et al. Optical coherence tomography compared with intravascular ultrasound and with angiography to guide coronary stent implantation (ILUMIEN III: OPTIMIZE PCI): a randomised controlled trial. Lancet 2016;388(10060):2618–28.
8. Choi SY, Witzenbichler B, Maehara A, et al. Intravascular ultrasound findings of early stent thrombosis after primary percutaneous intervention in acute myocardial infarction: a Harmonizing Outcomes with Revascularization and Stents in Acute Myocardial Infarction (HORIZONS-AMI) substudy. Circ Cardiovasc Interv 2011;4(3):239–47.
9. Adriaenssens T, Joner M, Godschalk TC, et al. Optical Coherence Tomography Findings in Patients With Coronary Stent Thrombosis: a Report of the PRESTIGE Consortium (Prevention of Late Stent Thrombosis by an Interdisciplinary Global European Effort). Circulation 2017;136(11):1007–21.
10. Radu MD, Raber L, Kalesan B, et al. Coronary evaginations are associated with positive vessel remodelling and are nearly absent following implantation of newer-generation drug-eluting stents: an optical coherence tomography and intravascular ultrasound study. Eur Heart J 2014;35(12):795–807.
11. Sakakura K, Yamamoto K, Taniguchi Y, et al. Intravascular ultrasound enhances the safety of rotational atherectomy. Cardiovasc Revasc Med 2018;

19(3 Pt A):286–91.

12. Zeng Y, Cavalcante R, Collet C, et al. Coronary calcification as a mechanism of plaque/media shrinkage in vessels treated with bioresorbable vascular scaffold: A multimodality intracoronary imaging study. Atherosclerosis 2018;269:6–13.

13. Escaned J, Baptista J, Di Mario C, et al. Significance of automated stenosis detection during quantitative angiography. Insights gained from intracoronary ultrasound imaging. Circulation 1996;94(5):966–72.

14. Serruys PW, Foley DP. Feyter PJd. Quantitative coronary angiograpghy in clinical practice. Developments in Cardiovascular. Medicine 1994.

15. Park SJ, Ahn JM, Kang SJ, et al. Intravascular ultrasound-derived minimal lumen area criteria for functionally significant left main coronary artery stenosis. JACC Cardiovasc Interv 2014;7(8):868–74.

16. Nair A, Margolis MP, Kuban BD, et al. Automated coronary plaque characterisation with intravascular ultrasound backscatter: ex vivo validation. EuroIntervention 2007;3(1):113–20.

17. Jang IK, Tearney GJ, MacNeill B, et al. In vivo characterization of coronary atherosclerotic plaque by use of optical coherence tomography. Circulation 2005;111(12):1551–5.

18. Neumann FJ, Sousa-Uva M, Ahlsson A, et al. 2018 ESC/EACTS Guidelines on myocardial revascularization. Eur Heart J 2019;40(2):87–165.

19. Lawton JS, Tamis-Holland JE, Bangalore S, et al. 2021 ACC/AHA/SCAI Guideline for Coronary Artery Revascularization: Executive Summary: A Report of the American College of Cardiology/ American Heart Association Joint Committee on Clinical Practice Guidelines. Circulation 2022; 145(3):e4–17.

20. Nakamura M, Yaku H, Ako J, et al. JCS/JSCVS 2018 Guideline on Revascularization of Stable Coronary Artery Disease. Circ J 2022;86(3):477–588.

21. Rieber J, Meissner O, Babaryka G, et al. Diagnostic accuracy of optical coherence tomography and intravascular ultrasound for the detection and characterization of atherosclerotic plaque composition in ex-vivo coronary specimens: a comparison with histology. Coron Artery Dis 2006;17(5):425–30.

22. Li J, Li X, Mohar D, et al. Integrated IVUS-OCT for real-time imaging of coronary atherosclerosis. JACC Cardiovasc Imaging 2014;7(1):101–3.

23. Raber L, Heo JH, Radu MD, et al. Offline fusion of co-registered intravascular ultrasound and frequency domain optical coherence tomography images for the analysis of human atherosclerotic plaques. EuroIntervention 2012;8(1):98–108.

24. Sheth TN, Pinilla-Echeverri N, Mehta SR, et al. First-in-Human Images of Coronary Atherosclerosis and Coronary Stents Using a Novel Hybrid Intravascular Ultra- sound and Optical Coherence Tomographic Catheter. JACC Cardiovasc Interv 2018;11(23):2427–30.

25. Li X, Yin J, Hu C, et al. High-resolution coregistered intravascular imaging with integrated ultrasound and optical coherence tomography probe. Appl Phys Lett 2010;97(13):133702.

26. Yang HC, Yin J, Hu C, et al. A dual-modality probe utilizing intravascular ultrasound and optical coherence tomography for intravascular imaging applications. IEEE Trans Ultrason Ferroelectr Freq Control 2010;57(12):2839–43.

27. Yin J, Yang HC, Li X, et al. Integrated intravascular optical coherence tomography ultrasound imaging system. J Biomed Opt 2010;15(1):010512.

28. Yin J, Li X, Jing J, et al. Novel combined miniature optical coherence tomography ultrasound probe for in vivo intravascular imaging. J Biomed Opt 2011;16(6):060505.

29. Li BH, Leung AS, Soong A, et al. Hybrid intravascular ultrasound and optical coherence tomography catheter for imaging of coronary atherosclerosis. Catheter Cardiovasc Interv 2013; 81(3):494–507.

30. Li J, Ma T, Jing J, et al. Miniature optical coherence tomography-ultrasound probe for automatically coregistered three-dimensional intracoronary imaging with real-time display. J Biomed Opt 2013; 18(10):100502.

31. Li J, Ma T, Mohar D, et al. Ultrafast optical-ultrasonic system and miniaturized catheter for imaging and characterizing atherosclerotic plaques in vivo. Sci Rep 2015;5:18406.

32. Okamura T, Onuma Y, Garcia-Garcia HM, et al. First-in-man evaluation of intravascular optical frequency domain imaging (OFDI) of Terumo: a comparison with intravascular ultrasound and quantitative coronary angiography. EuroIntervention 2011;6(9):1037–45.

33. Ono M, Kawashima H, Hara H, et al. Advances in IVUS/OCT and Future Clinical Perspective of Novel Hybrid Catheter System in Coronary Imaging. Front Cardiovasc Med 2020;7:119.

34. Available at: https://panovision-med.com/hxcp Accessed January 27, 2023.

35. Sheth TN, Pinilla-Echeverri N, Mehta SR, et al. First-in-Human Images of Coronary Atherosclerosis and Coronary Stents Using a Novel Hybrid Intravascular Ultrasound and Optical Coherence Tomographic Catheter. JACC Cardiovasc Interv 2018;11(23): 2427–30.

36. Gragnano F, Calabro P. Role of dual lipid-lowering therapy in coronary atherosclerosis regression: Evidence from recent studies. Atherosclerosis 2018; 269:219–28.

37. Gogas BD, Farooq V, Serruys PW, et al. Assessment of coronary atherosclerosis by IVUS and IVUS-

based imaging modalities: progression and regression studies, tissue composition and beyond. Int J Cardiovasc Imaging 2011;27(2):225–37.

38. Puri R, Nissen SE, Ballantyne CM, et al. Factors underlying regression of coronary atheroma with potent statin therapy. Eur Heart J 2013;34(24):1818–25.

39. Kataoka Y, Wolski K, Balog C, et al. Progression of coronary atherosclerosis in stable patients with ultrasonic features of high-risk plaques. Eur Heart J Cardiovasc Imaging 2014;15(9):1035–41.

40. Nicholls SJ, Puri R, Anderson T, et al. Effect of Evolocumab on Progression of Coronary Disease in Statin-Treated Patients: The GLAGOV Randomized Clinical Trial. JAMA 2016;316(22):2373–84.

41. Nishiguchi T, Kubo T, Tanimoto T, et al. Effect of Early Pitavastatin Therapy on Coronary Fibrous-Cap Thickness Assessed by Optical Coherence Tomography in Patients With Acute Coronary Syndrome: The ESCORT Study. JACC Cardiovasc Imaging 2018;11(6):829–38.

42. Raber L, Ueki Y, Otsuka T, et al. Effect of Alirocumab Added to High-Intensity Statin Therapy on Coronary Atherosclerosis in Patients With Acute Myocardial Infarction: The PACMAN-AMI Randomized Clinical Trial. JAMA 2022;327(18):1771–81.

43. Engelen SE, Robinson AJB, Zurke YX, et al. Therapeutic strategies targeting inflammation and immunity in atherosclerosis: how to proceed? Nat Rev Cardiol 2022;19(8):522–42.

44. Ridker PM, Everett BM, Thuren T, et al. Antiinflammatory Therapy with Canakinumab for Atherosclerotic Disease. N Engl J Med 2017;377(12):1119–31.

45. Tardif JC, Kouz S, Waters DD, et al. Efficacy and Safety of Low-Dose Colchicine after Myocardial Infarction. N Engl J Med 2019;381(26):2497–505.

46. Nidorf SM, Fiolet ATL, Mosterd A, et al. Colchicine in Patients with Chronic Coronary Disease. N Engl J Med 2020;383(19):1838–47.

47. Muller JE, Tofler GH, Stone PH. Circadian variation and triggers of onset of acute cardiovascular disease. Circulation 1989;79(4):733–43.

48. Naghavi M, Libby P, Falk E, et al. From vulnerable plaque to vulnerable patient: a call for new definitions and risk assessment strategies: Part I. Circulation 2003;108(14):1664–72.

49. Naghavi M, Libby P, Falk E, et al. From vulnerable plaque to vulnerable patient: a call for new definitions and risk assessment strategies: Part II. Circulation 2003;108(15):1772–8.

50. Stone GW, Maehara A, Lansky AJ, et al. A prospective natural-history study of coronary atherosclerosis. N Engl J Med 2011;364(3):226–35.

51. Raber L, Taniwaki M, Zaugg S, et al. Effect of high-intensity statin therapy on atherosclerosis in non-infarct-related coronary arteries (IBIS-4): a serial intravascular ultrasonography study. Eur Heart J 2015;36(8):490–500.

52. Waksman R, Di Mario C, Torguson R, et al. Identification of patients and plaques vulnerable to future coronary events with near-infrared spectroscopy intravascular ultrasound imaging: a prospective, cohort study. Lancet 2019;394(10209):1629–37.

53. Erlinge D, Maehara A, Ben-Yehuda O, et al. Identification of vulnerable plaques and patients by intracoronary near-infrared spectroscopy and ultrasound (PROSPECT II): a prospective natural history study. Lancet 2021;397(10278):985–95.

54. Kedhi E, Berta B, Roleder T, et al. Thin-cap fibroatheroma predicts clinical events in diabetic patients with normal fractional flow reserve: the COMBINE OCT-FFR trial. Eur Heart J 2021;42(45):4671–9.

55. Prati F, Romagnoli E, Gatto L, et al. Relationship between coronary plaque morphology of the left anterior descending artery and 12 months clinical outcome: the CLIMA study. Eur Heart J 2020; 41(3):383–91.

56. Hong SJ, Kim BK, Shin DH, et al. Effect of Intravascular Ultrasound-Guided vs Angiography-Guided Everolimus-Eluting Stent Implantation: The IVUS-XPL Randomized Clinical Trial. JAMA 2015; 314(20):2155–63.

57. Hong SJ, Mintz GS, Ahn CM, et al. Effect of Intravascular Ultrasound-Guided Drug-Eluting Stent Implantation: 5-Year Follow-Up of the IVUS-XPL Randomized Trial. JACC Cardiovasc Interv 2020;13(1):62–71.

58. Chieffo A, Latib A, Caussin C, et al. A prospective, randomized trial of intravascular-ultrasound guided compared to angiography guided stent implantation in complex coronary lesions: the AVIO trial. Am Heart J 2013;165(1):65–72.

59. Zhang J, Gao X, Kan J, et al. Intravascular Ultrasound Versus Angiography-Guided Drug-Eluting Stent Implantation: The ULTIMATE Trial. J Am Coll Cardiol 2018;72(24):3126–37.

60. Gao XF, Ge Z, Kong XQ, et al. 3-Year Outcomes of the ULTIMATE Trial Comparing Intravascular Ultrasound Versus Angiography-Guided Drug-Eluting Stent Implantation. JACC Cardiovasc Interv 2021;14(3):247–57.

61. Onuma Y, Kogame N, Sotomi Y, et al. A Randomized Trial Evaluating Online 3-Dimensional Optical Frequency Domain Imaging-Guided Percutaneous Coronary Intervention in Bifurcation Lesions. Circ Cardiovasc Interv 2020; 13(12):e009183.

62. Amabile N, Range G, Souteyrand G, et al. Optical coherence tomography to guide percutaneous coronary intervention of the left main coronary artery: the LEMON study. EuroIntervention 2021;17(2):e124–31.

63. Maehara A, Ben-Yehuda O, Ali Z, et al. Comparison of Stent Expansion Guided by Optical Coherence Tomography Versus Intravascular Ultrasound: The ILUMIEN II Study (Observational Study of Optical

Coherence Tomography [OCT] in Patients Undergoing Fractional Flow Reserve [FFR] and Percutaneous Coronary Intervention). JACC Cardiovasc Interv 2015;8(13):1704–14.

64. Kubo T, Shinke T, Okamura T, et al. Optical frequency domain imaging vs. intravascular ultrasound in percutaneous coronary intervention (OPINION trial): one-year angiographic and clinical results. Eur Heart J 2017;38(42):3139–47.

65. Katagiri Y, Tenekecioglu E, Serruys PW, et al. What does the future hold for novel intravascular imaging devices: a focus on morphological and physiolog-ical assessment of plaque. Expert Rev Med Devices 2017;14(12):985–99.

66. Kim S, Nam HS, Lee MW, et al. Comprehensive Assessment of High-Risk Plaques by Dual-Modal Imaging Catheter in Coronary Artery. JACC Basic Transl Sci 2021;6(12):948–60.

67. Kuku KO, Singh M, Ozaki Y, et al. Near-Infrared Spectroscopy Intravascular Ultrasound Imaging: State of the Art. Front Cardiovasc Med 2020;7:107.

68. Muller J, Madder R. OCT-NIRS Imaging for Detection of Coronary Plaque Structure and Vulnerability. Front Cardiovasc Med 2020;7:90.

第 5 章 OCT 在易损斑块及 ACS 中的应用

Takashi Kubo，MD

关键词

- ACS ● 斑块破裂 ● 斑块侵蚀 ● 钙化结节 ● OCT ● TCFA ● 易损斑块

要点

- OCT 能在 ACS 的罪犯病变中检测到斑块破裂、斑块侵蚀和钙化结节。
- OCT 可以检测出易损斑块的特征，如薄纤维帽、大脂质核心、巨噬细胞浸润、斑块内微血管、胆固醇晶体、愈合斑块和斑块内出血。
- OCT 可以识别未来冠状动脉事件的高危患者和斑块。

引言

OCT 是一种利用近红外光的血管内成像技术，它可以提供冠状动脉的高分辨率横断面图像，并可检测动脉粥样硬化斑块的组织学特征[1]。OCT 能够在体内观察 ACS 的罪犯病变特点，如斑块破裂、侵蚀和钙化结节。重要的是，在 ACS 患者的罪犯病变中，针对这些 OCT 确定的不同类型的斑块特征，最佳治疗策略和预后是不同的。此外，对于有非典型症状或血管造影显示的非阻塞性冠状动脉病变（如 MI 伴非阻塞性冠状动脉）的患者，OCT 有助于区分动脉粥样硬化性 ACS 和非动脉粥样硬化性急性冠状动脉事件［如自发性冠状动脉夹层（SCAD）］。此外，OCT 还可以检测到易损斑块的重要形态学特征，如薄纤维帽、大脂质核心、巨噬细胞浸润、斑块内微血管、胆固醇晶体、愈合斑块和斑块内出血等。OCT 使我们能够深入评估冠状动脉疾病的病理生理学，同时有助于研究临床上冠状动脉粥样硬化的自然病程。

Department of Cardiovascular Medicine, Naga Municipal Hospital, 1282 Uchita, Kinokawa, Wakayama 649-6414, Japan
E-mail address: takakubo@wakayama-med.ac.jp

Intervent Cardiol Clin 12 (2023) 203–214
https://doi.org/10.1016/j.iccl.2022.10.005
2211-7458/23/© 2022 Elsevier Inc. All rights reserved.

组织学特征

组织学验证研究根据冠状动脉壁和动脉粥样硬化斑块的关键组织学特征建立了相关的 OCT 定义[2]。内膜以高信号内层为特征；中膜以低信号中层为特征；外膜以高信号外层为特征（图 5-1A）。纤维斑块被定义为均匀的高信号区域（图 5-1B），钙化被定义为边界清晰的低信号区域（图 5-1C），脂质被定义为边界弥漫的低信号区域（图 5-1D），血栓被定义为突入管腔内的信号衰减肿块。富含红细胞的血栓（即红色血栓）具有高背向散射性和高衰减性（图 5-1E）。富含血小板的血栓（即白色血栓）的背向散射较低，分布均匀，信号衰减率较低（图 5-1F）。这些关于动脉粥样硬化斑块特征的 OCT 定义具有高度敏感性（71% ～ 96%）和高度特异性

（90% ～ 98%），同时为 OCT 图像的解释奠定了良好的基础[3]。目前，使用人工智能的 OCT 软件可以自动进行组织学特征识别，并具有良好的诊断准确性（纤维斑块为 98%，95% CI 93% ～ 99%；钙化为89%，95% CI 82% ～ 93%；脂质为 91%，95% CI 85% ～ 94%）[4]。

ACS 罪犯病变

斑块破裂

OCT 可在约 40% 的 ACS 罪犯病变中以发现斑块破裂（图 5-2A），其被定义为纤维帽不连续、斑块内形成清晰的空腔。伴有斑块破裂的 ACS 罪犯病变通常有薄纤维帽、大脂质斑块、巨噬细胞浸润、胆固醇晶体和点状钙化沉积（钙化角度＜ 90°）[5]。与运动诱发的 ACS 相比，静息 ACS 的罪

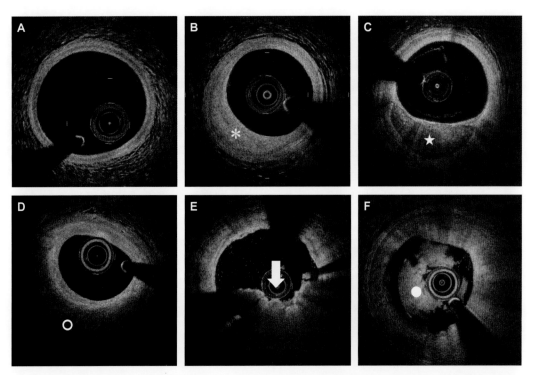

图 5-1　冠状动脉粥样硬化的 OCT 图像。**A**. 正常冠状动脉。**B**. 纤维斑块（星号）。**C**. 钙化斑块（星形）。**D**. 脂质斑块（空心圆圈）。**E**. 红色血栓（箭头）。**F**. 白色血栓（实心圆圈）。OCT，光学相干断层成像。

犯斑块纤维帽更薄[6]；ST 段抬高型 MI（STEMI）的斑块内空腔大于非 ST 段抬高型 ACS（NSTEACS）[7]。斑块破裂通常有大量的血栓，这可能导致因罪犯冠状动脉近端血栓迁移而形成的动脉-动脉栓塞性 MI[8]。ACS 罪犯病变中的斑块破裂与 PCI 结果较差（如支架置入后慢血流、无复流、远端栓塞、不规则组织脱垂）和长期临床结局较差相关[9]。此外，在由斑块破裂引起 ACS 的患者中，因非罪犯病变引起的后续急性冠状动脉事件的风险增加，这些患者表现为多个 TCFA 和 3 条冠状动脉都有严重的血管炎症[10]。在 ACS 发作后的几周内，非罪犯病变的纤维帽变得更薄[11]。

斑块侵蚀

OCT 可在约 30% 的 ACS 罪犯病变中发现斑块侵蚀（图 5-2B），斑块侵蚀被定义为附壁血栓覆盖在完整可见的斑块上，无血栓的罪犯病变血管的管腔表面不规则，或有衰减信号斑块的血栓两端无浅表脂质或钙化[12]。斑块侵蚀的 OCT 测量不同于病理学定义，因此可以使用术语 "OCT- 侵蚀" 或 "完整的纤维帽" 来代替侵蚀。斑块侵蚀与斑块破裂具有不同的临床特征，有斑块侵蚀的患者多为年轻患者、女性和吸烟者[12]。与 STEMI 相比，

斑块侵蚀在 NSTEACS 的罪犯病变中更常见，并可能在发生血管痉挛性心绞痛的冠状动脉中发现[13]。通过 IVUS 评估时，伴有斑块侵蚀的 ACS 罪犯病变常表现为偏心性纤维斑块、小斑块负荷和负性血管重构[14]。此外，在 NIRS 中，有斑块侵蚀的 ACS 罪犯病变的脂质核心负荷指数较小，且斑块破裂的患者相比，冠状动脉计算机断层血管造影（CTA）发现其存在低密度斑块（定义为 < 30 HU）的概率更低[15-17]。

斑块侵蚀 PCI 的短期预后优于斑块破裂。斑块侵蚀导致支架膨胀不全、血栓或组织脱垂、慢血流、无复流和远端栓塞的概率较低[14]。斑块侵蚀引起的急性心肌梗死（AMI）患者血清肌酸激酶升高幅度较小，透壁 MI 范围较小，微血管阻塞较少，左心室射血分数较高[18]。

斑块侵蚀 PCI 的长期预后也优于斑块破裂。Niccoli 等发现在 PCI 术后 32 个月的随访中，斑块侵蚀的 MACE 心血管事件（定义为心源性死亡和非致死性 MI 的复合终点）发生率明显低于斑块破裂（14% vs. 39%，P = 0.001）[19]。Yonetsu 等报道，在 PCI 术后 21 个月的随访中，斑块侵蚀患者 MACE（定义为死亡、MI、血运重建和需要住院治疗的充血性心力衰竭的复合终点）发生率明显低于斑块破裂患者（22%

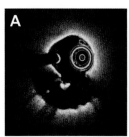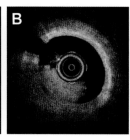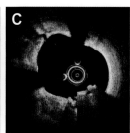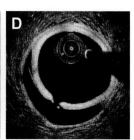

图 5-2 ACS 罪犯病变的 OCT 图像。**A.** 斑块破裂。**B.** 斑块侵蚀。**C.** 钙化结节。**D.** 自发性冠状动脉夹层。ACS，急性冠脉综合征。OCT，光学相干断层成像。

vs. 36%，*P* = 0.012）[20]。

一些研究表明，由斑块侵蚀引起的 ACS 患者可以通过无支架置入的抗血栓治疗来稳定病情。Prati 等对 12 例斑块侵蚀引起的 STEMI 患者采用无支架置入的血栓抽吸和双联抗血小板治疗，发现在 2 年的随访中，无患者发生 MACE［定义为死亡、MI、靶病变血运重建（TLR）及心力衰竭］[21]。Hu 等证明，在 1 年的随访中，13 例斑块侵蚀引起的 ACS 患者接受保守治疗后没有 MACE（死亡、非致死性 MI 或血运重建）发生[22]。Jia 等进行了一项名为 EROSION 的单中心前瞻性研究，旨在评估对由斑块侵蚀引起的 ACS 患者采用无支架置入的保守治疗的可行性[23-24]。当 OCT 诊断为斑块侵蚀，并且罪犯病变的血管造影直径狭窄＜ 70%、TIMI 3 级、患者无胸部不适症状时，可予患者持续阿司匹林（300 mg 负荷剂量；此后 100 mg，1 次 / 日）和替格瑞洛（180 mg 负荷剂量；此后 90 mg，2 次 / 日）治疗，而不行支架置入。在 1 个月随访时，与基线相比，78% 的患者血栓体积减少超过 50%，同时 OCT 显示 37% 的患者管腔中未见血栓。在 12 个月随访时，虽然 6% 的患者因劳力性心绞痛而需要血运重建，2% 的患者出现消化道出血，但有 93% 的患者未发生 MACE（定义为心源性死亡、再次 MI、缺血导致的 TLR、卒中和大出血）。

钙化结节

OCT 可在约 10% 的 ACS 罪犯病变中发现钙化结节（图 5-2C），其定义是在钙化斑块上检测到纤维帽破裂，其特征是突出的钙化、表面钙化或病变近端和（或）远端存在实质性钙化[12]。钙化结节常见于老年、女性、糖尿病、慢性肾衰竭合并血液透析的 ACS 患者[25]，常位于右冠状动脉（RCA）开口和中段，并与严重的钙化和血管的铰链运动有关[26]。超过 50% 伴钙化结节的 ACS 罪犯病变表现为负性重构[14]。钙化结节与支架膨胀不全的风险增加有关[27]。冠状动脉旋磨术、冠状动脉轨道旋切术、定向冠状动脉斑块旋切术、准分子激光导管消融术和震波球囊扩张术对钙化结节的疗效仍存在争议[28]。PCI 对钙化结节的长期预后尚未完全阐明。近期的研究显示，钙化结节可在 PCI 术后早期通过支架小梁突出，导致支架血栓形成和再狭窄[29-30]。

自发性冠状动脉夹层

SCAD 是非动脉粥样硬化性 ACS 的原因之一，OCT 在高达 4% 的 ACS 病变中发现 SCAD（图 5-2D）[30]。对于血管造影怀疑为 SCAD 导致阻塞但冠状动脉血流正常的病变，建议使用 OCT 指导诊断和治疗[32]。OCT 可以识别真假管腔、撕裂的内膜片和血肿，注射造影剂的 OCT 可导致冠状动脉内压力明显升高［收缩期为（9±2）mmHg］[33]。有必要了解 OCT 成像操作导致 SCAD 进展的风险。

易损斑块

形态学特征

OCT 可以检测易损斑块的形态学特征，并能识别出最小纤维帽厚度＜ 65 μm 的 TCFA（这通常是斑块破裂的潜在病变）（图 5-3A）。组织学验证研究表明 OCT 可以准确测量脂质核心上方纤维帽的厚度[34]。脂质的大小是通过在横断面上测量脂质的角度（即脂质弧）来估计的。富脂斑块（LRP）的定义为最大脂质弧＞ 90°

（或＞180°）。OCT 检测的 TCFA 和 LRP 与 IVUS 检测的衰减斑块密切相关，其在血管镜检查中显示为深黄色斑块，冠状动脉 CTA 显示为低密度斑块，并且虚拟组织学 IVUS 发现的 TCFA 与 NIRS 中的大脂核心负荷指数呈中等相关。一项针对 ACS 患者的三支血管 OCT 研究显示，非罪犯 TCFA 最常见于左前降支（LAD）近段，其次是 RCA 近段和中段及左回旋支近段[35]。

OCT 可以进一步识别易损斑块的细微结构，而这些以前只能在病理学检查中观察。巨噬细胞浸润被定义为高信号、明显或融合的点状区域，信号衰减较快（图 5-3B），其通常出现在纤维帽底部和脂质核心顶部的交界处。由斑块破裂引起的 ACS 患者的罪犯病变和非罪犯病变中的巨噬细胞密度均较高[36]。

斑块内的微血管（即营养血管）被认为是斑块内的低信号管腔结构，通常可以在多个连续的图像中发现（图 5-3C），斑块内微血管的体积与斑块负荷相关[37]。

胆固醇结晶是薄的线性高信号区域，没有明显的信号衰减（图 5-3D）。一项组织学验证研究显示，OCT 检测胆固醇结晶的敏感性为 68%，特异性为 92%[38]。胆固醇结晶通常在伴有斑块破裂的 ACS 罪犯病变中被检测到，并与薄纤维帽和大脂质弧有关[39]。

愈合斑块是由反复的隐匿性斑块破裂及其随后的愈合或隐匿性斑块侵蚀和血栓形成所致，在 OCT 上显示为分层斑块（图 5-3E）。OCT 将其定义为位于管腔表面附近的不同密度的不均匀高信号层，与下方的斑块有清晰的界限。一项组织学验证研究显示，OCT 检测愈合斑块的敏感性为

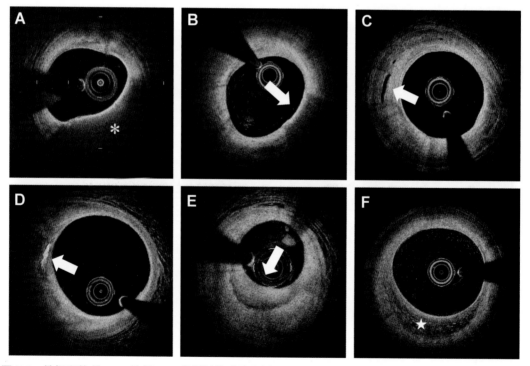

图 5-3　易损斑块的 OCT 特征。A. 薄帽纤维动脉粥样硬化瘤（星号）。B. 巨噬细胞浸润（箭头）。C. 斑块内微血管结构（箭头）。D. 胆固醇结晶（箭头）。E. 愈合斑块（箭头）。F. 斑块内出血（星形）。OCT，光学相干断层成像。

81%，特异性为 98%[40]。愈合斑块与更小的最小管腔面积、薄纤维帽、LRP、巨噬细胞浸润、斑块内微血管和点状钙化沉积有关[41]。近期研究表明，在罪犯病变处有分层斑块的 ACS 患者具有更高的心血管风险，其系统性炎症的生物标志物水平升高、更易合并多支病变、罪犯/非罪犯病变的血管造影复杂性更高，以及有更高的 MACE 发生率[42-45]。

斑块内出血被定义为无信号衰减的均匀低信号区域（图 5-3F），斑块内出血根据出血事件发生的时间有不同的表现，可能由于信号衰减而隐藏在坏死核心中。斑块内出血经常与胆固醇结晶同时出现（在病变层面同时发现的概率为 82%）[46]。斑块内出血可能导致斑块的快速进展、管腔狭窄和斑块不稳定。

斑块进展的预测

OCT 可以预测冠状动脉病变的进展（图 5-4）。迄今为止，已经有 4 项研究通过连续的（对比基线和随访数据）血管造影或 IVUS 结果评估基线水平的 OCT 结果与后续冠状动脉病变进展之间的关系。Uemura 等发现，TCFA 和斑块内微血管与随后的病变快速进展相关，即在 7 个月随访时发现血管造影显示的最小管腔直径减小 ＞ 0.4 mm[47]。Araki 等在 7 个月随访时证明了 LRP、TCFA 和分层斑块是病变进展（定义同上文）的预测因素[48]。Yamamoto 等发现，在 8 个月随访时，脂质斑块通常发展成愈合斑块，从而导致病变进展（定义为 IVUS 管腔面积减小 ＞ 0.5 mm^2）[49]。Xie 等也证实 TCFA 和斑块内微血管结构与斑块进展（定义为在 12 个月随访时，IVUS 中斑块体积增加 ≥ 5%）相关[50]。

高危患者的识别

OCT 可以通过评估冠状动脉中的非罪犯病变来识别高危患者。两项研究进行基于患者层面的分析评估了非罪犯病变的基线 OCT 特征与随访期间 MACE 的相关性，这些研究包括经基线 OCT 或未经基线 OCT 评估的非罪犯病变导致的 MACE。

Xing 等在美国麻省总医院进行了一项国际多中心 OCT 研究，在 1474 例患者中调查了非罪犯病变中的 LRP 与随访期间 MACE 之间的关系[51]。非罪犯病变 LRP 被定义为与事件无关的脂质斑块，且 OCT 显示其脂质弧 ＞ 90°；MACE 定义为心源性死亡、

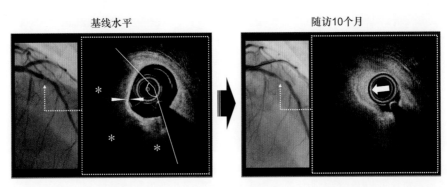

图 5-4　斑块快速进展。基线血管造影显示左前降支中段轻度狭窄。基线 OCT 识别出 LRP［最大脂质弧 ＝ 150°（星号）和最小纤维帽厚度 ＝ 100 μm（箭头）］。该斑块与 10 个月后的病变进展相关。随访时血管造影显示该病变部位有严重的狭窄。随访 OCT 检测到病变中的愈合斑块（箭头）。LRP，富脂斑块；OCT，光学相干断层成像。

MI 和缺血导致的血运重建的复合终点。在 2 年随访时，LRP 组患者的 MACE 发生率明显高于非 LRP 组（7.2% *vs.* 2.6%，*P* = 0.033）。更长的脂质长度（脂质长度 > 5.9 mm）、更大的脂质弧（最大脂质弧 > 192.8°）和更严重的狭窄（狭窄面积百分比 > 68.5%）是 MACE 的独立预测因素。

Prati 等通过观察 CLIMA 试验（一项前瞻性多中心 OCT 研究）中的 1003 例患者发现，LAD 近段非罪犯斑块形态与临床结局有关[52]。OCT 可在 LAD 近段非罪犯病变中检测到最小管腔面积 < 3.5 mm²、纤维帽厚度 < 75 μm、脂质弧 > 180° 和巨噬细胞浸润，MACE 定义为心源性死亡和 MI 的复合终点。在 1 年随访时，存在上述 4 种确定的斑块特征的患者 MACE 发生率明显高于无上述斑块特征的患者（19.4% *vs.* 3.1%，HR = 7.54，95% CI 3.1 ～ 18.6，*P* < 0.001）。出现这 4 种斑块特征对预测 MACE 的敏感性较低（19%），但特异性较高（98%）。此外，对该研究的事后分析还增加了钙化结节作为 MACE 的预测因素[53-54]。

易损斑块的识别

OCT 可能能够识别易损斑块（图 5-5 至图 5-8）。基于病变水平的分析，4 项研究评估了非罪犯病变的基线 OCT 特征与基线 OCT 观察到的非罪犯病变导致的随访期间 MACE 的相关性（即病变特异性 MACE）。

Kubo 等对纳入 1378 例患者（3533 个非罪犯病变）的日本和歌山县立医科大学 OCT 注册试验进行了研究，探究同时具有 LRP（最大脂质弧 > 180°）和 TCFA 特征的脂质斑块与随访期间病变特异性 ACS 事件的相关性[55]。随访时的 ACS 事件定义为心源性死亡、MI 和不稳定型心绞痛伴冠状动脉血栓形成（通过随访 OCT 确定）。在 7 年随访时，同时具有 LRP 和 TCFA 特征的脂质斑块 ACS 事件的发生率显著高于无上述特征的脂质斑块（33% *vs.* 2%，HR =

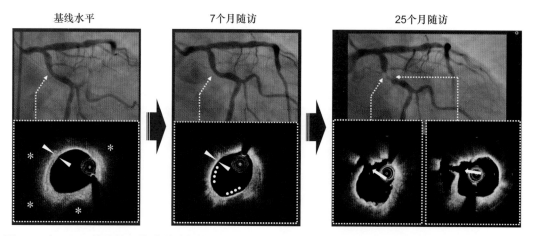

图 5-5　由 TCFA 导致的斑块破裂引起的 AMI。基线时的血管造影显示左回旋支近段有轻度狭窄，基线时的 OCT 显示斑块为 LRP［最大脂质弧 = 360°（星号），最小纤维帽厚度 = 140 μm（箭头）］。随访 7 个月时的血管造影显示狭窄无进展，而 OCT 则显示纤维帽厚度减小，并存在巨噬细胞浸润（圆点），且该斑块同时表现出 LRP 和 TCFA［最小纤维帽厚度 = 60 μm（箭头）］。在随访 25 个月时，该斑块与心肌梗死相关。同期血管造影显示该狭窄发展为次全闭塞。OCT 显示该斑块发生破裂（箭头）。AMI，急性心肌梗死；LRP，富脂斑块；OCT，光学相干断层成像；TCFA，薄纤维帽动脉粥样硬化。

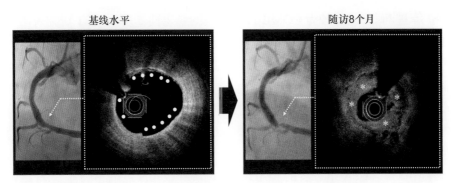

图 5-6　由纤维斑块侵蚀引起的 AMI。基线血管造影显示右冠状动脉中段轻度狭窄，基线 OCT 可见有巨噬细胞浸润的纤维斑块（圆点），该斑块与 8 个月后的心肌梗死相关。随访血管造影显示狭窄发展为次全闭塞；随访 8 个月 OCT 检测到血栓（星号）覆盖在基线 OCT 中的斑块完整的纤维帽上（即 OCT 侵蚀）。

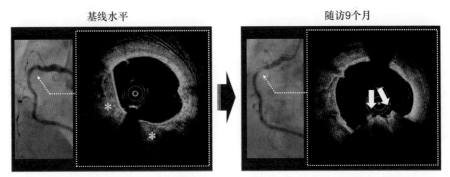

图 5-7　由纤维钙化斑块中的钙化结节导致的 AMI。基线血管造影显示右冠状动脉近段轻度狭窄，基线 OCT 可见有表面钙化层的斑块（星号），该斑块与随访 9 个月后的心肌梗死相关。随访血管造影显示狭窄发展为次全闭塞，而 OCT 在斑块中检测到钙化结节（箭头）。

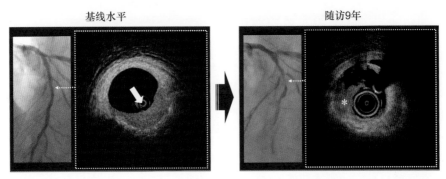

图 5-8　由愈合斑块引起的 AMI。基线血管造影显示左前降支中段轻度狭窄，基线 OCT 可见愈合斑块（箭头），该斑块与 9 年后的心肌梗死相关。随访血管造影显示狭窄发展为次全闭塞，而 OCT 检测到斑块上的血栓（星号）。

19.14，95% CI 11.74 ～ 31.20，$P <$ 0.001），LRP 和 TCFA 的存在预测随访期间 ACS 事件的敏感性低（38%）、特异性高（97%）。最大脂质弧 $> 185°$、最小纤维帽厚度 $<$ 150 μm 和最小管腔面积 $<$ 2.90 mm^2 是随访期间发生 ACS 的独立预测因素。

Kedhi 等进行了一项名为 COMBINE OCT-FFR 的国际前瞻性疾病自然史研究,旨在研究 550 例糖尿病患者的 550 个非缺血性血流储备分数(FFR)(＞0.80)病变中的 TCFA 与 MACE 的关系[56]。MACE 定义为心源性死亡、MI、临床驱动的 TLR 和因不稳定型或进行性心绞痛住院的复合终点。在 18 个月随访时,TCFA 组患者的 MACE 发生率明显高于非 TCFA 组(13.3% *vs.* 3.1%,HR = 4.65,95% CI 1.99 ~ 10.89,$P < 0.001$)。由 TCFA 引起的 MACE 主要由 MI 驱动,且仅发生在 TCFA 中,而临床驱动的 TLR 在 TCFA 中的发生率是非 TCFA 中的 8 倍。

Usui 等研究了日本 Tsuchiura Kyodo 总医院 538 例患者(共 726 个非罪犯病变)中愈合斑块和 MACE 的关系[41],MACE 定义为心源性死亡、MI 和缺血所致的血运重建的复合终点。在 2 年随访时,愈合斑块中 MACE 的发生率明显高于未愈合斑块(3.7% *vs.* 1.7%,HR = 2.01,95% CI 1.20 ~ 3.37,$P < 0.01$)。

近期,Usui 等扩大了这项研究,其研究了 566 例患者共 735 个非罪犯病变中同时存在斑块内出血和胆固醇结晶的斑块与 MACE 的关系[46]。在 3 年随访时,同时存在斑块内出血和胆固醇结晶的斑块 MACE 的发生率显著高于无上述特征的斑块(8.6% *vs.* 1.9%,校正 HR = 3.09,95% CI 1.27 ~ 7.50,$P = 0.01$)。斑块内出血和胆固醇结晶对于预测 MACE 的敏感性低(45%)、特异性高(85%),TCFA 和最小管腔面积 ＜ 3.5 mm^2 也是 MACE 的独立预测因素。

斑块稳定性评估

OCT 可以评估降脂治疗后冠状动脉斑块的稳定性。多项 OCT 研究表明,他汀类药物、PCSK9 抑制剂、依折麦布或二十碳五烯酸的降脂治疗增加了纤维帽厚度,减少了脂质大小和冠脉粥样硬化斑块中巨噬细胞的浸润。

EASY-FIT 试验在基线和 1 年随访时使用 OCT 评估了他汀类药物治疗对冠状动脉斑块纤维帽厚度的影响[57]。纤维帽厚度的增加与降脂治疗所致血清中致动脉粥样硬化脂蛋白(如 LDL-C、氧化的 LDL)和炎症生物标志物[如超敏 C 反应蛋白、基质金属蛋白酶 9(由激活的巨噬细胞产生并诱导纤维帽中的胶原破裂)]水平降低相关。

HUYGENS 试验在基线和 1 年随访时使用 OCT 评估了 PCSK9 抑制剂联合高强度他汀类药物治疗对斑块表型的影响[58]。在 1 年随访时,与安慰剂组相比,PCSK9 抑制剂组 LDL-C 水平更低(28.1 mg/dl *vs.* 87.2 mg/dl,$P < 0.001$)、最小纤维帽厚度增加更明显(+ 42.7 μm *vs.* + 21.5 μm,$P = 0.015$)、最大脂质弧(− 57.5° *vs.* − 31.4°,$P = 0.04$)和巨噬细胞指数减小更明显(− 3.17 mm *vs.* − 1.45 mm,$P = 0.04$)。

局限性

OCT 在观察 ACS 罪犯病变和易损斑块方面有一定的局限性。第一,由于注射造影剂导致管腔内血液清除不足,OCT 可能无法观察到严重狭窄或血栓阻塞的冠状动脉。第二,由于信号衰减,OCT 可能无法观察到血栓后的斑块。第三,OCT 的穿透深度较浅,不能显示整个斑块情况。因此,OCT 可能无法估计斑块负荷,而这是易损斑块的一个重要预测因素。第四,由于成像时造影剂容量的增加,OCT 可能不适用于终末期肾病患者。

未来展望

　　新的光学成像技术已经得到发展，从而能更详细地评估 ACS 罪犯病变和易损斑块的病理特征。OCT-IVUS 联合系统提供了高分辨率的 OCT 和更大视野的 IVUS[59]，OCT-NIRS 联合系统为动脉粥样硬化斑块提供了结构（如 OCT 检测纤维帽）和成分（如 NIRS 检测脂质）的互补数据[60]。近红外自发荧光成像与 OCT 联合应用可检测来自天然发生的分子荧光，并识别含有晚期坏死性核心的病变，特别是 TCFA[61]。荧光寿命成像显微镜与 OCT 联合应用可以测量荧光强度波动，并检测与胶原蛋白相比脂质浓度高的区域[62]。

总结

　　OCT 可以识别 ACS 罪犯病变中的斑块破裂、斑块侵蚀和钙化结节，还有助于发现未来冠状动脉事件风险高的易感患者和易损斑块。在临床中，OCT 能协助更好地理解冠状动脉粥样硬化，从而有助于冠状动脉疾病的准确诊断和治疗。

临床要点

- 斑块破裂与慢血流、无复流、远端栓塞和支架置入后不规则组织脱垂有关。
- 与斑块破裂相比，PCI 术后斑块侵蚀有更好的临床结局。
- 钙化结节会增加支架膨胀不全的风险。
- OCT 发现的非罪犯斑块中的薄纤维帽和大脂质核心与未来发生 MACE 相关。
- 通过 OCT 评估，强化降脂治疗可使纤维帽厚度增加和脂质弧减小。

利益冲突声明

　　作者无利益冲突声明信息。

参考文献

1. Tearney GJ, Regar E, Akasaka T, et al. Consensus standards for acquisition, measurement, and reporting of intravascular optical coherence tomography studies: a report from the International Working Group for Intravascular Optical Coherence Tomography Standardization and Validation. J Am Coll Cardiol 2012;59:1058–72.
2. Fujii K, Kubo T, Otake H, et al. Expert consensus statement for quantitative measurement and morphological assessment of optical coherence tomography: update 2022. Cardiovasc Interv Ther 2022;37:248–54.
3. Yabushita H, Bouma BE, Houser SL, et al. Characterization of human atherosclerosis by optical coherence tomography. Circulation 2002;106:1640–5.
4. Chu M, Jia H, Gutiérrez-Chico JL, et al. Artificial intelligence and optical coherence tomography for the automatic characterisation of human atherosclerotic plaques. EuroIntervention 2021;17:41–50.
5. Mizukoshi M, Kubo T, Takarada S, et al. Coronary superficial and spotty calcium deposits in culprit coronary lesions of acute coronary syndrome as determined by optical coherence tomography. Am J Cardiol 2013;112:34–40.
6. Tanaka A, Imanishi T, Kitabata H, et al. Morphology of exertion-triggered plaque rupture in patients with acute coronary syndrome: an optical coherence tomography study. Circulation 2008;118:2368–73.
7. Ino Y, Kubo T, Tanaka A, et al. Difference of culprit lesion morphologies between ST-segment elevation myocardial infarction and non-ST-segment elevation acute coronary syndrome: an optical coherence tomography study. JACC Cardiovasc Interv 2011;4:76–82.
8. Takahata M, Ino Y, Kubo T, et al. Prevalence, Features, and Prognosis of Artery-to-Artery Embolic ST-Segment-Elevation Myocardial Infarction: An Optical Coherence Tomography Study. J Am Heart Assoc 2020;9:e017661.
9. Soeda T, Uemura S, Park SJ, et al. Incidence and Clinical Significance of Poststent Optical Coherence Tomography Findings: One-Year Follow-Up Study From a Multicenter Registry. Circulation 2015;132:1020–9.

10. Nakajima A, Sugiyama T, Araki M, et al. Plaque Rupture, Compared With Plaque Erosion, Is Associated With a Higher Level of Pancoronary Inflammation. JACC Cardiovasc Imaging 2021. https://doi.org/10.1016/j.jcmg.2021.10.014. S1936-878X(21)00781-00786.

11. Nishiguchi T, Kubo T, Tanimoto T, et al. Effect of Early Pitavastatin Therapy on Coronary Fibrous-Cap Thickness Assessed by Optical Coherence Tomography in Patients With Acute Coronary Syndrome: The ESCORT Study. JACC Cardiovasc Imaging 2018;11:829–38.

12. Jia H, Abtahian F, Aguirre AD, et al. In vivo diagnosis of plaque erosion and calcified nodule in patients with acute coronary syndrome by intravascular optical coherence tomography. J Am Coll Cardiol 2013;62:1748–58.

13. Shin ES, Ann SH, Singh GB, et al. OCT-defined morphological characteristics of coronary artery spasm sites in vasospastic angina. JACC Cardiovasc Imaging 2015;8:1059–67.

14. Higuma T, Soeda T, Abe N, et al. A Combined Optical Coherence Tomography and Intravascular Ultrasound Study on Plaque Rupture, Plaque Erosion, and Calcified Nodule in Patients With ST-Segment Elevation Myocardial Infarction: Incidence, Morphologic Characteristics, and Outcomes After Percutaneous Coronary Intervention. JACC Cardiovasc Interv 2015;8:1166–76.

15. Terada K, Kubo T, Kameyama T, et al. NIRS-IVUS for Differentiating Coronary Plaque Rupture, Erosion, and Calcified Nodule in Acute Myocardial Infarction. JACC Cardiovasc Imaging 2021;14:1440–50.

16. Kubo T, Terada K, Ino Y, et al. Combined Use of Multiple Intravascular Imaging Techniques in Acute Coronary Syndrome. Front Cardiovasc Med 2022;8:824128.

17. Ozaki Y, Okumura M, Ismail TF, et al. Coronary CT angiographic characteristics of culprit lesions in acute coronary syndromes not related to plaque rupture as defined by optical coherence tomography and angioscopy. Eur Heart J 2011;32:2814–23.

18. Satogami K, Ino Y, Kubo T, et al. Impact of Plaque Rupture Detected by Optical Coherence Tomography on Transmural Extent of Infarction After Successful Stenting in ST-Segment Elevation Acute Myocardial Infarction. JACC Cardiovasc Interv 2017;10:1025–33.

19. Niccoli G, Montone RA, Di Vito L, et al. Plaque rupture and intact fibrous cap assessed by optical coherence tomography portend different outcomes in patients with acute coronary syndrome. Eur Heart J 2015;36:1377–84.

20. Yonetsu T, Lee T, Murai T, et al. Plaque morphologies and the clinical prognosis of acute coronary syndrome caused by lesions with intact fibrous cap diagnosed by optical coherence tomography. Int J Cardiol 2016;203:766–74.

21. Prati F, Uemura S, Souteyrand G, et al. OCT-based diagnosis and management of STEMI associated with intact fibrous cap. JACC Cardiovasc Imaging 2013;6:283–7.

22. Hu S, Zhu Y, Zhang Y, et al. Management and Outcome of Patients With Acute Coronary Syndrome Caused by Plaque Rupture Versus Plaque Erosion: An Intravascular Optical Coherence Tomography Study. J Am Heart Assoc 2017;6:e004730.

23. Jia H, Dai J, Hou J, et al. Effective anti-thrombotic therapy without stenting: intravascular optical coherence tomography-based management in plaque erosion (the EROSION study). Eur Heart J 2017;38:792–800.

24. Xing L, Yamamoto E, Sugiyama T, et al. EROSION Study (Effective Anti-Thrombotic Therapy Without Stenting: Intravascular Optical Coherence Tomography-Based Management in Plaque Erosion): A 1-Year Follow-Up Report. Circ Cardiovasc Interv 2017;10:e005860.

25. Ijichi T, Nakazawa G, Torii S, et al. Evaluation of coronary arterial calcification - Ex-vivo assessment by optical frequency domain imaging. Atherosclerosis 2015;243:242–7.

26. Lee T, Mintz GS, Matsumura M, et al. Prevalence, Predictors, and Clinical Presentation of a Calcified Nodule as Assessed by Optical Coherence Tomography. JACC Cardiovasc Imaging 2017;10:883–91.

27. Khalifa AKM, Kubo T, Ino Y, et al. Optical Coherence Tomography Comparison of Percutaneous Coronary Intervention Among Plaque Rupture, Erosion, and Calcified Nodule in Acute Myocardial Infarction. Circ J 2020;84:911–6.

28. Ashikaga T, Yoshikawa S, Isobe M. The efficacy of excimer laser pretreatment for calcified nodule in acute coronary syndrome. Cardiovasc Revasc Med 2015;16:197–200.

29. Mori H, Finn AV, Atkinson JB, et al. Calcified Nodule: An Early and Late Cause of In-Stent Failure. JACC Cardiovasc Interv 2016;9:e125–6.

30. Nakamura N, Torii S, Tsuchiya H, et al. Formation of Calcified Nodule as a Cause of Early In-Stent Restenosis in Patients Undergoing Dialysis. J Am Heart Assoc 2020;9:e016595.

31. Nishiguchi T, Tanaka A, Ozaki Y, et al. Prevalence of spontaneous coronary artery dissection in patients with acute coronary syndrome. Eur Heart J Acute Cardiovasc Care 2016;5:263–70.

32. Collet JP, Thiele H, Barbato E, et al. 2020 ESC Guidelines for the management of acute coronary syndromes in patients presenting without persistent ST-segment elevation. Eur Heart J 2021;42:

1289–367.

33. Shimamura K, Kubo T, Ino Y, et al. Intracoronary pressure increase due to contrast injection for optical coherence tomography imaging. J Cardiol 2020;75:296–301.

34. Kume T, Akasaka T, Kawamoto T, et al. Measurement of the thickness of the fibrous cap by optical coherence tomography. Am Heart J 2006;152:755. e1–4.

35. Araki M, Soeda T, Kim HO, et al. Spatial Distribution of Vulnerable Plaques: Comprehensive In Vivo Coronary Plaque Mapping. JACC Cardiovasc Imaging 2020;13:1989–99.

36. MacNeill BD, Jang IK, Bouma BE, et al. Focal and multi-focal plaque macrophage distributions in patients with acute and stable presentations of coronary artery disease. J Am Coll Cardiol 2004;44: 972–9.

37. Taruya A, Tanaka A, Nishiguchi T, et al. Vasa Vasorum Restructuring in Human Atherosclerotic Plaque Vulnerability: A Clinical Optical Coherence Tomography Study. J Am Coll Cardiol 2015;65:2469–77.

38. Katayama Y, Tanaka A, Taruya A, et al. Feasibility and Clinical Significance of In Vivo Cholesterol Crystal Detection Using Optical Coherence Tomography. Arterioscler Thromb Vasc Biol 2020;40: 220–9.

39. Kataoka Y, Puri R, Hammadah M, et al. Cholesterol crystals associate with coronary plaque vulnerability in vivo. J Am Coll Cardiol 2015;65:630–2.

40. Shimokado A, Matsuo Y, Kubo T, et al. In vivo optical coherence tomography imaging and histopathology of healed coronary plaques. Atherosclerosis 2018;275:35–42.

41. Usui E, Mintz GS, Lee T, et al. Prognostic impact of healed coronary plaque in non-culprit lesions assessed by optical coherence tomography. Atherosclerosis 2020;309:1–7.

42. Fracassi F, Crea F, Sugiyama T, et al. Healed Culprit Plaques in Patients With Acute Coronary Syndromes. J Am Coll Cardiol 2019;73:2253–63.

43. Russo M, Kim HO, Kurihara O, et al. Characteristics of non-culprit plaques in acute coronary syndrome patients with layered culprit plaque. Eur Heart J Cardiovasc Imaging 2020;21:1421–30.

44. Okamoto H, Kume T, Yamada R, et al. Prevalence and Clinical Significance of Layered Plaque in Patients With Stable Angina Pectoris - Evaluation With Histopathology and Optical Coherence Tomography. Circ J 2019;83:2452–9.

45. Kurihara O, Russo M, Kim HO, et al. Clinical significance of healed plaque detected by optical coherence tomography: a 2-year follow-up study. J Thromb Thrombolysis 2020;50:895–902.

46. Usui E, Matsumura M, Mintz GS, et al. Clinical outcomes of low-intensity area without attenuation and cholesterol crystals in non-culprit lesions assessed by optical coherence tomography. Atherosclerosis 2021;332:41–7.

47. Uemura S, Ishigami K, Soeda T, et al. Thin-cap fibroatheroma and microchannel findings in optical coherence tomography correlate with subsequent progression of coronary atheromatous plaques. Eur Heart J 2012;33:78–85.

48. Araki M, Yonetsu T, Kurihara O, et al. Predictors of Rapid Plaque Progression: An Optical Coherence Tomography Study. JACC Cardiovasc Imaging 2021;14:1628–38.

49. Yamamoto MH, Yamashita K, Matsumura M, et al. Serial 3-Vessel Optical Coherence Tomography and Intravascular Ultrasound Analysis of Changing Morphologies Associated With Lesion Progression in Patients With Stable Angina Pectoris. Circ Cardiovasc Imaging 2017;10:e006347.

50. Xie Z, Hou J, Yu H, et al. Patterns of coronary plaque progression: phasic versus gradual. A combined optical coherence tomography and intravascular ultrasound study. Coron Artery Dis 2016;27:658–66.

51. Xing L, Higuma T, Wang Z, et al. Clinical Significance of Lipid-Rich Plaque Detected by Optical Coherence Tomography: A 4-Year Follow-Up Study. J Am Coll Cardiol 2017;69:2502–13.

52. Prati F, Romagnoli E, Gatto L, et al. Relationship between coronary plaque morphology of the left anterior descending artery and 12 months clinical outcome: the CLIMA study. Eur Heart J 2020;41: 383–91.

53. Prati F, Gatto L, Fabbiocchi F, et al. Clinical outcomes of calcified nodules detected by optical coherence tomography: a sub-analysis of the CLIMA study. EuroIntervention 2020;16:380–6.

54. Akasaka T, Kubo T. OCT-derived coronary calcified nodules as a predictor of high-risk patients. EuroIntervention 2020;16:361–3.

55. Kubo T, Ino Y, Mintz GS, et al. Optical coherence tomography detection of vulnerable plaques at high risk of developing acute coronary syndrome. Eur Heart J Cardiovasc Imaging 2021;jeab028. https://doi.org/10.1093/ehjci/jeab028. Online ahead of print.

56. Kedhi E, Berta B, Roleder T, et al. Thin-cap fibroatheroma predicts clinical events in diabetic patients with normal fractional flow reserve: the COMBINE OCT-FFR trial. Eur Heart J 2021;42:4671–9.

57. Komukai K, Kubo T, Kitabata H, et al. Effect of atorvastatin therapy on fibrous cap thickness in coronary atherosclerotic plaque as assessed by optical coherence tomography: the EASY-FIT study. J Am Coll Cardiol 2014;64:2207–17.

58. Nicholls SJ, Kataoka Y, Nissen SE, et al. Effect of Evolocumab on Coronary Plaque Phenotype and Burden in Statin-Treated Patients Following Myocardial Infarction. JACC Cardiovasc Imaging

2022. https://doi.org/10.1016/j.jcmg.2022.03.002. S1936-878X(22)00143-00147.

59. Ono M, Kawashima H, Hara H, et al. Advances in IVUS/OCT and Future Clinical Perspective of Novel Hybrid Catheter System in Coronary Imaging. Front Cardiovasc Med 2020;7:119.

60. Muller J, Madder R. OCT-NIRS Imaging for Detection of Coronary Plaque Structure and Vulnerability. Front Cardiovasc Med 2020;7:90.

61. Ughi GJ, Wang H, Gerbaud E, et al. Clinical Characterization of Coronary Atherosclerosis With Dual-Modality OCT and Near-Infrared Autofluorescence Imaging. JACC Cardiovasc Imaging 2016;9: 1304–14.

62. Chen X, Kim W, Serafino M, et al. Dual-modality optical coherence tomography and frequency-domain fluorescence lifetime imaging microscope system for intravascular imaging. J Biomed Opt 2020;25:096010.

第 6 章　OCT 指导的 PCI：实际应用

Ziad A. Ali，MD，DPhil[a, b, *, 1]，Keyvan Karimi Galougahi，MD，PhD[a, 1]，Susan V. Thomas，MPH[a]，Arsalan Abu-Much，MD[b]，Karen Chau，BS[a]，Ali Dakroub，MD[a]，Evan S. Shlofmitz，DO[a]，Allen Jeremias，MD，MSc[a, b]，Nick West，MD[c]，Mitsuaki Matsumura，BS[b]，Gary S. Mintz，MD[b]，Akiko Maehara，MD[b]，Richard A. Shlofmitz，MD[a]

关键词

- OCT ● PCI ● IVUS ● 冠状动脉粥样硬化

要点

- OCT 极大地促进了我们对冠状动脉疾病的病理生理学机制的理解。
- OCT 指导的 PCI 的临床操作过程可能会阻碍其临床应用。
- 在日常实践中系统地整合 OCT、坚持标准化的诊断和治疗策略是提高 OCT 使用率和优化 PCI 的必要条件。

引言

IVUS 和 OCT 等血管内成像技术能够对冠状动脉进行详细的成像，并提供与血管造影相辅相成的宝贵信息，这使得血管内成像成为 PCI 的重要辅助工具。来自注册试验[1-3]、随机对照试验[4-5]和荟萃分析[6-7]的证据显示，与单纯血管造影指导的 PCI 相比，血管内成像指导的 PCI 的临床结局更优。

OCT 利用发射至血管壁并从血管壁散射的近红外光来生成高分辨率的横断面三维血管图像。由于血液会减弱 OCT 的信号，因此在图像采集过程中需要进行冲洗以去

---

[a] Department of Cardiology, St Francis Hospital, 100 Port Washington Boulevard, Roslyn, NY 11576, USA;
[b] Cardiovascular Research Foundation, 1700 Broadway, New York, NY 10029, USA; [c] Abbott Vascular, 3200 Lakeside Drive #5314, Santa Clara, CA 95054, USA
[1]Both authors contributed equally.
* Corresponding author. St Francis Hospital & Heart Center, 100 Port Washington Boulevard, Roslyn, NY 10528.
E-mail address: ziad.ali@dcvi.org
Twitter: @ziadalinyc (Z.A.A.)

Intervent Cardiol Clin 12 (2023) 215–224
https://doi.org/10.1016/j.iccl.2022.12.003
2211-7458/23/© 2022 Elsevier Inc. All rights reserved.

除血液。与 IVUS 相比，OCT 具有更高的轴向分辨率，但穿透深度较低，这限制了 OCT 成像的应用，特别是在高衰减结构（如红色血栓或脂质／坏死核心）中的应用。在此，我们为 PCI 过程中使用冠状动脉内 OCT 技术提供一个简洁的实践指导。

OCT 在 PCI 中的应用

OCT 图像采集的实践步骤

OCT 成像系统由 1 个成像导管、1 个一体化的驱动电机和光学控制器（DOC）和软件组成。设置 OCT 时，应将成像导管连接到冲洗注射器上，并用计划用于冠状动脉冲洗的相同材料进行冲洗（多为放射性造影剂，少数为生理盐水），以保持折射率的一致性。然后将导管连接到 DOC 上。在进行 OCT 成像前，给予冠状动脉内硝酸甘油，以扩张血管并防止导管引发血管痉挛。确保指引导管在冠状动脉口处契合很重要，以便充分清除冠状动脉内的血液并获得最佳图像。无须将导管深插，这样做可能会适得其反，因为注射造影剂可能会将导管弹出，导致冲洗效果不理想。

OCT 成像的步骤可以用 4 个 P 来记忆：定位（Position）、冲洗（Purge）、冒烟（Puff）、回撤（Pullback）。OCT 导管沿冠状动脉导丝向前推送，定位在靶病变远端约 10 mm 处，再次冲洗导管，并通过指引导管注入少量的造影剂，以评估清晰度（如果清晰度不足，应纠正指引导管的契合程度），然后启动回撤。左冠状动脉的造影剂冲洗速度设定为 4 ml/s，总体积为 14 ～ 16 ml；右冠状动脉的造影剂冲洗速度设定为 3 ml/s，总体积为 12 ～ 14 ml。如果使用自动注射器，压力限值应设置为 300 psi。在回撤图像上看到导管时，应停

止注射造影剂，以减少造影剂的使用。在回撤过程中推注造影剂进行血管造影，在得到理想图像时进行图像融合。在严重狭窄的病变中，如果 OCT 导管不能穿过病变或血管通畅性差，应进行预扩张，以便于图像的采集。

使用 OCT 指导 PCI

在 PCI 之前获得的 OCT 图像可用于评估病变形态，以指导病变预处理策略[8]，并确定病变最小或无病变的支架着陆区。利用造影图像精确测量的血管直径和病变长度，可选择合适的球囊和支架尺寸。用 OCT 进行 PCI 前的评估可以用 "MLD"（Morphology、Length、Diameter，即形态学特征、支架长度、支架或球囊直径）来概括记忆，而 PCI 后的评估则为 "MAX"（Medial dissection、Apposition、eXpansion，即中膜夹层、支架贴壁、支架膨胀），整个步骤记忆为 MLD-MAX（图 6-1 至图 6-6）。这些参数包含了 PCI 的操作目标。

PCI 术前指导

形态学特征：三层结构代表了从正常血管的各层反射的光散射。在病变的血管中这种结构消失，其形态与动脉粥样硬化斑块的不同类型有关。图 6-1 显示了简化的 OCT 图像分析流程图，可以用来描述最常见的病理形态。血管壁中的形态学特征包括弱衰减、高信号区域的病变（纤维斑块）；高衰减、低信号且被纤维帽覆盖的区域（富脂斑块）；弱衰减、边缘锐利、低信号区域（钙化斑块）。在管腔内，遮挡管壁的白色血栓（弱衰减）和红色血栓（高衰减）是最常见的病理特征。

OCT 对病变形态的评估可以指导病变预处理。对于纤维性或富脂斑块，使用尺

寸较小的球囊进行预扩张或直接置入支架是合适的，而对于中度或严重钙化的病变，可能需要利用非顺应性球囊（切割或棘突球囊）、冠状动脉内旋磨术或震波球囊扩张术等方法进行预处理。

在钙化病变中，IVUS 可以显示钙化角度，但由于超声波反射钙化，所以不能测量钙化厚度。相比之下，OCT 在大多数情况下可以同时评估钙化角度和厚度。基于 OCT 的钙化积分系统可以帮助确定哪些钙化病变形态特征会导致支架膨胀不良[9-10]。这些因素可以被称为 "5 s 规则"。最大弧度＞血管周长的 50% 得 2 分，最大钙化角度＞0.5 mm 得 1 分，长度＞5 mm 得 1 分。在总分为 4 分（所有因素都存在）的靶病变中，支架膨胀率明显较低，这表明可能需要使用冠状动脉内旋磨术或血管内碎石术进行钙化的修饰，而在评分为 3 分或以下的病变中，支架膨胀率一般可以接受。单纯使用球囊血管成形术发生钙化断裂的最佳预测因素是钙化角度为 225°、钙化厚度为 0.24 mm[11]。在钙化病变中，最大钙化角度＞血管周长的 50% 且有钙化断裂的病变比没有钙化断裂的病变支架膨胀效果更佳。因此，在 OCT 上识别出钙化断裂可能是支架置入术前病变预处理的一个关键目标。

长度：OCT 软件可以将描绘冠状动脉管腔轮廓的二维管腔形态与三维数据进行多平面融合。为确定病变长度，可在管腔轮廓图上选择病变近端和病变远端管腔最大的部分，创建目标区域。通过滚动这些区域的 OCT 横断面图，选择看起来最 "正常" 的区段，即动脉粥样硬化斑块负荷最小、动脉中膜［外弹力板（EEL）］和外膜可见度最高的节段，作为近端和远端的参考部位。病变的长度由 OCT 软件自动计算（图 6-2）。病变长度通常与市售的药物洗脱支架（DES）长度不一致。因此，近端或远端参考（以病变较轻者为准）被调整为可用的 DES 长度。这种方法可以确保最大限度地减少支架边缘问题，包括支架错位和参考节段存在 TCFA，这可能会导致明显夹层，增加早期支架血栓和 PCI 术后靶病变失败的风险[12-17]。

直径：图 6-3 展示了测量血管直径和选择支架直径的分步指导。EEL 指导的尺寸选择策略优于管腔指导的策略，因为这样可以选择相对较大的支架尺寸（约 0.5 mm），从而获得较大的管腔面积，且不会增加术后并发症[18-20]。如果可以在间隔至少一个象限的血管周长内进行两次测量，则可以使用 EEL 测量。在 ILUMIEN Ⅲ 试验中，约 80% 的病例可观察到 EEL＞180° 的 EEL[19]。基

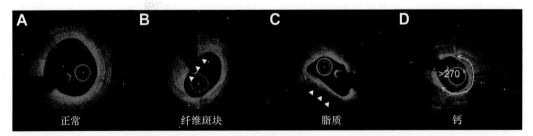

图 6-1　形态学特征。**A**. 正常血管或纤维斑块的三层外观代表了从血管各层反射的光散射，没有光的衰减。**B**. 当外膜、中膜和内膜在整个血管周长上都能被观察到时，横截面也可能代表纤维斑块，可由偏心性内膜增厚（箭头）来区分。不同斑块成分的形态特征具有不同的光衰减特性。当近红外光被完全吸收时会发生强衰减，而当光被折射时发生弱衰减，但仍能继续观察到血管外膜的特征。当衰减源在血管壁时，强衰减代表脂质 **C**.（箭头），弱衰减钙质 **D**.（箭头）。

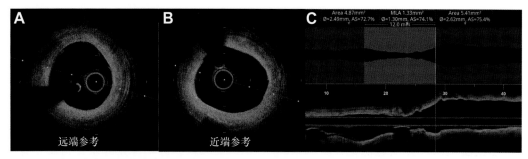

图 6-2 长度。应仔细阅览参考段，找到正常（**A**）或纤维化（**B**）的横断面。**C**. OCT 自动测量功能可自动计算远端和近端参考之间的距离（12 mm）。

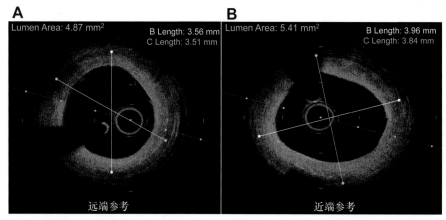

图 6-3 直径。血管直径应使用参考节段的 EEL-EEL 直径进行评估（向下取整至最接近的设备尺寸），除非无法确定 EEL，在这种情况下可使用管腔测量（在 0.25～0.5 mm 之间向上取整至最接近的设备尺寸）。在本例中，远端参考使用 EEL 测量为 3.56 mm×3.51 mm（平均 3.54 mm），因此应使用 3.5 mm×12 mm 的支架（**A**）。基于近端参考 EEL 的测量值为 3.96 mm×3.84 mm（平均 3.90 mm），近端可使用 3.75 mm 的短球囊进行后扩张。如果设备在置入后远端膨胀不足，应根据远端参考尺寸使用 3.5 mm 球囊（**B**）。

于 EEL 的测量结果应在 0.25～0.5 mm 之间向下取整，以确定支架尺寸。如果 EEL 能见度不足，则使用自动管腔轮廓功能评估的平均管腔直径米确定设备的尺寸。基于管腔测量在 0.25～0.5 mm 之间向上取整，以决定支架尺寸[18]。远端参考分析决定支架和远端后扩张球囊尺寸，近端参考分析决定近端后扩张球囊尺寸。

血管造影融合： 冠状动脉血管造影与 OCT 图像之间的自动实时对应软件已经开发出来，这减少了人工关联血管造影与 OCT 横断面带来的误差。该软件可以将 OCT 上选定的远端和近端着陆点在血管造影上进行标记，以优化指导支架置入。这一功能可以防止支架边缘落在斑块负荷可能很重但血管造影正常的部位[21]。在一项随机研究中，与血管造影指导相比，OCT-血管造影融合有助于更精准地置入支架，消除了较大支架错位（＞5 mm），并有减少主要支架边缘夹层的趋势[22]。观察性研究也报告了类似的结果，70% 接受血管造影指导 PCI 的患者在 OCT 上发现了长度约为 5 mm 的支架错位[23]，与血管造影指导的 PCI 相比，20% 的患者在 OCT 指导下改变了支架置入点和支架长度[24-25]。OCT-血管造影融合也有助于快速识别和有针对性地对膨胀不良的支架段进行后扩张，从而避免了不必要的后扩张特别是在支架边缘附近，因为在该部位后扩张，可能导致边缘夹层[26]。融合技术还可以帮助识别边支开口，在确保边支开口完全覆盖的同时，最大限度地减少支架小梁向主支突出[27]。

PCI 术后指导

支架置入后，评估和优化支架置入以及减少并发症的步骤可以用"MAX"来总结记忆：

中膜夹层（Medial dissection）：在 PCI 术后 OCT 回撤过程中应评估参考节段，以检查中膜夹层和壁内血肿。OCT 的高分辨率因提供了"太多的"信息而被诟病，因其可在 40% 的 PCI 中识别出夹层[19]。这些夹层中的大多数（约 80%）无法通过血管造影检测出来，并且与不良临床结局无关[28]。这是因为 OCT 检测到的大部分夹层可在 PCI 术后愈合而不会产生任何后果[17, 29]。然而，OCT 检测到的支架边缘大夹层是不良结果的预测因素[14-17]。来自注册中心的数据表明，远端（而非近端）支架边缘的大夹层（定义为宽度 > 200 μm 的线性组织边缘）与主要不良心血管事件（死亡、MI、靶病变血运重建）风险增加

2.5 倍相关[15-16]。此外，远端边缘的空腔深度、近端边缘的参考腔面积和总夹层长度是不良事件的预测因素[17]。与这些研究结果一致，正在进行的 ILUMIEN IV 随机试验将大夹层分为中膜夹层 ± 壁内血肿弧度 ≥ 60° 和（或）距支架边缘长度 ≥ 3 mm。（图 6-4）。鉴于该研究的血管造影组采用了盲法 OCT，ILUMIEN IV 试验应该能够详细了解哪些边缘夹层与靶血管失败有关，从而需要进行矫正。

贴壁（Apposition）：支架贴壁是指支架小梁与血管壁之间接触。支架贴壁不良即二者没有完全贴合，可能在放置支架后立即出现（急性支架贴壁不良），也可能后续才出现（晚期支架贴壁不良）。晚期支架贴壁不良可分为晚期持续性贴壁不良（自支架置入时起一直存在）和晚期获得性贴壁不良。置入 DES 后常发现急性支架贴壁不良[16]，得益于 OCT 的高分辨率及其可以自动检测支架贴壁不良的软件，平均 1/2 的贴壁不良可被检测到。然而，支架贴壁不良对支架失败率（即支架再狭窄和支架血栓形成率）的潜在影响一直有争议[30]。尽管体外研究数据[31]、病理生理学检查[32]

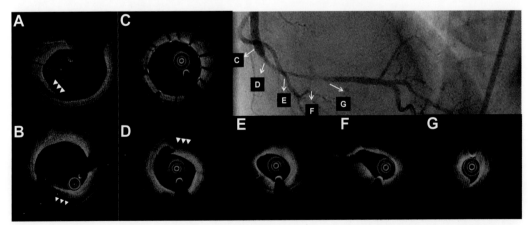

图 6-4　中膜夹层。**A**. 未到达中膜的小的内膜夹层多为良性，可以保守处理（箭头）。**B**. 达到中膜的夹层（箭头），如果长度为 3 mm，角度大于一个象限，建议用支架贴附，特别是远端夹层。图中代表性的病例显示，远端支架边缘（**C**）有中膜夹层（**D**），发展成 E-G 型壁内血肿（箭头），导致管腔受损。

和小样本血管内成像研究[33]支持裸露的、未覆盖的支架小梁贴壁不良与支架血栓存在理论联系；但几项较大的血管内成像研究[15, 34-36]发现，急性支架贴壁不良和程度与 DES 置入后早期、晚期或极晚期支架血栓或不良事件没有关系[14-16, 34, 40]。

因此，无膨胀不全的急性支架贴壁不良与支架失败率升高无关，不需要矫正。然而，可能影响导丝进入的近端贴壁不良、较长的严重贴壁不良（＞ 3 mm）或与伴有支架膨胀不全的贴壁不良，则需要矫正（图 6-5）。由于贴合支架小梁所需的力与扩张小梁所需的力不同，没有必要使用非顺应性球囊进行高压扩张，而半顺应性球囊的低压扩张是有效的。

膨胀（Expansion）：如果支架将病变的直径扩张到接近或等于动脉的直径，则认为支架充分膨胀。目前欧洲共识认为，在 OCT 成像上最小支架面积＞ 80% 的平均参考管腔面积和（或）＞ 4.5 mm² 是可以接受的[16, 41]。然而，已经提出并验证了多种充分膨胀的标准[41]，其共同目标是使影响 PCI 后远期结局的最小支架面积最大化[3, 42-48]。OCT 软件可以自动测量支架的直径和膨胀率，并检测膨胀不全的节段。例如，与 OPUS™ 综合系统（Abbott）一起使用的 AptiVue™ 软件提供了两种膨胀评估模式。第一种模式是自动比较膨胀后支架面积与支架节段近端或远端参考面积（双参考模式），第二种模式是指自动分析膨胀后支架面积与管腔面积差值（锥形参考模式）（图 6-6）。

在 OCT 识别出支架膨胀不良并用高压（＞ 18 atm）非顺应性球囊进行扩张后，应重新测量紧靠支架边缘的血管节段直径，优先使用基于 EEL 的测量，如果 EEL 不可见

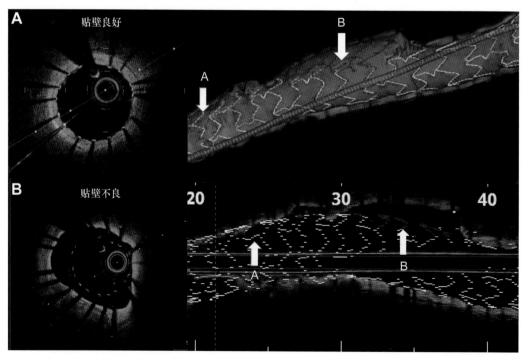

图 6-5 贴壁。**A.** 当支架小梁与动脉壁接触时，支架是贴壁的。**B.** 当支架小梁与血管壁不接触时，即贴壁不良。建议对近端、长度为 3 mm 且严重的贴壁不良进行干预，利用导丝反复尝试可能会无意中将导丝穿过支架小梁。

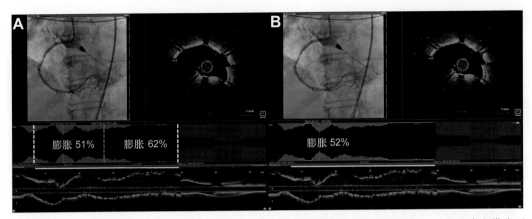

图 6-6　膨胀。支架膨胀率是通过比较支架内最小的管腔面积和参考节段来确定的。**A.** 在双参考模式下，远端支架内最小管腔面积除以支架远端参考管腔面积；近段支架内最小管腔面积除以近段管腔参考面积。**B.** 在锥形参考模式下，支架膨胀率是将侧支、血管锥度考虑在内自动计算得出，膨胀不良的区域会自动用红色突出，而膨胀良好的区域则用白色显示。两种技术均能显示出明显的支架膨胀不良。

则使用管腔指导。如果 PCI 前至 PCI 后的血管尺寸测量值没有变化，则已经满足了操作者的支架膨胀优化要求，不需要进一步膨胀优化。如果血管尺寸发生变化，建议使用新的球囊直径，推荐使用非顺应性球囊对目标支架节段（基于 EEL 或管腔）进行后扩张，以符合最佳膨胀标准。如果随后的 OCT 显示持续性膨胀不全，则应由操作者评估血管穿孔等并发症的风险与支架进一步扩张的获益，酌情决定是否进一步优化。

在 OCT 指导下优化支架置入后，应对近端和远端参考节段（定义为距支架边缘 5 mm）进行流入/流出不良检查。如果近端和远端参考节段的最小管腔面积 ≥ 4.5 mm^2，则无须进一步治疗。如果近端或远端参考节段的管腔面积 < 4.5 mm^2，除非在解剖学上不允许（如血管细小、远端弥漫性病变、没有着陆点），则应置入一枚额外的 DES。

总结

血管内成像 OCT 可提供冠状动脉结构和病理的高分辨率成像数据，可系统地将其融入优化 PCI 的日常临床实践中。目前

的分步指导为操作者提供了如何在冠状动脉介入治疗中使用 OCT 的实用手册。虽然目前的数据支持 IVUS 指导的 PCI 结果优于血管造影指导的 PCI，但 OCT 和 IVUS 指导的支架相关指标并无差异。正在进行的随机试验（如 ILUMIEN Ⅳ 试验）将为 OCT 指导的 PCI 对临床结局的影响提供直接证据。

临床要点

- 强烈建议在 OCT 成像之前在冠状动脉内注射硝酸甘油，以扩张血管并防止导管诱发痉挛。
- 没有必要深插指引导管，因为注射造影剂可能会将导管弹出，导致冲洗效果不理想。
- 请记住 OCT 成像步骤的"4P"，即定位、冲洗、冒烟和回撤。
- 靶病变"MLD"（形态学特征、长度和直径）对制订 PCI 策略至关重要。
- 注意支架置入后的"MAX"（中膜夹层、支架贴壁、支架膨胀）

利益冲突声明

作者没有利益冲突。

致谢

Z.A.Ali 报告获得 Abbott、Philips、Boston Scientific、Abiomed、Acist Medical、Medtronic、Cardiovascular Systems Inc 给予圣弗朗西斯医院（St Francis Hospital）的研究资助，并作为 Amgen、AstraZeneca 和 Boston Scientific 的顾问，拥有 Shockwave Medical 的股权。E.S. Shlofmitz 是 Abbott、Medtronic、Janssen Pharmaceuticals、OpSens Medical、Philips 和 Shockwave 的顾问。A. Jeremias 接受 Philips/Volcano 提供的研究基金（非限制性教育资助），并是 Philips/Volcano、Abbott Vascular、Acist Medical 和 Boston Scientific 的顾问。N. West 是 Abbott Vascular 的员工。G.S. Mintz 报告获得 Abiomed、Boston Scientific、Medtronic、Philips 和 Netherlands 的酬金。M. Matsumura 是 Terumo 和 Boston Scientific 的顾问。A. Maehara 是 Abbott Vascular 和 Boston Scientific 的顾问并获得其资助。R.A. Shlofmitz 报告接受过 Shockwave Medical 的演讲费。

参考文献

1. Tearney GJ, Regar E, Akasaka T, et al. Consensus standards for acquisition, measurement, and reporting of intravascular optical coherence tomography studies: a report from the International Working Group for Intravascular Optical Coherence Tomography Standardization and Validation. J Am Coll Cardiol 2012;59:1058–72.

2. Fujii K, Kubo T, Otake H, et al. Expert consensus statement for quantitative measurement and morphological assessment of optical coherence tomography: update 2022. Cardiovasc Interv Ther 2022;37:248–54.

3. Yabushita H, Bouma BE, Houser SL, et al. Characterization of human atherosclerosis by optical coherence tomography. Circulation 2002;106:1640–5.

4. Chu M, Jia H, Gutiérrez-Chico JL, et al. Artificial intelligence and optical coherence tomography for the automatic characterisation of human atherosclerotic plaques. EuroIntervention 2021;17:41–50.

5. Mizukoshi M, Kubo T, Takarada S, et al. Coronary superficial and spotty calcium deposits in culprit coronary lesions of acute coronary syndrome as determined by optical coherence tomography. Am J Cardiol 2013;112:34–40.

6. Tanaka A, Imanishi T, Kitabata H, et al. Morphology of exertion-triggered plaque rupture in patients with acute coronary syndrome: an optical coherence tomography study. Circulation 2008;118:2368–73.

7. Ino Y, Kubo T, Tanaka A, et al. Difference of culprit lesion morphologies between ST-segment elevation myocardial infarction and non-ST-segment elevation acute coronary syndrome: an optical coherence tomography study. JACC Cardiovasc Interv 2011;4:76–82.

8. Takahata M, Ino Y, Kubo T, et al. Prevalence, Features, and Prognosis of Artery-to-Artery Embolic ST-Segment-Elevation Myocardial Infarction: An Optical Coherence Tomography Study. J Am Heart Assoc 2020;9:e017661.

9. Soeda T, Uemura S, Park SJ, et al. Incidence and Clinical Significance of Poststent Optical Coherence Tomography Findings: One-Year Follow-Up Study From a Multicenter Registry. Circulation 2015;132:1020–9.

10. Nakajima A, Sugiyama T, Araki M, et al. Plaque Rupture, Compared With Plaque Erosion, Is Associated With a Higher Level of Pancoronary Inflammation. JACC Cardiovasc Imaging 2021. https://doi.org/10.1016/j.jcmg.2021.10.014. S1936-878X(21)00781-00786.

11. Nishiguchi T, Kubo T, Tanimoto T, et al. Effect of Early Pitavastatin Therapy on Coronary Fibrous-Cap Thickness Assessed by Optical Coherence Tomography in Patients With Acute Coronary Syndrome: The ESCORT Study. JACC Cardiovasc Imaging 2018;11:829–38.

12. Jia H, Abtahian F, Aguirre AD, et al. In vivo diagnosis of plaque erosion and calcified nodule in patients with acute coronary syndrome by intravascular optical coherence tomography. J Am Coll Cardiol 2013;62:1748–58.

13. Shin ES, Ann SH, Singh GB, et al. OCT-defined morphological characteristics of coronary artery spasm sites in vasospastic angina. JACC Cardiovasc Imaging 2015;8:1059–67.

14. Higuma T, Soeda T, Abe N, et al. A Combined Op-

tical Coherence Tomography and Intravascular Ultrasound Study on Plaque Rupture, Plaque Erosion, and Calcified Nodule in Patients With ST-Segment Elevation Myocardial Infarction: Incidence, Morphologic Characteristics, and Outcomes After Percutaneous Coronary Intervention. JACC Cardiovasc Interv 2015;8:1166–76.

15. Terada K, Kubo T, Kameyama T, et al. NIRS-IVUS for Differentiating Coronary Plaque Rupture, Erosion, and Calcified Nodule in Acute Myocardial Infarction. JACC Cardiovasc Imaging 2021;14:1440–50.

16. Kubo T, Terada K, Ino Y, et al. Combined Use of Multiple Intravascular Imaging Techniques in Acute Coronary Syndrome. Front Cardiovasc Med 2022;8:824128.

17. Ozaki Y, Okumura M, Ismail TF, et al. Coronary CT angiographic characteristics of culprit lesions in acute coronary syndromes not related to plaque rupture as defined by optical coherence tomography and angioscopy. Eur Heart J 2011;32:2814–23.

18. Satogami K, Ino Y, Kubo T, et al. Impact of Plaque Rupture Detected by Optical Coherence Tomography on Transmural Extent of Infarction After Successful Stenting in ST-Segment Elevation Acute Myocardial Infarction. JACC Cardiovasc Interv 2017;10:1025–33.

19. Niccoli G, Montone RA, Di Vito L, et al. Plaque rupture and intact fibrous cap assessed by optical coherence tomography portend different outcomes in patients with acute coronary syndrome. Eur Heart J 2015;36:1377–84.

20. Yonetsu T, Lee T, Murai T, et al. Plaque morphologies and the clinical prognosis of acute coronary syndrome caused by lesions with intact fibrous cap diagnosed by optical coherence tomography. Int J Cardiol 2016;203:766–74.

21. Prati F, Uemura S, Souteyrand G, et al. OCT-based diagnosis and management of STEMI associated with intact fibrous cap. JACC Cardiovasc Imaging 2013;6:283–7.

22. Hu S, Zhu Y, Zhang Y, et al. Management and Outcome of Patients With Acute Coronary Syndrome Caused by Plaque Rupture Versus Plaque Erosion: An Intravascular Optical Coherence Tomography Study. J Am Heart Assoc 2017;6:e004730.

23. Jia H, Dai J, Hou J, et al. Effective anti-thrombotic therapy without stenting: intravascular optical coherence tomography-based management in plaque erosion (the EROSION study). Eur Heart J 2017;38:792–800.

24. Xing L, Yamamoto E, Sugiyama T, et al. EROSION Study (Effective Anti-Thrombotic Therapy Without Stenting: Intravascular Optical Coherence Tomography-Based Management in Plaque Erosion): A 1-Year Follow-Up Report. Circ Cardiovasc Interv 2017;10:e005860.

25. Ijichi T, Nakazawa G, Torii S, et al. Evaluation of coronary arterial calcification - Ex-vivo assessment by optical frequency domain imaging. Atherosclerosis 2015;243:242–7.

26. Lee T, Mintz GS, Matsumura M, et al. Prevalence, Predictors, and Clinical Presentation of a Calcified Nodule as Assessed by Optical Coherence Tomography. JACC Cardiovasc Imaging 2017;10:883–91.

27. Khalifa AKM, Kubo T, Ino Y, et al. Optical Coherence Tomography Comparison of Percutaneous Coronary Intervention Among Plaque Rupture, Erosion, and Calcified Nodule in Acute Myocardial Infarction. Circ J 2020;84:911–6.

28. Ashikaga T, Yoshikawa S, Isobe M. The efficacy of excimer laser pretreatment for calcified nodule in acute coronary syndrome. Cardiovasc Revasc Med 2015;16:197–200.

29. Mori H, Finn AV, Atkinson JB, et al. Calcified Nodule: An Early and Late Cause of In-Stent Failure. JACC Cardiovasc Interv 2016;9:e125–6.

30. Nakamura N, Torii S, Tsuchiya H, et al. Formation of Calcified Nodule as a Cause of Early In-Stent Restenosis in Patients Undergoing Dialysis. J Am Heart Assoc 2020;9:e016595.

31. Nishiguchi T, Tanaka A, Ozaki Y, et al. Prevalence of spontaneous coronary artery dissection in patients with acute coronary syndrome. Eur Heart J Acute Cardiovasc Care 2016;5:263–70.

32. Collet JP, Thiele H, Barbato E, et al. 2020 ESC Guidelines for the management of acute coronary syndromes in patients presenting without persistent ST-segment elevation. Eur Heart J 2021;42:1289–367.

33. Shimamura K, Kubo T, Ino Y, et al. Intracoronary pressure increase due to contrast injection for optical coherence tomography imaging. J Cardiol 2020;75:296–301.

34. Kume T, Akasaka T, Kawamoto T, et al. Measurement of the thickness of the fibrous cap by optical coherence tomography. Am Heart J 2006;152:755. e1–4.

35. Araki M, Soeda T, Kim HO, et al. Spatial Distribution of Vulnerable Plaques: Comprehensive In Vivo Coronary Plaque Mapping. JACC Cardiovasc Imaging 2020;13:1989–99.

36. MacNeill BD, Jang IK, Bouma BE, et al. Focal and multi-focal plaque macrophage distributions in patients with acute and stable presentations of coronary artery disease. J Am Coll Cardiol 2004;44:972–9.

37. Taruya A, Tanaka A, Nishiguchi T, et al. Vasa Vasorum Restructuring in Human Atherosclerotic Plaque Vulnerability: A Clinical Optical Coherence Tomography Study. J Am Coll Cardiol 2015;65:2469–77.

38. Katayama Y, Tanaka A, Taruya A, et al. Feasibility

and Clinical Significance of In Vivo Cholesterol Crystal Detection Using Optical Coherence Tomography. Arterioscler Thromb Vasc Biol 2020;40: 220–9.

39. Kataoka Y, Puri R, Hammadah M, et al. Cholesterol crystals associate with coronary plaque vulnerability in vivo. J Am Coll Cardiol 2015;65:630–2.

40. Shimokado A, Matsuo Y, Kubo T, et al. In vivo optical coherence tomography imaging and histopathology of healed coronary plaques. Atherosclerosis 2018;275:35–42.

41. Usui E, Mintz GS, Lee T, et al. Prognostic impact of healed coronary plaque in non-culprit lesions assessed by optical coherence tomography. Atherosclerosis 2020;309:1–7.

42. Fracassi F, Crea F, Sugiyama T, et al. Healed Culprit Plaques in Patients With Acute Coronary Syndromes. J Am Coll Cardiol 2019;73:2253–63.

43. Russo M, Kim HO, Kurihara O, et al. Characteristics of non-culprit plaques in acute coronary syndrome patients with layered culprit plaque. Eur Heart J Cardiovasc Imaging 2020;21:1421–30.

44. Okamoto H, Kume T, Yamada R, et al. Prevalence and Clinical Significance of Layered Plaque in Patients With Stable Angina Pectoris - Evaluation With Histopathology and Optical Coherence Tomography. Circ J 2019;83:2452–9.

45. Kurihara O, Russo M, Kim HO, et al. Clinical significance of healed plaque detected by optical coherence tomography: a 2-year follow-up study. J Thromb Thrombolysis 2020;50:895–902.

46. Usui E, Matsumura M, Mintz GS, et al. Clinical outcomes of low-intensity area without attenuation and cholesterol crystals in non-culprit lesions assessed by optical coherence tomography. Atherosclerosis 2021;332:41–7.

47. Uemura S, Ishigami K, Soeda T, et al. Thin-cap fibroatheroma and microchannel findings in optical coherence tomography correlate with subsequent progression of coronary atheromatous plaques. Eur Heart J 2012;33:78–85.

48. Araki M, Yonetsu T, Kurihara O, et al. Predictors of Rapid Plaque Progression: An Optical Coherence Tomography Study. JACC Cardiovasc Imaging 2021;14:1628–38.

49. Yamamoto MH, Yamashita K, Matsumura M, et al. Serial 3-Vessel Optical Coherence Tomography and Intravascular Ultrasound Analysis of Changing Morphologies Associated With Lesion Progression in Patients With Stable Angina Pectoris. Circ Cardiovasc Imaging 2017;10:e006347.

50. Xie Z, Hou J, Yu H, et al. Patterns of coronary plaque progression: phasic versus gradual. A combined optical coherence tomography and intravascular ultrasound study. Coron Artery Dis 2016;27:658–66.

51. Xing L, Higuma T, Wang Z, et al. Clinical Significance of Lipid-Rich Plaque Detected by Optical Coherence Tomography: A 4-Year Follow-Up Study. J Am Coll Cardiol 2017;69:2502–13.

52. Prati F, Romagnoli E, Gatto L, et al. Relationship between coronary plaque morphology of the left anterior descending artery and 12 months clinical outcome: the CLIMA study. Eur Heart J 2020;41: 383–91.

53. Prati F, Gatto L, Fabbiocchi F, et al. Clinical outcomes of calcified nodules detected by optical coherence tomography: a sub-analysis of the CLIMA study. EuroIntervention 2020;16:380–6.

54. Akasaka T, Kubo T. OCT-derived coronary calcified nodules as a predictor of high-risk patients. EuroIntervention 2020;16:361–3.

55. Kubo T, Ino Y, Mintz GS, et al. Optical coherence tomography detection of vulnerable plaques at high risk of developing acute coronary syndrome. Eur Heart J Cardiovasc Imaging 2021;jeab028. https:// doi.org/10.1093/ehjci/jeab028. Online ahead of print.

56. Kedhi E, Berta B, Roleder T, et al. Thin-cap fibroatheroma predicts clinical events in diabetic patients with normal fractional flow reserve: the COMBINE OCT-FFR trial. Eur Heart J 2021;42:4671–9.

57. Komukai K, Kubo T, Kitabata H, et al. Effect of atorvastatin therapy on fibrous cap thickness in coronary atherosclerotic plaque as assessed by optical coherence tomography: the EASY-FIT study. J Am Coll Cardiol 2014;64:2207–17.

58. Nicholls SJ, Kataoka Y, Nissen SE, et al. Effect of Evolocumab on Coronary Plaque Phenotype and Burden in Statin-Treated Patients Following Myocardial Infarction. JACC Cardiovasc Imaging 2022. https://doi.org/10.1016/j.jcmg.2022.03.002. S1936-878X(22)00143-00147.

59. Ono M, Kawashima H, Hara H, et al. Advances in IVUS/OCT and Future Clinical Perspective of Novel Hybrid Catheter System in Coronary Imaging. Front Cardiovasc Med 2020;7:119.

60. Muller J, Madder R. OCT-NIRS Imaging for Detection of Coronary Plaque Structure and Vulnerability. Front Cardiovasc Med 2020;7:90.

61. Ughi GJ, Wang H, Gerbaud E, et al. Clinical Characterization of Coronary Atherosclerosis With Dual-Modality OCT and Near-Infrared Autofluorescence Imaging. JACC Cardiovasc Imaging 2016;9: 1304–14.

62. Chen X, Kim W, Serafino M, et al. Dual-modality optical coherence tomography and frequency-domain fluorescence lifetime imaging microscope system for intravascular imaging. J Biomed Opt 2020;25:096010.

第 7 章　OCT 指导的 PCI：证据和临床试验

Hiromasa Otake，MD，PhD

关键词

- OCT   ● IVUS   ● PCI

要点

- OCT 在冠状动脉内定量测量和定性评估的精确度优于 IVUS
- OCT 可用于指导富脂斑块和严重钙化病变的 PCI
- 临床试验表明，就急诊手术结果而言，OCT 指导的 PCI 优于血管造影指导的 PCI；就急诊手术结果和中期临床结局而言，OCT 指导的 PCI 不劣于 IVUS 指导的 PCI。
- 冠状动脉腔内影像学的优势在很大程度上取决于对成像结果的解读和术者的反应；因此，术者应了解有关 OCT 指导 PCI 的重要研究证据。

引言

PCI 是治疗冠心病患者公认的手段。自该手段发明以来，冠状动脉造影一直是指导 PCI 手术的关键；然而，血管造影只能以二维方式观察冠状动脉内腔。与血管造影不同，IVUS 可以提供血管壁内动脉粥样硬化和其他病理情况的直接信息，而这些信息可能会在介入手术中误导术者。IVUS 使用方便，能实时显示整个动脉横断面，因此已成为 PCI 过程中使用最广泛的血管内成像技术。近期的临床研究表明，IVUS 能显著改善使用第二代 DES 进行 PCI 的患者的临床结局。

OCT 是另一种血管内成像技术，可在 PCI 过程中进行详细的微观结构评估。凭借这一独特功能，它已被广泛用作 PCI 的辅助成像工具。近期，多项研究显示在几种特殊情况下，OCT 指导的 PCI 具有显著优势。此外，多项临床试验分别评估了 OCT 指导的 PCI 与血管造影指导的 PCI 和 IVUS 指导的 PCI 相比的优劣性。本章总

Division of Cardiovascular Medicine, Department of Internal Medicine, Kobe University Graduate School of Medicine, 7-5-1 Kusunoki-cho, Chuo-ku, Kobe, Hyogo 650-0017, Japan
E-mail address: hotake@med.kobe-u.ac.jp

Intervent Cardiol Clin 12 (2023) 225–236
https://doi.org/10.1016/j.iccl.2022.12.004
2211-7458/23/© 2023 Elsevier Inc. All rights reserved.

结了支持在几种特定情况下应用OCT指导PCI的数据，介绍了基本证据，并结合OCT指导PCI领域的现有证据讨论了目前存在的争议和局限性。

证据

OCT 定量分析

对于OCT指导的PCI，定量测量的准确性至关重要。由于OCT的分辨率是IVUS的10倍以上，它已被公认为目前最精确的血管内成像技术之一。在OPUS-CLASS试验中，傅立叶OCT（FD-OCT）得出的平均管腔面积与体模模型的实际管腔面积相等，标准差较小。IVUS会高估管腔面积，并且其可重复性低于FD-OCT（$8.03 \text{ mm}^2 \pm 0.58 \text{ mm}^2$ *vs.* $7.45 \text{ mm}^2 \pm 0.17 \text{ mm}^2$，$P < 0.001$）[1]。近期一项关于当代血管内成像系统定量测量的头对头对比研究中，在体外体模模型中评估了光学频域成像（OFDI）、FD-OCT和6种机械旋转IVUS系统定量测量的准确性[2]。所有成像系统都显示出良好的准确性和出色的管腔测量精度，测量直径与实际体模直径之间的相对差异为−2.9%～8.0%，测量直径的标准差最小（≤ 0.02 mm）。此外，Garcia Guimaraes等[3]的研究表明，在支架置入前后，60 MHz高清晰度IVUS（HD-IVUS）与FD-OCT的定量测量结果具有很好的一致性。这些研究结果表明，如果采用类似的支架尺寸方案，通过IVUS和OCT成像可以获得类似的支架膨胀效果。

OCT 定性分析

在一项病理研究中，Yabushita等[4]提出了客观的OCT图像标准，用于体外区分动脉粥样硬化组织的不同成分，并根据尸检中357个病变动脉粥样硬化节段的OCT图像与组织学分析的相关性显示出其诊断斑块类型的高准确度；在组织学分析中，纤维斑块的OCT图像特征是均匀的高信号区域；纤维钙化斑块的特征是边缘锐利、边界清晰的低信号区域；富脂斑块的特征是边界欠清的低信号区域。由2位OCT阅片者对这些标准进行独立评估，结果显示其对诊断纤维斑块的敏感性和特异性分别为71%～79%和97%～98%，对纤维钙化斑块的敏感性和特异性分别为95%～96%和97%，对富脂斑块的敏感性和特异性分别为90%～94%和90%～92%（总体一致性，$\kappa = 0.83 \sim 0.84$）。OCT评估的阅片者间可靠性和阅片者内可靠性都很高（κ值分别为0.88和0.91）。OCT能够准确诊断斑块特征（包括是否存在脂质和钙化），这种独特的能力有助于制定PCI策略。

脂质斑块

脂质斑块是PCI术中应关注的病变特征之一。与IVUS显示的斑块破裂、信号衰减斑块和脂质池样图像类似，罪犯病变斑块中脂质成分的范围和存在TCFA也被认为是导致PCI围术期并发症的潜在危险因素。Tanaka等[5]的研究表明，非ST段抬高型心肌梗死罪犯病变的脂质弧增大是无复流现象发生的独立预测因素。在这项研究中，无复流组TCFA的发生率明显高于复流组（50% *vs.* 16%，$P = 0.005$）。其他研究者采用不同的方法证实了这些关联。Lee等[6]发现，在支架置入患者中，OCT发现的TCFA与PCI后心肌肌钙蛋白I升高有关。他们认为，OCT证实存在TCFA是PCI支架置入术后MI的独立预测因素（$OR = 10.47$，95% CI 3.74～29.28，

$P < 0.001$）。Ozaki 等[7] 的研究表明，在 PCI 术后磁共振成像显示微血管阻塞的 ACS 患者中，OCT 发现的 TCFA 更常见（43% *vs.* 9%，$P = 0.012$）。图 7-1 总结了一个出现无复流现象的典型病例。

脂质斑块的影响不仅限于围术期并发症，还包括 PCI 相关远期并发症。Ino 等[8] 的一项回顾性研究共纳入了 319 例在依维莫司洗脱支架置入后立即接受 OCT 检查的患者，结果显示脂质斑块（OR = 5.99，95% CI 2.89 ～ 12.81，$P < 0.001$）和最小管腔面积（OR = 0.64，95% CI 0.42 ～ 0.96，$P = 0.029$）是支架边缘再狭窄的独立预测因素。受试者操作特征（ROC）分析显示，脂质弧为 185°（敏感性 71%，特异性 72%，AUC = 0.761）和最小管腔面积为 4.10 mm² （67%，特异性 77%，AUC = 0.787）是预测缺血驱动的两枚支架内再狭窄的最佳临界值。这一信息非常有用，尤其适用于在弥漫长病变中判断最佳着陆区。

钙化病变

对严重钙化病变进行 PCI 仍然具有挑战性，因为球囊 / 支架输送和实现最佳支架膨胀均存在困难。与非钙化病变的 PCI 相比，这可能会导致手术失败率升高和术后结局不理想。OCT 是指导钙化病变 PCI 最有效的工具之一，因为它可以根据钙化病变的纵向和横向分布及精确测量其厚度来评估钙化的严重程度。

Kubo 等[9] 曾对 61 例造影发现罪犯病变严重钙化的患者进行了回顾性研究，明确了钙化断裂厚度、球囊扩张后钙化断裂与支架膨胀程度之间的关系。该研究显示，钙化断裂厚度的中位数和最大值分别为 450 μm ［四分位数间间距（IRQ）= 300 ～ 660 μm］和 770 μm。与没有钙化断裂的病变相比，有钙化断裂的病变支架膨胀效果更好，缺血驱动的靶病变血运重建发生率更低（7% *vs.* 28%，$P = 0.046$）。Maejima 等[10] 也证实了这些研究结果，他们评估了冠状动脉旋磨术（RA）后基于 OCT 评估的钙化特征与球囊血管成形术后出现钙化裂缝之间的关系。他们发现，与未出现钙化裂缝相比，血管成形术后出现钙化裂缝的节段中位钙化角度更大 ［（360°，IQR 46° ～ 360°）*vs.* （147°，IQR 118° ～ 199°），$P < 0.001$］，钙化病变

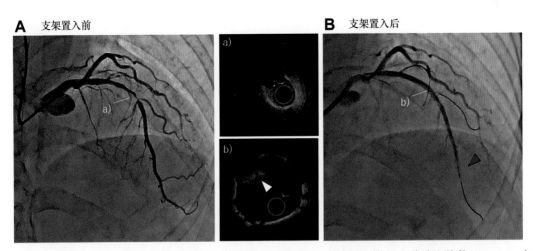

图 7-1　一例富脂斑块和 TCFA 导致无复流现象的典型病例。**A.** 支架置入前：a）富脂斑块伴 TCFA。**B.** 支架置入后：红色箭头所指为无复流现象，b）支架置入后 OCT 图像，斑块突出（白色箭头）。

更薄（0.53 mm±0.28 mm *vs.*1.02 mm±0.42 mm，$P < 0.001$）。预测钙化裂缝的最佳钙化角度阈值和钙化厚度阈值分别为227°和0.67 mm。这些数据表明，在治疗重度钙化病变时，需要进行最佳的病变预处理，OCT可以作为一种强有力的工具，在不进行RA消蚀的情况下，通过最佳扩张来预测钙化裂缝的概率。

RA是一种治疗严重钙化病变的潜在方法，可有效磨损钙化斑块，从而促进球囊/支架的输送和支架达到最佳膨胀。然而，有研究显示，RA可导致穿孔、慢血流/无复流、冠状动脉夹层等相关并发症。此外，钙化病变旋磨不充分可能会导致支架膨胀不全，从而导致未来支架内再狭窄。因此，建议在RA术前进行血管内成像，以避免发生潜在的手术相关并发症，实现有效的冠状动脉旋磨消蚀。近期一项纳入25例患者（26处病变）在RA前后接受OFDI的回顾性研究评估了是否可以通过RA前的OFDI预测RA部位和钙化斑块的面积，并研究了相关的预测因素[11]。研究显示，在87%的横断面中，至少部分预测区域（在OFDI导管的中心与血管壁重叠处画一个大小类似旋磨头的圆的区域）被消蚀。因此，该研究认为可以通过OFDI导管路径预测RA的位置。相反，当考虑面积时，正确率（预测面积正确）和错误率（非预测到的消蚀面积）的中位数分别为43.1%和64.2%。这表明，基于OFDI导管预测消蚀的准确性并不高。在这项研究中，使用软导丝、管腔面积小、OFDI导管靠近内膜及钙化角度大与预测良好（高正确率、低错误率区域）独立相关。相反，除了非左前降支病变和OFDI导管/导丝远离内膜外，OFDI导管远离导丝也与消蚀区域预测不良有关（低正确率、高错误

率区域）。这一研究表明，误差的部分原因可能是旋磨头和OFDI导管在导管设计上的根本区别（即整体交换型 *vs.* 快速交换型）。如果OFDI导管和导丝之间的距离较远（图7-2），由于旋磨头穿过导丝，因此基于导丝而非OFDI导管的预测可能会有所帮助。图7-3展示了预测良好和不良的典型案例。

临床试验

OCT指导的PCI在普通人群中的应用

多项临床试验对比了OCT指导的PCI与血管造影或IVUS指导的PCI的临床效果。2012年，Prati等[12]报道了一项大规模多中心回顾性研究，比较了血管造影结合OCT指导PCI与单纯血管造影指导PCI的临床结局。未校正的中期随访数据分析显示，OCT组12个月内发生心源性死亡（1.2% *vs.* 4.5%，$P = 0.010$）、心源性死亡或MI（6.6% *vs.* 13.0%，$P = 0.006$），以及心源性死亡、MI或再次血运重建复合终点（9.6% *vs.* 14.8%，$P = 0.044$）的发生率显著较低。尽管经过多因素Logistic回归分析和倾向性评分对各组之间的基线和手术操作差异进行了校正，但OCT组仍显示心源性死亡或MI的风险显著下降。一项更大规模的队列研究（Pan-London PCI registry）证实了这些发现，该研究纳入了123 764例在英国国民健康服务医院接受PCI的患者[13]，与接受IVUS指导（12.2%）或血管造影指导（15.7%，$P < 0.0001$）PCI的患者相比，接受OCT指导PCI（7.7%）的患者死亡率明显下降，择期PCI（$P < 0.0001$）和ACS亚组（$P = 0.0024$）的患者死亡率均有显著差异。总体而言，经过多因素Cox分析（HR = 0.48,95% CI 0.26～0.81,

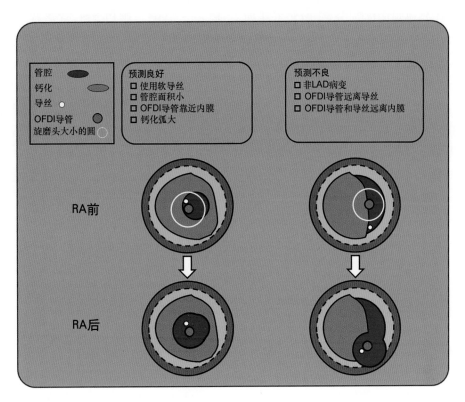

图 7-2　预测旋磨术位置的相关因素。使用软导丝、管腔面积小、OFDI 导管靠近内膜及钙化角度大都与良好的预测结果相关。非左前降支（LAD）病变、OFDI 导管远离导丝、OFDI 导管和导丝远离内膜与OFDI 预测不良有关。

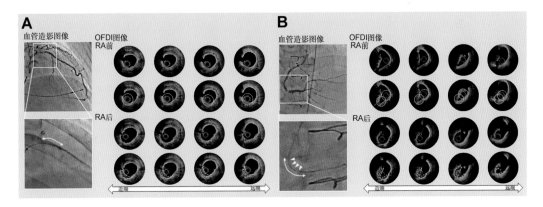

图 7-3　预测良好和预测不良病例的典型血管造影和 OFDI 图像。**A.** 预测良好的病例。**B.** 预测不良的病例。可见有造影剂（左上）和无造影剂（左下）的血管造影图像。右图为 RA 前后的 OFDI 结果。白色双箭头指示靶病变。白色三角形表示导丝位置。白色圆圈表示具有旋磨头尺寸的圆圈。蓝色虚线表示预测消蚀面积（P 区）。黄色虚线表示实际消蚀区域（A 区）。绿色虚线区表示基于线性预测的 P 区。在预测良好的情况下（A），P 区和 A 区在所有横断面上都相似，而在预测不良的情况下，A 区位于 RA 前 OFDI图像上导丝位置周围（绿色虚线区域），而不是 OFDI 导管周围（蓝色虚线：P 区）。A 区，实际消蚀区域；OFDI，光学频域成像；P 区，预测消蚀区域；RA，旋磨术。

$P = 0.001$ ）和倾向匹配分析（OCT 队列与单纯血管造影队列相比的 HR = 0.39，95% CI 0.21 ~ 0.77，$P = 0.0008$）后，这种差异依然存在，而在匹配的 OCT 队列和 IVUS 队列中没有差异（HR = 0.88，95% CI 0.61 ~ 1.38，$P = 0.43$）。这些来自大规模注册研究数据表明，OCT 指导的 PCI 比血管造影指导的 PCI 临床结局更好，与 IVUS 指导的 PCI 临床结局相似。

Habara 等[14] 报告了这一领域的首项随机试验结果，他们纳入了 70 例新发冠状动脉病变患者，比较了 OCT 指导和 IVUS 指导的 PCI。IVUS 指导组的主要终点最小支架面积（MSA）明显大于 OCT 指导组（$7.1 \text{ mm}^2 \pm 2.1 \text{ mm}^2$ vs. $6.1 \text{ mm}^2 \pm 2.2 \text{ mm}^2$）。在这项研究中，与 OCT 成像相比，IVUS 成像对于最狭窄节段和参考节段管腔边界的可视性明显更好。他们推测，OCT 难以检测血管边界主要是由于 OCT 指导 PCI 组的膨胀压力较低，球囊后扩张的频率和压力也较低，因此 PCI 后获得的 MSA 明显较小。然而，由于患者样本量较小，这些结果只是推测性的，而且这项研究没有评估 OCT 指导的 PCI 与 IVUS 指导组的临床结局。

2016 年，两项大型前瞻性随机试验评估了 OCT 指导 PCI 与 IVUS 或血管造影指导 PCI 的疗效。ILUMIEN Ⅲ试验是一项前瞻性随机多中心试验，旨在比较 OCT 指导 PCI、IVUS 指导 PCI 及血管造影指导 PCI 的疗效和安全性[15]。主要的疗效和安全性终点分别是 PCI 后 OCT 测量的 MSA 和术后 MACE。450 例患者按 1∶1∶1 的比例随机接受了 OCT 指导、IVUS 指导或血管造影指导下的支架置入术。在这项研究中，OCT 指导下的支架尺寸根据近端和远端参考节段的 EEL 测量值来确定。如果 EEL

周长 > 180°，则以 EEL 直径作为血管直径。然后，根据近端或远端参考节段中较小的 EEL 直径来选择支架直径，并向下取整至最接近的 0.25 mm。如果 EEL 周长 > 180° 无法显示，则使用管腔直径来确定支架尺寸。支架置入后，进行 OCT 成像，必要时同时反复进行高压或更大的非顺应性球囊扩张，以达到至少可接受的支架膨胀（相对于最近的参考节段，支架近端和远端的 MSA 均 > 90%）。根据这一标准，他们发现 OCT 指导的支架置入术达到的 MSA 与 IVUS 指导的支架置入术相似。OCT 指导下的最终中位 MSA 为 5.79（第一和第三四分位数 4.54 ~ 7.34）mm^2，IVUS 指导下为 5.89（4.67 ~ 7.80）mm^2，血管造影指导下为 5.49（4.39 ~ 6.59）mm^2。OCT 指导下的 MSA 与血管造影指导下的 MSA 相似（$P = 0.12$），但支架膨胀明显大于血管造影指导组（$P = 0.02$）。此外，就 PCI 后的 MSA 而言，OCT 指导不劣于 IVUS 指导（$P = 0.001$），但也不优于 IVUS 指导（$P = 0.42$）。与 IVUS 指导和血管造影指导相比，OCT 指导组大夹层和严重异位病例较少。总的手术 MACE 发生率为 3.8%（6/158），组间无差异。遗憾的是，ILUMIEN Ⅲ试验并不是为了评估 OCT 指导和 IVUS 指导支架置入术的临床结局差异，而是为了评估手术相关 MACE 和 30 天临床结局。

OPINION［Optical Frequency Domain Imaging（OFDI）vs Intravascular Ultrasound in Percutaneous Coronary Intervention］试验是迄今为止最大的前瞻性多中心随机试验，共纳入 829 例患者，目的是评估在 1 年时主要终点靶血管失败（由心源性死亡、靶血管相关 MI 和缺血驱动的靶血管血运重建构成的复合终点）方面，OFDI 指导的 PCI 与 IVUS 指导的 PCI 相比的非劣效性[16]。迄今为止，这是唯一一项评估 OCT 指导 PCI 与 IVUS 指导 PCI 在 PCI 术后 1 年临床结局方面的随机试验。与 ILUMIEN Ⅲ 试验不同，OPINION 试验采用了基于参考管腔的支架尺寸，以比远端参考部位的平均管腔直径大 0～0.25 mm 确定支架直径，然后使用比近端参考部位的平均管腔直径大 0～0.25 mm 的球囊进行后扩张；而在 IVUS 指导的 PCI 组中，支架直径等于或大于远端参考部位的平均管腔直径，且等于或小于近端参考部位的平均管腔直径。支架尺寸标准的差异反映在各组所选支架尺寸的不同。与 IVUS 指导的 PCI 组相比，OFDI 指导的 PCI 组选择的支架直径明显较小（2.92 mm±0.39 mm vs. 2.99 mm±0.39 mm，$P = 0.005$），但差异很小。尽管如此，OFDI 指导的 PCI 患者随访 1 年后的主要终点靶血管失败的发生率不劣于 IVUS 指导的 PCI 患者（5.2% vs. 4.9%，$P = 0.04$）。随访 8 个月时，血管造影下的晚期管腔丢失、狭窄直径百分比或支架内再狭窄率均无差异。

OPINION 试验有预先设定的成像子研究，以明确在当前一代 DES 置入后，IVUS 和 OCT 指导对 PCI 在急性期和中期血管反应方面的影响[17]。共有 103 例最初连续入组的患者被纳入该子研究，所有患者在 PCI 后均使用两种手段（IVUS 和 OFDI）进行腔内成像，并在 8 个月时通过进行 OFDI。PCI 后即刻，OFDI 指导的 PCI 组最小支架面积较小（5.28 mm²±1.65 mm² vs. 6.12 mm²±2.34 mm²，$P = 0.088$），因为 OFDI 指导的 PCI 组所选支架尺寸明显小于 IVUS 指导的 PCI 组（2.92 mm±0.41 mm vs. 3.11 mm±0.39 mm，$P = 0.01$）。然而，如 OPINION 主试验所示，这种微小的差

异对使用第二代 DES 进行 PCI 的临床结果没有影响。事实上，OFDI 指导的支架选择还展现出一些积极作用。OFDI 指导的 PCI 组近端支架边缘夹层伴血肿（$P = 0.04$）和组织突出（$P = 0.014$）发生率明显低于 IVUS 指导的 PCI 组。这可能是因为使用了基于 OFDI 远端管腔测量的较为保守的支架尺寸策略。在该研究中，PCI 后行 OFDI 显示，IVUS 指导的 PCI 组的 MSA 大于 OFDI 指导的 PCI 组；但是，两组随访期间的最小管腔面积相当（$P = 0.18$），这主要是由于 OFDI 指导的 PCI 组的新生内膜增生较小（0.56 mm²±0.30 mm² vs. 0.80 mm²±0.65 mm²，$P = 0.057$）。与 OFDI 指导的 PCI 相比，IVUS 指导的 PCI 由于选择支架尺寸更加激进，可能会增加新生内膜增生。相比之下，IVUS 指导的 PCI 组支架未覆盖率明显低于 OFDI 指导的 PCI 组，这可能是 IVUS 指导的 PCI 优于 OFDI 指导的一个方面。

OCT 指导的 PCI 在急性冠脉综合征（ACS）患者中的应用

众所周知，ACS 罪犯病变的性质与慢性冠脉综合征（CCS）不同，其为富脂斑块伴或不伴 TCFA 和血栓，更容易诱发无复流现象。OCT 能够更好地显示这些罪犯病变的特征，因此有望在这种临床情境下发挥作用。目前，有关 OCT 指导 ACS 患者 PCI 的临床结局数据还很有限。在 CLI-OPCI Ⅱ 试验[18]的亚组分析中，Prati 等[19]评估了接受 PCI 的 ACS 患者对预后有影响的术后罪犯病变 OCT 特征。他们报道，支架置入效果不佳（定义为存在明显的残余支架内斑块/血栓突出）（HR = 2.35，$P < 0.01$）、支架内最小管腔面积 < 4.5 mm²（HR = 2.72，$P < 0.01$）、支架远端边缘夹

层 > 200 μm（HR = 3.84，P < 0.01）、支架远端（HR = 6.07，P < 0.001）或近端（HR = 8.50，P < 0.001）边缘参考管腔面积 < 4.5 mm^2，均与设备引起的心血管事件独立相关。术后对经治疗的罪犯病变进行的 OCT 评估显示，55.2% 的病例至少存在其中一种情况，同时经随访发生设备引起的心血管事件的风险增加（17.9% $vs.$ 4.8%，P < 0.001）。上述情况中存在至少一项（HR = 3.69，P = 0.002）和残留的支架内斑块 / 血栓突出（HR = 2.83，P = 0.008）被证实是设备引起的心血管事件的独立预测因素。在这项针对 ACS 患者的回顾性研究中，OCT 定义的罪犯病变处支架置入不理想的特征和残留的支架内斑块 / 血栓突出与不良预后相关。重要的是，与 CLI-OCPI Ⅱ 试验主研究的对象（也包括稳定型冠状动脉疾病的择期患者）[18] 相比，ACS 患者中 OCT 定义的支架置入不理想的比例明显更高（55.2% $vs.$ 31.0%，P < 0.01）。这些数据表明，ACS 患者支架置入不良的风险通常较高；因此，在有 PCI 指征时，ACS 患者可能会从 OCT 指导中获益更多。

DOCTORS（Does Optical Coherence Tomography Optimize Results of Stenting）是一项多中心随机试验，比较了 240 例非 ST 段抬高的 ACS 患者进行 OCT 指导和血管造影指导的 PCI[20]。这项研究的主要终点是 PCI 术后的血流储备分数（FFR）值。在 OCT 组中，支架尺寸根据参考血管大小确定，如果支架膨胀率（MSA/ 参考管腔面积）≤ 80%，则建议进行支架优化。OCT 指导组的 PCI 后 FFR［（0.94±0.04）$vs.$（0.92±6.05），P = 0.005］和 PCI 后 FFR > 0.9 的概率（82.5% $vs.$ 64.2%，P = 0.0001）明显高于血管造影指导组；与血管造影指导组相比，OCT 指导组的最终血管造影直径狭窄率显著低于血管造影指导组（7.0%±4.3% $vs.$ 8.7%±6.3%，P = 0.01）。在 OCT 指导组中，50% 的病例进行了额外的支架优化，而在血管造影指导组中，22.5% 的病例进行了额外的支架优化。支架优化后，OCT 组的支架膨胀率从 78.9%±12.4% 提高到 84.1%±7.3%。尽管这些数据提示了 ACS 患者可以从 OCT 指导的 PCI 中获益，但还没有随机研究评估 OCT 指导的 PCI 对 ACS 罪犯病变支架置入后急性和慢性血管反应的具体影响。目前，OPINION ACS 试验正在进行中，旨在明确 IVUS 和 OFDI 指导对 ACS 患者使用当新一代 DES 进行 PCI 的影响[21]，预计会有更多相关证据。

重要信息

一些大样本的注册研究和随机试验表明，在围术期和中期随访临床终点结局方面，OCT 优于血管造影，而不劣于 IVUS。虽然目前尚缺乏专门的随机研究对比 OCT 指导的 PCI 和血管造影指导的临床结局，但上述针对 IVUS 指导特定患者 PCI 的大规模临床试验所得出的优效性研究结果很可能也适用于 OCT 指导的 PCI。事实上，近期的一项荟萃分析纳入了 17 882 例在血管造影、IVUS 或 OCT 指导下接受支架置入手术的患者，涉及 17 项随机对照试验和 14 项观察性研究，结果显示，与血管造影指导相比，IVUS 或 OCT 指导支架置入可显著降低 MACE 和心血管死亡率，但 IVUS 和 OCT 之间无疗效差异[22]。然而，每个试验都有严格的纳入和排除标准（表 7-1）。关于排除标准，大多数研究排除了心源性休克、慢性肾衰竭、冠状动脉左主

表 7-1　关于 OCT、IVUS 与血管造影指导下 PCI 临床试验

作者或试验名称	比较	研究设计类型	研究对象	主要排除标准	主要结果
Habara et al.[12]	OCT vs. IVUS (n = 70)	随机：IVUS 与 OCT 的优劣对比	稳定型心绞痛 (n = 63, 90%) 和不稳定型心绞痛 (n = 7, 10%)	心源性休克，冠状动脉左主干病变，完全闭塞病变，弥漫病变 (长度 > 25 mm)，分叉病变，大血管病变 (参考血管直径 > 3.5 mm)，严重迂曲血管病变，血清肌酐 > 2 mg/dl 的患者	• 与 IVUS 指导的 PCI 组相比，OCT 指导组支架膨胀较小，参考节段严重残余狭窄更常见
Jones et al.[11]	OCT vs. IVUS vs. 血管造影	通过多因素 Cox 分析和倾向匹配进行校正的回顾性研究	稳定型心绞痛 (n = 144, 57.1%) 和 ACS	急性 ST 段抬高型心肌梗死患者和接受压力导丝指导 PCI 的患者	• 与血管造影指导的 PCI 组相比，OCT 指导的 PCI 可改善远期死亡率 (中位数为 4.8 年；四分位数间距 2.2 ~ 6.4 年)，OCT 和 IVUS 指导组之间无差异 (HR = 0.88, 95% CI 0.61 ~ 1.38 年，P = 0.43)
Iannaccone et al.[21]	OCT vs. 血管造影 (n = 540)	进行倾向匹配的回顾性研究	ACS (不稳定型心绞痛: n = 88, 15%; NSTEMI: n = 192, 34%; STEMI: n = 290, 51%)	N/A	• OCT 指导组支架置入数量显著较少 (主要终点) • OCT 指导组的 MACE 发生率较低 (11% vs. 16%, P = 0.06)
CLI-OPCI[10]	OCT vs. 血管造影 (n = 670)	回顾性多因素分析	稳定型冠状动脉疾病 (n = 264, 39%), NSTEMI (n = 197, 29%), STEMI (n = 209, 31%)	N/A	• OCT 指导的心源性死亡或 MI 风险显著较低 [OR = 0.49 (0.25 ~ 0.96), P = 0.037]
Doctors[18]	OCT vs. 血管造影 (n = 240)	随机：OCT 的优效性	NSTEMI (n = 240, 100%)	心源性休克，严重肾功能不全 [估计肾小球滤过率 (eGFR) ≤ 30 ml/min]，左主干病变、支架内再狭窄	• OCT 指导的 PCI 组的术后 FFR (主要终点) 显著高于血管造影指导组 (0.94±0.04 vs. 0.92±0.05, P = 0.005，与血管造影指导组相比，OCT 指导

续表

作者或试验名称	比较	研究设计类型	研究对象	主要排除标准	主要结果
Sheth et al.[22]	OCT vs. 血管造影（n=642）	进行倾向匹配的回顾性研究	STEMI（n=642，100%）	既往接受冠状动脉旁路移植术、冠状动脉严重钙化或迂曲、心源性休克或明确的肾衰竭、ST段持续抬高的患者	组支架后扩张率更高（43% vs. 12.5%，P<0.0001），残余狭窄更低（7.0%±4.3% vs.8.7%±6.3%，P=0.01） • 与血管造影指导相比，OCT指导组的最终支架内最小管腔直径更大（2.99 mm±0.48 mm vs. 2.79 mm±0.47 mm，P<0.0001） • 术后1年时临床疗效无明显差异
OPINION[14]	OCT vs. IVUS	随机：OCT vs. IVUS的非劣效性	稳定型心绞痛（n=715，88%）；不稳定型心绞痛（n=101，12%）	慢性肾脏病、心源性休克、血液透析或腹膜透析、三支病变、左主干病变、主动脉开口病变、慢性完全闭塞、小血管疾病（参考血管直径<2.5 mm）、冠状动脉旁路移植、支架内再狭窄的患者	• 接受OFDI指导PCI的患者中有5.2%出现罪犯血管失败，而接受IVUS指导PCI组为4.9%，这表明OFDI指导PCI不劣于IVUS指导PCI（HR 1.07，单边95% CI上限1.80，P非劣效性=0.042） • OFDI指导PCI和IVUS指导PCI的支架内再狭窄率相当（支架内再狭窄：1.6% vs. 1.6%，P=1.00；节段内再狭窄：6.2% vs. 6.0%，P=1.00）
ILUMIEN Ⅲ[13]	OCT vs. IVUS vs. 血管造影（n=450）	随机：OCT不劣于IVUS，但优于血管造影	无症状心肌缺血：（n=133，29.6%）；稳定型心绞痛：n=153，34%；不稳定型心绞痛：n=85，18.9%；NSTEMI：n=63，14%；近期STEMI：n=16，3.6%）	心源性休克、慢性肾脏病患者 eGFR<30 ml/min，左主干或右冠状动脉狭窄、桥血管狭窄、慢性完全闭塞、拟双支双叉病变、支架内再狭窄	• 就最终的中位最小支架面积而言，OCT指导组不劣于IVUS指导（单边97.5% CI下限0.70 mm²，P=0.001），但不优于（P=0.42） • OCT指导不优于血管造影指导（P=0.12） • 各组间的手术相关MACE发生率无统计学差异

ACS，急性冠脉综合征；IVUS，血管内超声；MACE，主要不良心血管事件；NSTEMI，非ST段抬高型心肌梗死；OCT，光学相干断层成像；STEMI，ST段抬高型心肌梗死。

干病变、主动脉-冠状动脉开口处病变、慢性完全闭塞、小血管疾病（参考血管直径 < 2.5 mm）、冠状动脉旁路移植和支架内再狭窄的患者。因此，将这些证据应用到临床实践中时，需要小心谨慎。虽然有强有力的证据支持血管内成像在指导复杂病变形态（长病变和慢性完全闭塞）的 PCI 时具有优势，但对于简单病变或临床表现较稳定的患者，其获益可能较少。因此，在所有患者中常规使用血管内成像指导的作用还需要进一步评估，尤其是从成本效益的角度来看。

此外，由于血管内成像导管（如 IVUS 和 OCT）并不是魔术棒，因此将这些装置穿过静脉并不能保证支架的最佳膨胀效果。血管内成像指导的益处显然取决于图像解读和后续优化支架置入策略。在这一过程中，由于支架大小和支架置入后手术流程取决于测量数据（如基于参考节段 EEM *vs.* 管腔、选择近端 *vs.* 远端参考或两者都参考），因此即使使用相同的血管内成像方法指导 PCI，手术也可能不同。事实上，ILUMIEN Ⅲ 试验和 OPINION 试验在比较 IVUS 指导与 OCT 指导 PCI 时采用了相似理念，但不同的支架尺寸方案导致了不同的急诊手术结果。ILUMIEN Ⅲ 试验显示，OCT 指导 PCI 和 IVUS 指导 PCI 的 MSA 相似，而 OPINION 试验中 OFDI 指导 PCI 组的 MSA 小于 IVUS 指导 PCI 组。因此，重要的不是使用 IVUS 还是 OCT，而是对图像的解读，以及将其应用于后续手术。理想情况下，最好同时了解两种选择支架尺寸的技术标准，并根据病变类型（如局灶性或弥漫性、CCS 或 ACS、锥形或非锥形等）个性化使用，以避免围术期并发症并获得理想的长期预后。如果能很好地掌握这两种技术，术中应用 OCT 还是 IVUS 的问题将迎刃而解。

临床要点

- 脂质斑块被认为是导致 PCI 围术期并发症的潜在危险因素。
- OCT 可以作为预测 PCI 期间旋磨效果的良好工具。
- 虽然有强有力的证据支持血管内成像在指导复杂病变形态（长病变和慢性完全闭塞）PCI 方面的优势，但对于简单病变或临床状况较为稳定的患者，其优势可能较小。

利益冲突声明

H.Otake 接受了 Abbott Vascular ante Terumo Co. 的讲座酬金。

参考文献

1. Kubo T, Akasaka T, Shite J, et al. OCT compared with IVUS in a coronary lesion assessment: the OPUS-CLASS study. JACC Cardiovasc Imaging 2013;6:1095–104.
2. Nishi T, Imura S, Kitahara H, et al. Head-to-head comparison of quantitative measurements between intravascular imaging systems: An in vitro phantom study. Int J Cardiol Heart Vasc 2021;36:100867.
3. Garcia-Guimaraes M, Antuna P, De la Cuerda F, et al. High-definition IVUS versus OCT to assess coronary artery disease and results of stent implantation. JACC Cardiovasc Imaging 2020;13:519–21.
4. Yabushita H, Bouma BE, Houser SL, et al. Characterization of human atherosclerosis by optical coherence tomography. Circulation 2002;106:1640–5.
5. Tanaka A, Imanishi T, Kitabata H, et al. Lipid-rich plaque and myocardial perfusion after successful stenting in patients with non-ST-segment elevation acute coronary syndrome: an optical coherence tomography study. Eur Heart J 2009;30:1348–55.
6. Lee T, Yonetsu T, Koura K, et al. Impact of coronary

plaque morphology assessed by optical coherence tomography on cardiac troponin elevation in patients with elective stent implantation. Circ Cardiovasc Interv 2011;4:378–86.

7. Ozaki Y, Tanaka A, Tanimoto T, et al. Thin-cap fibroatheroma as high-risk plaque for microvascular obstruction in patients with acute coronary syndrome. Circ Cardiovasc Imaging 2011;4:620–7.

8. Ino Y, Kubo T, Matsuo Y, et al. Optical coherence tomography predictors for edge restenosis after everolimus-eluting stent implantation. Circ Cardiovasc Interv 2016;9:e004231.

9. Kubo T, Shimamura K, Ino Y, et al. Superficial calcium fracture after PCI as assessed by OCT. JACC Cardiovasc Imaging 2015;8:1228–9.

10. Maejima N, Hibi K, Saka K, et al. Relationship between thickness of calcium on optical coherence tomography and crack formation after balloon dilatation in calcified plaque requiring rotational atherectomy. Circ J 2016;80:1413–9.

11. Tanimura K, Otake H, Kawamori H, et al. Prediction of the debulking effect of rotational atherectomy using optical frequency domain imaging. Heart Vessels 2021;36:1265–74.

12. Prati F, Di Vito L, Biondi-Zoccai G, et al. Angiography alone versus angiography plus optical coherence tomography to guide decision-making during percutaneous coronary intervention: the Centro per la Lotta contro l'Infarto-Optimisation of Percutaneous Coronary Intervention (CLI-OPCI) study. EuroIntervention 2012;8:823–9.

13. Jones DA, Rathod KS, Koganti S, et al. Angiography alone versus angiography plus optical coherence tomography to guide percutaneous coronary intervention: outcomes from the pan-London PCI cohort. JACC Cardiovasc Interv 2018;11:1313–21.

14. Habara M, Nasu K, Terashima M, et al. Impact of frequency-domain optical coherence tomography guidance for optimal coronary stent implantation in comparison with intravascular ultrasound guidance. Circ Cardiovasc Interv 2012;5:193–201.

15. Ali ZA, Maehara A, Genereux P, et al. Optical coherence tomography compared with intravascular ultrasound and with angiography to guide coronary stent implantation (ILUMIEN III: OPTIMIZE PCI): a randomised controlled trial. Lancet 2016;388:2618–28.

16. Kubo T, Shinke T, Okamura T, et al. Optical frequency domain imaging vs. intravascular ultrasound in percutaneous coronary intervention (OPINION trial): Study protocol for a randomized controlled trial. J Cardiol 2016;68:455–60.

17. Otake H, Kubo T, Takahashi H, et al. Optical frequency domain imaging versus intravascular ultrasound in percutaneous coronary intervention (OPINION Trial): Results from the OPINION Imaging Study. JACC Cardiovasc Imaging 2018;11:111–23.

18. Prati F, Romagnoli E, Burzotta F, et al. Clinical impact of OCT findings during PCI: the CLI-OPCI II Study. JACC Cardiovasc Imaging 2015;8:1297–305.

19. Prati F, Romagnoli E, Gatto L, et al. Clinical impact of suboptimal stenting and residual intrastent plaque/thrombus protrusion in patients with acute coronary syndrome: the CLI-OPCI ACS Substudy (Centro per la Lotta Contro L'Infarto-Optimization of Percutaneous Coronary Intervention in Acute Coronary Syndrome). Circ Cardiovasc Interv 2016;9:e003726.

20. Meneveau N, Souteyrand G, Motreff P, et al. Optical coherence tomography to optimize results of percutaneous coronary intervention in patients with non-st-elevation acute coronary syndrome: results of the multicenter, randomized DOCTORS Study (Does Optical Coherence Tomography Optimize Results of Stenting). Circulation 2016;134:906–17.

21. Otake H, Kubo T, Shinke T, et al. OPtical frequency domain imaging vs. INtravascular ultrasound in percutaneous coronary InterventiON in patients with Acute Coronary Syndrome: study protocol for a randomized controlled trial. J Cardiol 2020;76:317–21.

22. Buccheri S, Franchina G, Romano S, et al. Clinical outcomes following intravascular imaging-guided versus coronary angiography-guided percutaneous coronary intervention with stent implantation: a systematic review and Bayesian network meta-analysis of 31 studies and 17,882 patients. JACC Cardiovasc Interv 2017;10:2488–98.

第 8 章　OCT 的新兴技术：冠状动脉微型光学相干断层成像

Kensuke Nishimiya，MD，PhD[a]，Radhika K. Poduval，PhD[b, c]，Guillermo J. Tearney，MD，PhD[b, c, d, e]，*

关键词

- OCT ● 微型 OCT（μOCT）● 内皮细胞 ● 炎症细胞 ● 巨噬细胞 ● 胆固醇结晶 ● 斑块侵蚀

要点

- 目前上市的 OCT 系统的分辨率为 10 ～ 20 μm，这不足以识别冠状动脉病变的许多关键特征，如存在中性粒细胞、巨噬细胞、单核细胞、血管平滑肌细胞和血管壁内的成纤维细胞等。
- 新型 OCT 的空间分辨率为 1 ～ 2 μm，它被称为微型光学相干断层成像（μOCT），可在原位细胞和亚细胞水平上观察冠状动脉的微结构。
- 目前已经开发出用于 μOCT 的血管内导管，可用于血管腔内成像，并已在尸体冠状动脉和活体动物中进行了演示。

引言

冠状动脉内 OCT 在介入心脏病学中发挥着重要作用，这一技术可以实现医生对冠状动脉形态的准确可视化[1-2]。OCT 的分辨率为 10 ～ 20 μm[3-4]，能够识别冠状动脉斑块的独特结构特征，如巨噬细胞聚集[5]、钙化[5-7]、脂质[5-7]、薄纤维帽[1, 5-8]、胆固醇结晶[6] 和内膜 / 中层增厚[7-9] 等，这些信息具有潜在的临床应用

[a] Department of Cardiovascular Medicine, Tohoku University Graduate School of Medicine, 1-1 Seiryo-machi, Aoba-ku, Sendai, Miyagi, Japan; [b] Wellman Center for Photomedicine, Massachusetts General Hospital, Boston, MA, USA; [c] Harvard Medical School, Boston, MA, USA; [d] Department of Pathology, Massachusetts General Hospital, 55 Fruit Street, Boston, MA 02114, USA; [e] Harvard-MIT Division of Health Sciences and Technology Division, Cambridge, MA, USA
* Corresponding author. Department of Pathology, Harvard Medical School and Massachusetts General Hospital, Wellman Center for Photomedicine, 55 Fruit Street, Boston, MA 02114.
E-mail address: gtearney@partners.org

Intervent Cardiol Clin 12 (2023) 237–244
https://doi.org/10.1016/j.iccl.2023.01.001
2211-7458/23/© 2023 Elsevier Inc. All rights reserved.

价值[10]。ISCHEMIA 和 REVIVED-BCIS2 试验[11-12]强调了在 PCI 之前进行最佳药物治疗（OMT）的重要性。OCT 可以指导 OMT，对心血管疾病风险进行分层，明确冠状动脉粥样硬化斑块的前体病变。目前临床可用的 OCT 无法达到该目标，因为这些冠状动脉病变中的关键特征，如中性粒细胞、巨噬细胞、单核细胞、血管平滑肌细胞和成纤维细胞都小于 OCT 的最小分辨率。为了弥补这些不足，一种新的 OCT 被开发出来，其空间分辨率为 1 ～ 2 μm，即 μOCT[13]。本章总结了 μOCT 在细胞和亚细胞水平可视化冠状动脉结构方面的潜在作用，以及它在临床上的应用价值和未来展望。

μOCT

μOCT 的发展

2011 年，μOCT 成像以台式显微镜成像系统问世[13]。随后该技术进一步发展，推出了适用于腔内成像的光纤 μOCT 探针[14-15]。在 2019 年，人们将光纤成像元件整合到一根适用于在体冠状动脉成像的导管中[16]。动物模型层面的 μOCT 成像

结果表明，这项技术有望在不久的将来用于人体研究[17]。

μOCT 用于识别冠状动脉内皮细胞

冠状动脉内膜被一层厚度为 1 ～ 2 μm 的内皮细胞（EC）覆盖（图 8-1）。在正面扫描电子显微镜（SEM）图像中，可以看到冠状动脉内皮表面呈典型的鹅卵石图案，被称为"内皮堆砌"[18]。研究者认为，内皮堆砌和 EC 屏障的破坏会引发冠状动脉粥样硬化，因为它允许低密度脂蛋白和白细胞进入内膜，导致斑块形成[19-20]。内膜的结构变化可以被局部内皮剪切应力（ESS）诱发，进而加速内皮功能障碍[19]。既往研究表明，较低或湍流的 ESS 会改变 EC 形态，使其随着血液流动逐渐排列成梭形[21-22]。EC 形态的改变具有临床意义，这使得血管通透性增加，加速冠状动脉斑块的形成。EC 的进一步丢失可能会导致进行性斑块侵蚀，从而导致血栓性病变，这是 ACS 的主要组织病理学前体病变之一[22-24]。因此，EC 的可视化是理解人体冠状斑块进展方式和破裂机制的关键步骤。

SEM 是目前体外血管内皮成像的金

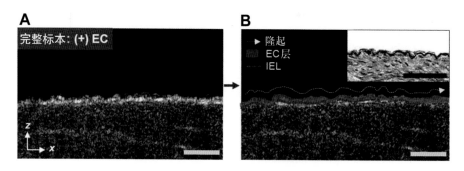

图 8-1　A. 猪冠状动脉体外横断面的 μOCT 图像。**B**. 与 A 图相同的图像，突出显示 EC 层的形态。插图显示了相应的组织学。冠状动脉 EC 层（蓝色区域）在内弹力膜（IEL）（粉色虚线）上形成隆起（黄色箭头），μOCT 可清晰显示。外观类似于相应 Movat 染色（插图）所见。比例尺，100 μm（Unpublished data, obtained at the Massachusetts General Hospital.）。

标准[18]。但是，SEM 的标本制备步骤复杂，包括固定、镀覆、脱水和干燥等。与 SEM 不同，μOCT 不需要制备样品，因为它可以在新鲜的、未固定的组织标本中进行[13, 25]。此外，SEM 图像只能提供表面视图。因此，通过 SEM 很难将 EC 形态与内皮表面下的其他冠状动脉特征相关联。μOCT 成像是断层成像，可以提供横断面（图 8-1）和三维（3D）视图（图 8-2）。断层成像使得医生可以观察到冠状动脉壁内层的微观结构[12, 16, 25-26]。在体外冠状动脉血管壁的 3D-μOCT 正面视图中，可以观察到典型的内皮堆砌，类似于 SEM 成像所见（图 8-2）[25]。μOCT 还可以在体外猪冠状动脉中观察到清晰的 EC[13]。研究者使用 SEM 对 μOCT 进行了 EC 可视化的准确性统计验证[25]。通过包含深度信息的横断面图像生成 3D-μOCT 拓扑图，这些图像参考了腔-冠界面，能够计算方均根误差（RMSE）[27] 以衡量 EC 表面的粗糙度。Liu 等的一项研究展示了通过 3D-μOCT 测量

的 RMSE 与相应 SEM 图像之间的正相关性（$R^2 = 0.95$，$P = 0.01$），这表明 3D-μOCT 表面成像在显示 EC 方面与目前的金标准——SEM 等效[13]。通过使用生物相容性黏合剂剥离猪冠状动脉表面的 EC 进一步证明 μOCT EC 成像的能力[25]。这个实验证实，3D-μOCT 观察到的冠状动脉表面粗糙度降低提示 EC 脱失（图 8-2）[25]。研究者发现，μOCT 识别出伴有 EC 脱失的病变可能具有重要意义，因为它可能提供更精确的方法来定位具有血栓形成倾向的侵蚀性血管区域。

在人类尸检标本的冠状动脉中进行的 μOCT 成像提示，EC 的独特生理学模式与潜在的冠状动脉斑块形态学有关。例如，在伴有内膜增厚的健康冠状动脉节段上，EC 覆盖明显，而在具有表浅钙化结节伴坏死核心的病变中，EC 覆盖不足（图 8-3）[25]。此外，相对于健康冠状动脉节段，人类 EC 在纤维脂质斑块上分布稀疏（图 8-3）[25]。与较轻的动脉粥样硬化病变

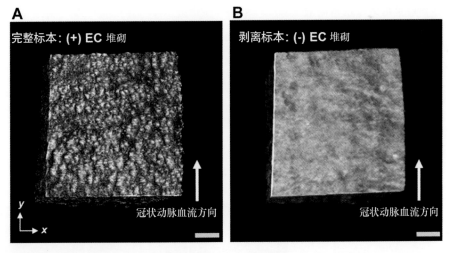

图 8-2 体外猪冠状动脉表面的 3D-μOCT 正面图像。**A.** 代表性的 μOCT 数据集的三维图像，显示冠状动脉表面完整部位的"内皮堆砌"特征及冠状动脉血流方向（白色箭头）。**B.** 冠状动脉表面区域光滑但失去内皮特征，提示 EC 在内弹力膜层内被剥离。比例尺，100 μm（Figure and caption reprinted with permission from Nishimiya K, et al.[25]）。

相比（图 8-3），纤维脂质斑块和纤维钙化斑块的 RMSE 和表面粗糙度显著降低。有研究显示，在 TCFA 病变中，凋亡巨噬细胞未能通过胞葬作用被有效清除[28]。这可能使得 TCFA 易于发生继发性坏死，进而导致坏死核心逐渐增大和纤维帽变薄[29]。因此，通过 μOCT 成像进行的内膜表面粗糙度测量（以 RMSE 表示）可能是冠状动脉粥样硬化早期表现的一种新标志物，这可能有助于在人体中对斑块易损性进行更精确的量化。

μOCT 用于识别炎症细胞

研究表明，针对巨噬细胞炎症小体产生的血管炎症的治疗策略（如秋水仙碱和抗 IL1b-mab）可以降低冠状动脉疾病的残余风险[30-32]。此外，中性粒细胞黏附于冠状动脉内皮表面，因此单核细胞 / 巨噬细胞浸润在冠状动脉粥样硬化病变的发展中起着关键作用[33]。巨噬细胞中炎症小体（NLRP3 基因）的激活加速了炎性细胞因子 / 趋化因子的生成和激活过程[34]。近期，人们开始关注中性粒细胞胞外陷阱（NET）的作用，这是一种可能加剧炎症小体产生的血管炎症的现象[35]。μOCT 可以显示这些病变，因为其可在体外观察人体冠状动脉的特定炎症细胞[13,26]。μOCT 能观察到单核细胞，它们是一种具有稀少细胞质和豆状核的大细胞，附着在内膜表面（图 8-4A）[13]。μOCT 中的巨噬细胞呈现为大的、圆形或椭圆形细胞，具有高度散射和絮状结构等特征。这一发现得到了通过体外培养的巨噬细胞进行 μOCT 验证的支持[26]。在 μOCT 图像中，相对于那些没有胆固醇结晶的情况，对胆固醇结晶的吞噬作用表现出较高的胞质散射[26]。3D-μOCT 具有清晰描绘吞噬高度散射胆固醇结晶的单个巨噬细胞的能力（图 8-4B ～ C）[26]。此外，μOCT 还能够成像附着在冠状动脉内皮表面的白

图 8-3　冠状动脉内皮表面粗糙度测量结果和不同斑块形态的代表性 μOCT 图像。**A**. 条形图显示不同冠状病变经 μOCT 测量得出的 RMSE 计算结果。在纤维脂质斑块中，RMSE 最小。内膜增生与纤维脂质斑块 / 纤维钙化斑块，以及纤维斑块与纤维脂质斑块 / 纤维钙化斑块之间存在统计学差异。使用单因素方差分析和事后分析进行统计学差异分析。**B ～ D**. 不同斑块形态的代表性 μOCT 图像。与内膜增生相比（**B**），纤维脂质斑块和纤维钙化斑块上的内皮细胞更为稀少（**C、D**）（Figure and caption reprinted with permission from Nishimiya K，et al.[25]）。

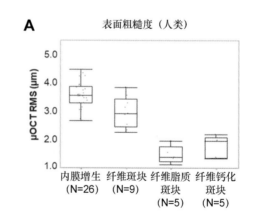

A　表面粗糙度（人类）

内膜增生（N=26）　纤维斑块（N=9）　纤维脂质斑块（N=5）　纤维钙化斑块（N=5）

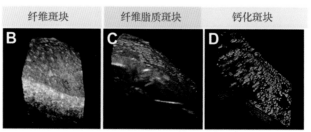

纤维斑块　　纤维脂质斑块　　钙化斑块

B　C　D

人类尸体冠状动脉 μOCT 图像

细胞（图 8-5A ～ C）[26]。这些炎症细胞的伪足突出显示了它们与内皮的锚定点（图 8-5D）。虽然尚未得到证实，但 μOCT 技术的分辨率可识别存在可能诱导 EC 凋亡并导致冠状动脉斑块侵蚀的 NET 的中性粒

细胞[36]。

血管内 μOCT

近期，血管内 μOCT 导管被制造出来并用于对人类尸检冠状动脉标本和在体动

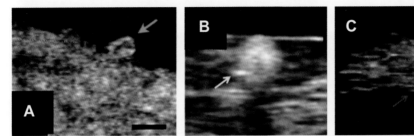

图 8-4　μOCT 用于单核细胞和巨噬细胞的可视化。A. μOCT 可以显示单核细胞，其为附着在内皮表面的大细胞，细胞质稀少，呈豆状核（绿色箭头）。B ～ C. 在人类尸检冠状动脉标本内使用 2D-μOCT 和 3D-μOCT 进行巨噬细胞成像，其细胞质中存在胆固醇包涵体，箭头表示吞噬作用（B 中的黄色箭头；C 中的红色箭头）。比例尺，30 μm（A）（Figure and caption reprinted with permission from Kashiwagi M，et al.[26]）。

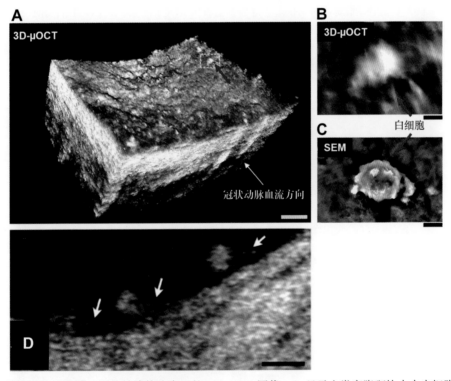

图 8-5　描绘白细胞附着于冠状动脉管腔表面的 3D-μOCT 图像。A. 显示人类富脂斑块中内皮细胞形态的 3D-μOCT 图像，箭头表示附着的白细胞（A、B 中的红色箭头）。C. SEM 图像显示黏附在冠状动脉内皮表面的单个白细胞。D. 这些炎症细胞的伪足突出显示了与内皮的锚定点。A 的比例尺，100 μm；B 和 C 的比例尺，10 μm；D 的比例尺，30 μm。图中的白色箭头表示冠状动脉血流方向［（A-C）Unpublished data，obtained at the Massachusetts General Hospital.（D）Figure and caption reprinted with permission from Liu L，et al.］。

脉粥样硬化的兔主动脉进行成像[16]。μOCT 的周向视图能够显示具有内膜增厚的人类尸检冠状动脉病变标本和体外人类纤维脂质斑块中胆固醇结晶堆积的血管平滑肌细胞（图 8-6）[16]。此外，使用该导管获得的横断面 μOCT 图像显示了体外早期冠状动脉病变中的巨噬细胞越过血管壁。3D-μOCT 图像清晰地展示了穿过内皮的单个巨噬细胞（图 8-7A ～ B），朝向内膜的胆固醇结晶沉积（图 8-7C）或具有相对的伪足的巨噬细胞（图 8-7D）[16]。

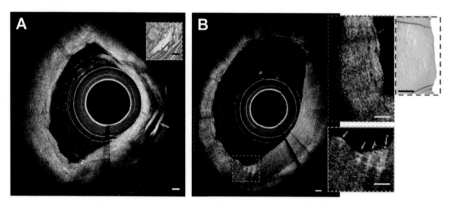

图 8-6　对人类尸检冠状动脉标本进行的基于导管的血管内 μOCT 图像。**A**. μOCT 的周向视图清晰显示多个胆固醇结晶，其特征是顶部和底部表面的反射（蓝色箭头）。**B**. 动脉的横断面展示可能的平滑肌细胞（插图中的红色箭头与相应的组织学特征相符）和正在穿过血管壁的巨噬细胞（插图中的绿色箭头）。比例尺，100 μm（Figure and capture reprinted with permission from Yin B, et al.[16]）。

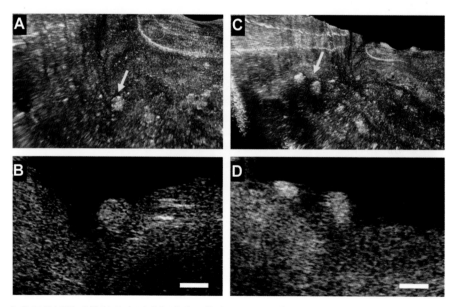

图 8-7　人类尸检冠状动脉标本中巨噬细胞的血管内 μOCT 图像。**A**. 位于纤维脂质斑块表面的单个巨噬细胞（黄色箭头）。**B**. 这些细胞似乎正在穿越内皮，向内膜胆固醇结晶堆积转移。**C**. 留在血管内皮表面的一对巨噬细胞的 3D-μOCT 图像。**D**. 伪足伸展并指向对方。比例尺，50 μm［Reprinted with permission from Yin B，Hyun C，Gardecki JA，Tearney GJ. Extended depth of focus for coherence-based cellular imaging. Optica. 2017；4（8）：959-965. © The Optical Society.］。

总结

相对于目前市面上可用的 OCT 技术，μOCT 将轴向和横向分辨率提高了一个数量级。一项正在进行的研究显示 μOCT 能够可视化与冠状动脉粥样硬化和进展相关的关键细胞和亚细胞特征。例如，基于导管的 μOCT 成像已经显示了其潜力，不仅能在体外人体冠状动脉斑块中发现单个晶体和炎症细胞，而且能在体内动物模型中验证这些特征。随着这些技术的发展，μOCT 已逐渐成为具有前景的新一代成像技术，有助于临床医生对冠状动脉疾病的理解，并有望通过对细胞和亚细胞斑块形态学的预测能力指导个体化治疗。

临床要点

- μOCT 的空间分辨率为 1～2 μm，较目前的临床 OCT 系统改进了至少一个数量级。
- μOCT 能够清晰观察内皮细胞、中性粒细胞、巨噬细胞、单个晶体、单核细胞和血管平滑肌细胞，这对于研究冠状动脉粥样硬化的发病机制和进展至关重要。
- 在未来，基于导管的 μOCT 可能对在体预测冠状动脉粥样硬化的进展有所帮助。

利益冲突声明

G.J. Tearney 博士接受来自日本佳能（Canon）和 Verdure Biotech Holdings 赞助的研究支持。他还是 SpectraWave 公司的财务 / 信托权益人，该公司正在开发一种 OCT-NIRS 冠状动脉腔内影像学系统和导管。他的财务 / 信托权益已经过麻省总医院和 MGB HealthCare 的审查和管理，符合其利益冲突政策。

参考文献

1. Tearney GJ, Regar E, Akasaka T, et al. Consensus standards for acquisition, measurement, and reporting of intravascular optical coherence tomography studies: a report from the International Working Group for Intravascular Optical Coherence Tomography Standardization and Validation. J Am Coll Cardiol 2012;59(12):1058–72.
2. Ali ZA, Karimi Galougahi K, Mintz GS, et al. Intracoronary optical coherence tomography: state of the art and future directions. EuroIntervention 2021;17(2):e105–23.
3. Tearney GJ, Brezinski ME, Bouma BE, et al. In vivo endoscopic optical biopsy with optical coherence tomography. Science (1979) 1997; 276(5321):2037–9.
4. Yun SH, Tearney GJ, Vakoc BJ, et al. Comprehensive volumetric optical microscopy in vivo. Nat Med 2006;12(12):1429–33.
5. Tearney GJ, Yabushita H, Houser SL, et al. Quantification of macrophage content in atherosclerotic plaques by optical coherence tomography. Circulation 2003;107(1):113–9.
6. Tearney GJ, Waxman S, Shishkov M, et al. Three-dimensional coronary artery microscopy by intracoronary optical frequency domain imaging. JACC Cardiovasc Imaging 2008;1(6):752–61.
7. Kume T, Akasaka T, Kawamoto T, et al. Assessment of coronary intima-media thickness by optical coherence tomography comparison with intravascular ultrasound. Circ J 2005;69(8):903–7.
8. Yabushita H, Bouma BE, Houser SL, et al. Characterization of human atherosclerosis by optical coherence tomography. Circulation 2002;106(13): 1640–5.
9. Gerbaud E, Weisz G, Tanaka A, et al. Multi-laboratory inter-institute reproducibility study of IVOCT and IVUS assessments using published consensus document definitions. European Heart Journal-Cardiovascular Imaging 2016;17(7):756–64.
10. Araki M, Park SJ, Dauerman HL, et al. Optical coherence tomography in coronary atherosclerosis assessment and intervention. Nat Rev Cardiol 2022; 19(10):684–703.
11. Maron DJ, Hochman JS, Reynolds HR, et al. Initial

invasive or conservative strategy for stable coronary disease. N Engl J Med 2020;382(15):1395–407.

12. Perera D, Clayton T, O'Kane PD, et al. Percutaneous revascularization for ischemic left ventricular dysfunction. N Engl J Med 2022;387(15):1351–60.

13. Liu L, Gardecki JA, Nadkarni SK, et al. Imaging the subcellular structure of human coronary atherosclerosis using micro–optical coherence tomography. Nat Med 2011;17(8):1010–4.

14. Yin B, Chu KK, Liang CP, et al. µOCT imaging using depth of focus extension by self-imaging wavefront division in a common-path fiber optic probe. Opt Express 2016;24(5):5555–64.

15. Yin B, Hyun C, Gardecki JA, et al. Extended depth of focus for coherence-based cellular imaging. Optica 2017;4(8):959–65.

16. Yin B, Piao Z, Nishimiya K, et al. 3D cellular-resolution imaging in arteries using few-mode interferometry. Light Sci Appl 2019;8(1):1–9.

17. Nishimiya K, Tearney G. Micro Optical Coherence Tomography for Coronary Imaging. Front Cardiovasc Med 2021;8:613400.

18. Pasternak RC, Baughman KL, Fallon JT, et al. Scanning electron microscopy after coronary transluminal angioplasty of normal canine coronary arteries. Am J Cardiol 1980;45(3):591–8.

19. Aird WC. Vascular bed-specific thrombosis. J Thromb Haemostasis 2007;5:283–91.

20. Vanhoutte PM, Shimokawa H, Feletou M, et al. Endothelial dysfunction and vascular disease–a 30th anniversary update. Acta Physiol 2017;219(1):22–96.

21. Malek AM, Alper SL, Izumo S. Hemodynamic Shear Stress and Its Role in Atherosclerosis. JAMA 1999;282(21):2035–42.

22. Farb A, Burke AP, Tang AL, et al. Coronary plaque erosion without rupture into a lipid core: a frequent cause of coronary thrombosis in sudden coronary death. Circulation 1996;93(7):1354–63.

23. Jia H, Abtahian F, Aguirre AD, et al. In vivo diagnosis of plaque erosion and calcified nodule in patients with acute coronary syndrome by intravascular optical coherence tomography. J Am Coll Cardiol 2013;62(19):1748–58.

24. Otsuka F, Joner M, Prati F, et al. Clinical classification of plaque morphology in coronary disease. Nat Rev Cardiol 2014;11(7):379–89.

25. Nishimiya K, Yin B, Piao Z, et al. Micro-optical coherence tomography for endothelial cell visualization in the coronary arteries. JACC Cardiovasc Imaging 2019;12(9):1878–80.

26. Kashiwagi M, Liu L, Chu KK, et al. Feasibility of the assessment of cholesterol crystals in human macrophages using micro optical coherence tomography. PLoS One 2014;9(7):e102669.

27. Castellino M, Stolojan V, Virga A, et al. Chemico-physical characterisation and in vivo biocompatibility assessment of DLC-coated coronary stents. Anal Bioanal Chem 2013;405(1):321–9.

28. Kojima Y, Weissman IL, Leeper NJ. The role of efferocytosis in atherosclerosis. Circulation 2017;135(5):476–89.

29. Tabas I. Macrophage death and defective inflammation resolution in atherosclerosis. Nat Rev Immunol 2010;10(1):36–46.

30. Everett BM, Thuren T, MacFadyen JG, et al. Antiinflammatory Therapy with Canakinumab for Atherosclerotic Disease. N Engl J Med 2017;377(12):1119–31.

31. Tardif JC, Kouz S, Waters DD, et al. Efficacy and safety of low-dose colchicine after myocardial infarction. N Engl J Med 2019;381(26):2497–505.

32. Nidorf SM, Fiolet ATL, Mosterd A, et al. Colchicine in patients with chronic coronary disease. N Engl J Med 2020;383(19):1838–47.

33. Libby P. The changing landscape of atherosclerosis. Nature 2021;592(7855):524–33.

34. Grebe A, Hoss F, Latz E. NLRP3 inflammasome and the IL-1 pathway in atherosclerosis. Circ Res 2018;122(12):1722–40.

35. Warnatsch A, Ioannou M, Wang Q, et al. Neutrophil extracellular traps license macrophages for cytokine production in atherosclerosis. Science (1979) 2015;349(6245):316–20.

36. Quillard T, Araújo HA, Franck G, et al. TLR2 and neutrophils potentiate endothelial stress, apoptosis and detachment: implications for superficial erosion. Eur Heart J 2015;36(22):1394–404.

第 9 章　NIRS 识别高危患者和易损斑块的能力：系统综述和荟萃分析

Ronald D. Bass，BA[a]，Joseph Phillips, BS, MS[b]，Jorge Sanz Sánchez, MD, PhD[c, d]，Priti Shah, MSc[e]，Stephen Sum, PhD[e]，Ron Waksman, MD[f]，Hector M. Garcia-Garcia，MD，PhD[f, *]

关键词
● NIRS　● 易损斑块　● ACS　● 富脂斑块

要点
● 针对 NIRS 的荟萃分析提供了对其有效性的准确评价。
● NIRS 测得的脂质核心负荷指数（LCBI）是量化和识别高危斑块和未来 MACE/ 主要不良心脑血管事件（MACCE）风险增高患者的有效方法。
● $maxLCBI_{4mm} \geqslant 400$ 可能是对高危斑块进行分类的有效阈值。

引言

尽管医学不断进步且已采取了有效的预防措施，冠状动脉疾病依然有着较高的全球发病率和死亡率[1]。ACS 通常由含富脂核心且斑块负荷较大的斑块（称为易损斑块）破裂或侵蚀导致[2-3]。尸检结果表明，这些造成 ACS 的动脉粥样硬化斑块通常体积较大、具有富含胆固醇的脂质核心和薄纤维帽[4]。动脉粥样硬化往往发生在多个部位，导致高动脉粥样硬化负荷，使患者处于不良心脏事件的高危状态[2]。

[a] School of Medicine, Georgetown University, 3800 Reservoir Road, NorthWest, Washington, DC 20007, USA; [b] University of Iowa Hospitals and Clinics, 200 Hawkins Drive Iowa City, IA 52242, USA; [c] Hospital Universitari I Politecnic La Fe, Avinguda de Fernando Abril Martorell, no 106, 46026 València, Spain; [d] Centro de Investigación Biomedica en Red (CIBERCV), Avenue, Monforte de Lemos, 3-5. Pabellón 11. Planta 0. 28029 Madrid, Spain; [e] InfraRedx, A Nipro Company, 28 Crosby Drive, Suite 100, Bedford, MA 01730, USA; [f] Interventional Cardiology, MedStar Washington Hospital Center, 110 Irving Street, Suite 4B-1, Washington, DC, 20010, USA
* Corresponding author. 110 Irving Street, Suite 4B-1, Washington, DC, 20010,
E-mail addresses: hector.m.garciagarcia@medstar.net; hect2701@gmail.com

Intervent Cardiol Clin 12 (2023) 245–256
https://doi.org/10.1016/j.iccl.2022.10.006

近来的研究重点是预先识别高危斑块和患者，采取更主动的策略以进行针对性二级预防。

目前，唯一经过验证用于识别富脂斑块的成像方式是 NIRS[5]。NIRS 通过附加光纤作为 IVUS 导管成像系统的一部分，可以识别富脂斑块[5]。NIRS 能够提供关于冠状动脉壁内脂质成分的定量数据，从而更精确地识别易损斑块[6]，这可以为临床医生提供更为准确的患者水平风险评估，以实施更有针对性的干预措施。

NIRS 已在许多不同临床情景下被评估和应用，本章重点关注 NIRS 与心血管结局的关联。新的证据表明，NIRS 测得的 LCBI 在患者水平及斑块水平均可提供预后数据。个别评估 NIRS 作用的研究仅纳入小样本患者，无法提供足够有力的分析，需要对治疗效果和证据质量进行系统评估。因此，本章的系统综述和荟萃分析旨在整合有关 NIRS 测得的 LCBI 对不良心脏结局的预后预测价值的可用数据，以提供更精确的效果估计。

方法

方案

本系统综述与荟萃分析根据 Preferred Reporting Items for Systematic Reviews and Meta-Analyses（PRISMA）报告的指南进行[7]。支持研究结果的数据可通过合理的要求从通讯作者处获得。

检索策略

对所有已发表的研究进行全面的文献检索——PubMed 和 Ovid 在线发表（截至 2021 年 12 月 31 日）的回顾性、前瞻性、观察性研究，无语言限制。病例报告、信件、评论和书籍章节不包括在荟萃分析中。使用的关键搜索词包括："NIRS""IVUS""LCBI""MACE""MACCE""coronary artery disease""coronary heart disease""angina""myocardial infarction""acute myocardial infarct""myocardial ischemia""acute coronary syndrome""ischemic heart disease"，包括其副标题、主题词和所有同义词，还筛选了每项研究的参考文献。检索过程遵循 PRISMA 指南。

选择标准

纳入的研究应符合以下标准：①研究 NIRS 在预测不良心脏结局方面的诊断作用；②患者接受侵入性导管手术，无论何种适应证；③未纳入其他项研究的患者群体；④报告至少 1 种心血管结局：全因死亡率、心血管死亡率、心肌梗死、卒中或紧急冠状动脉血运重建。研究选择由 2 位独立评审员（R.B. 和 J.P.）进行，首先筛选标题和摘要，然后评审全文及其相应的参考文献。若二人产生分歧，则由第三位评审员（H.G.）评估差异，并以协商一致的方式做出决定。根据研究类型，使用 Downs 和 Black 检查表或 Cochrane 偏倚风险工具（如适用）对数据质量进行分析。表 9-1 提供了参考研究的概述。

数据提取

两位评审员（R.B. 和 J.P.）独立提取关于研究特征、患者特征和终点事件率的数据，并将其整理成一个结构化的数据集进行比较（表 9-2）。任何差异都会导致对原始数据的重新评估，并涉及第三位评审员（H.G.）的参与，分歧通过协商解决。

表 9-1　纳入研究概览

试验名称 / 作者	研究设计	多中心	人群	随访时间（年）
Oemrawsingh, et al,[8] 2014	观察性（前瞻性）主要终点：MACCE	否	因 ACS 或稳定型 CAD 有诊断性冠状动脉造影和（或）PCI 临床指征的患者	1
Madder, et al,[9] 2016	观察性（前瞻性）主要终点：MACCE	否	因 ACS 或稳定型 CAD 有冠状动脉造影和（或）PCI 临床指征的患者	1.7±0.4
Danek, et al,[10] 2017	观察性（前瞻性）主要终点：MACE	否	因 ACS 或稳定型 CAD 有心导管检查和 NIRS 成像临床指征的患者	中位随访时间：5.3
Schuurman, et al,[11] 2017	观察性（前瞻性）主要终点：MACE	否	因 ACS 或稳定型 CAD 行诊断性冠状动脉造影或 PCI 的患者	中位随访时间：4.1
Karlsson, et al,[12] 2019	观察性（回顾性入组，前瞻性随访）主要终点：MACCE	是	因 ACS 或稳定型 CAD 有冠状动脉造影临床指征的患者	平均随访时间：2.9±1.3
LRP 试验 Waksman, et al,[13] 2019	前瞻性队列研究 主要终点：MACE	是	因确诊或怀疑 ACS 或稳定型 CAD 有心导管检查和可能的直接 PCI 临床指征的患者	2
PROSPECT Ⅱ试验 Erlinge, et al,[14] 2021	前瞻性观察性研究 主要终点：MACE	是	因新发 STEMI 或 NSTEMI 拟行冠状动脉造影 ±PCI 的患者，在所有限制血流的罪犯病变被成功干预后入组	中位随访时间：3.7

CAD，冠状动脉疾病；NSTEMI，非 ST 段抬高型心肌梗死；PCI，经皮冠状动脉介入治疗；STEMI，ST 段抬高型心肌梗死。

结果

图 9-1 中展示了 NIRS 得出的化学图和 NIRS 在识别高危患者和斑块方面的价值。预设的主要终点是 MACCE。对于未报告 MACCE 的试验，选择 MACE 作为主要终点[8-14]。注意，除了 Danek 等的研究外，所有研究都使用了 4 mm 内最高脂质核心负荷指数（$maxLCBI_{4mm}$），因为其没有可用数据，因此使用了脂质负荷最高的血管的 LCBI[10]。因此，本章的主要分析中使用术语 LCBI 来指代所有 NIRS 的测量值。请注意，$maxLCBI_{4mm}$ 指的是具有最大 LCBI 的 4 mm 长节段。随后，根据包括 Waksman 等的既往研究建议，以 400 或约 400 为 $maxLCBI_{4mm}$ 阈值进行了次级终点评估[13]。每个终点均根据原始研究方案中报告的定义进行评估[13]。表 9-3 列出了每项研究的终点及每个终点的定义。

偏倚风险

使用 ROBINS-Ⅰ（Risk of Bias In Non-randomized Studies of Interventions assessment Tool from Cochrane handbook）来评价纳入研究的方法学质量。研究者（R.B. 和 J.P.）独立评估了 7 种偏倚：①混杂；②参与者选择；③干预分类；④偏离预期干预；⑤缺失结局数据；⑥结局指标；⑦对结果的选择。

试验名称 / 作者	年龄（年）	男性（%）	高血压（%）	2 型糖尿病（%）	HLD（%）	既往MI（%）	既往PCI（%）	既往CABG（%）	既往卒中（%）	起病表现（%）
Oemrawsingh, et al，[8] 2014	63.4	72.9	56.2	20.2	56.7	38.9	38.4	3.0	3.0	ACS 46.8 稳定型症状 53.2
Madder，et al，[9] 2016	62.5	68.6	57.9	19.8	57.9	14.0	18.2	NR	5.0	ACS 85.1 稳定型症状 14.9
Danek，et al，[10] 2017ª	63.5	99	95	50	93	36	11	23	11.0	ACS 39 稳定型症状 61
Schuurman, et al，[11] 2017	62.5	76.7	60.0	21.5	57.5	34.2	35.6	2.2	5.8	ACS 42.5 稳定型症状 57.5
Karlsson，et al，[12] 2019	66.5	70.8	53.5	19.4	NR	29.2	NR	NR	9.7	ACS 81.9 稳定型症状 18.1
LRP 试验（Waksman，et al，[13] 2019）	64.0	69.5	80.4	36.7	80.3	23.5	44.9	NR	NR	ACS 53.7 稳定型症状 46.3
PROSPECT Ⅱ 试验（Erlinge，et al，[14] 2021）	63.0	83.0	37.2ᶜ	12.1	25.2ᵈ	9.9	11.9	0.0	5.2	ACS 100.0

表 9-2　背景特征

所包括的背景特征是指各研究中表 9-1 所定义的全部研究人群。

ACS，急性冠脉综合征；CABG，冠状动脉旁路移植术；HLD，高脂血症；MI，心肌梗死；PCI，经皮冠状动脉介入治疗。

ª 作者未给出小数后的数据。

ᵇ 所有年龄均以平均值报告，但 Erlinge 等的数据为中位数。

ᶜ PROSPECT-Ⅱ 中的 HTN 定义为需要药物治疗的高血压。

ᵈ PROSPECT-Ⅱ 中的 HLD 定义为需要药物治疗的高脂血症。

统计分析

使用 DerSimonian 和 Laird 随机效应模型计算比值比（OR）和 95% 置信区间（CI），采用 Mantel-Haenszel 方法估计异质性。当文中或表中没有提供所需数据时，使用在线半自动软件从适用的 Kaplan-Meier 曲线中提取高于和低于相关 LCBI 阈值的事件数量，以确定每个研究中高于和低于相关 LCBI 阈值的事件数（WebPlotDigitizer 4.5，Ankit Rohatgi，Pacifica，California，USA）。使用 Cochran Q 卡方检验评价各研究间的异质性，以 $P \leqslant 0.10$ 作为具有统计学意义的阈值，并使用 I² 检验评估不一致性。I² 值为 0% 表示未观察到异质性，值较大表示异质性较大。I² 值 $\leqslant 25\%$、$\leqslant 50\%$ 和 $> 50\%$ 分别表示低、中和高异质性。预先指定的敏感性分析是通过移除未使用 400 或 400 左右阈值的 $maxLCBI_{4\,mm}$ 以进行的。

分析按照意向性治疗原则进行。显著性水平为双侧 $P < 0.05$。统计分析使用 Stata 软件 13.1 版本（StataCorp LP，College Station，Texas，USA）进行。

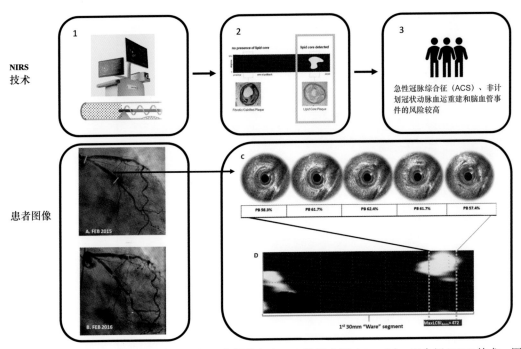

图 9-1　NIRS 仪器和示例患者图像。图的上半部分包含 3 个黑框小图（1 ~ 3），以介绍 NIRS 技术。图 1 中的顶部显示 NIRS 仪器，其底部图像显示将光输送到血管壁的 Dualpro 导管。图 2 是从图 1 中的仪器获得的示例图。红色和黄色区分斑块特征。图中的黄色代表脂质核心斑块。已识别的脂质核心斑块周围有一个黄色框。图 3 强调这种脂质核心斑块与患者发病率和死亡率之间的联系，尤其是 MACE/MACCE 中定义的事件，如 ACS、非计划冠状动脉血运重建和脑血管事件。图的下半部分显示了一个代表 NIRS 实用性的患者示例。有 2 个用黑框勾勒出的部分，每个部分有 2 个小图（A ~ D）。图 A 显示了研究入组时左回旋支无狭窄的基线冠状动脉造影。淡蓝色线条对应于研究方案中定义的 30 mm Ware 段。图 B 显示了 1 年后随访的冠状动脉造影，左回旋支上出现了新的显著病变。图 C 中的血管内超声灰度图像对应于基线时的 maxLCBI$_{4mm}$。每个 1 mm 间隔帧的斑块负荷在每个血管内超声图像下方显示。在每个间隔中，斑块负荷中等（57.4% ~ 62.4%）。图 D 中可见基线时 30 mm Ware 段处由 NIRS 获得的化学图，显示 maxLCBI$_{4mm}$ 为 472。该病例强调了使用 NIRS 识别富脂斑块的重要性。即使基线冠状动脉造影没有显示出狭窄，但 NIRS 发现的具有 maxLCBI$_{4mm}$ 的区域在 1 年后进展为罪犯病变。NIRS 可以预测潜在的并发症区域，并为在患者和斑块水平进行预防提供了机会。

结果

纳入研究

　　该研究共纳入 7 项试验，共涉及 2948 例患者，如表 9-1 所示。每项试验均发表于近 10 年。这些试验均为具有前瞻性随访的观察性研究。其中 Schuurman 等和 Oemrawsingh 等的研究针对同一人群，但报告了不同随访时间的结果[8, 11]。由于 Schuurman 等发表的结果随访时间更长且样本量更大，故纳入这些结果，并从统计分析中排除了 Oemrawsingh 等的结果。此外，虽然 Danek 等的研究总样本量为 239 例患者，但非目标血管 LCBI 的可用数据仅包括 39 例患者。

基线特征

　　每项研究纳入人群的基线特征汇总在表 9-2 中。入组患者大多为平均年龄 62.5 ~ 66.5 岁的男性。其中，合并高血压

表 9-3　结局定义

试验名称/作者	MACCE	MACE	ACS	脑血管事件	MI	不稳定型心绞痛	非计划冠状动脉血运重建	心源性死亡
Oemrawsingh, et al,[8] 2014	全因死亡率,非致死性 ACS,非致死性卒中、非计划冠状动脉血运重建	未报告	欧洲心脏病学会指南中的定义	欧洲卒中学会指南中的定义	未报告	未报告	血管造影和研究入组后最终未计划行 PCI 或 CABG	未报告
Madder, et al,[9] 2016	全因死亡率,非致死性 ACS 和急性脑血管事件	未报告	由新发罪犯血管导致目需血管运重建的 MI 或不稳定型心绞痛	短暂性脑缺血发作或卒中	通用定义	心脏标志物水平未升高的 ACS	未报告	未报告
Danek, et al,[10] 2017	未报告	心源性死亡 ACS,非计划冠状动脉血运重建,出院后卒中	MI 的第三世界通用定义	未报告	第三世界通用定义	第三世界通用定义	冠状动脉造影和 NIRS 成像后未计划行 PCI 或 CABG	未报告
Schuurman, et al,[11] 2017	未报告	所有原因导致的致命 ACS 和非致命外血运重建	欧洲心脏病学会指南中的定义	未报告	欧洲心脏病学会指南中的定义	欧洲心脏病学会指南中的定义	血管造影和研究入组后未计划行 PCI 或 CABG	所有与心脏原因相关的死亡、非目击死亡或未知原因导致的死亡

续表

试验名称／作者	MACCE	MACE	ACS	脑血管事件	MI	不稳定型心绞痛	非计划冠状动脉血运重建	心源性死亡
Karlsson, et al, [12] 2019	全因死亡率，需要血运重建的复发性 ACS、脑血管事件	未报告	需要血运重建的事件	短暂性脑缺血或卒中	未报告	未报告	未报告	未报告
LRP 试验（Waksman, et al, [13] 2019）	未报告	不明原因的心源性死亡、心脏停搏、非致死性 MI、ACS、通过 PCI 或 CABG 进行血运重建或因血管直径狭窄超过 20% 而再次收治入院	PROSPECT-I 中定义需要血运重建的 UA 或 MI	2014 ACC/AHA 定义（短暂性脑缺血或卒中）	2014 ACC/AHA 和 PROSPECT-I 定义	未报告	所有用于冠状动脉疾病的介入治疗方法和 2014 ACC/AHA 定义	2014 ACC/AHA 定义：任何心源性致病原因导致的立即死亡（MI、低心搏量衰竭、致命性心律失常）
PROSPECT II 试验（Erlinge, et al, [14] 2021）	未报告	心源性死亡、MI、不稳定型心绞痛，由随访中未经处理的不明原因导致的需血运重建或伴有快速进展的进展性心绞痛	未报告	导致死亡的颅内出血或非出血性卒中	第三世界通用定义和 SCAI 标准	最终诊断为局部缺血伴有心脏标志物水平升高的休息时发作的缺血性胸痛（或类似症状）	未报告	心源性猝死、急性 MI 导致的死亡、心力衰竭导致的死亡、心律失常导致的死亡或由非已知血管或非冠状动脉因素导致的死亡

的患者占 37.2% ～ 95%，合并 2 型糖尿病者占 12.1% ～ 50%，合并高脂血症者占 25.2% ～ 93%。每项研究中合并心肌梗死病史亚组的比例为 9.9% ～ 38.9%。纳入研究的 39% ～ 100% 的患者以 ACS 起病。

临床结局

临床主要分析结果和各试验的 OR 值如图 9-2 所示。纳入的 6 项研究使用了不同的 LCBI 阈值，范围从 LCBI ≥ 77 到 LCBI ≥ 400（具体是指 $maxLCBI_{4\,mm}$）。总体而言，在汇总的荟萃分析中，NIRS 识别的易损斑块与 MACE/MACCE 的发生风险增加 2.93 倍（95% CI 1.82 ～ 4.73，I^2 = 58.7%）有关。Waksman 等的研究所占权重最大，为 25.99%。Erlinge 等的研究权重位居第二，为 22.05%。

次要结局的结果如图 9-3 所示，该图描绘了使用 $maxLCBI_{4\,mm}$ 约为 400 的为阈值试验的汇总结果。纳入次要终点的试验包括 Madder 等、Schuurman 等、Karlsson 等、Erlinge 等和 Waksman 等的研究。Madder 等、Karlsson 等和 Waksman 等的研究使用 400 作为 $maxLCBI_{4\,mm}$ 的阈值。Schuurman

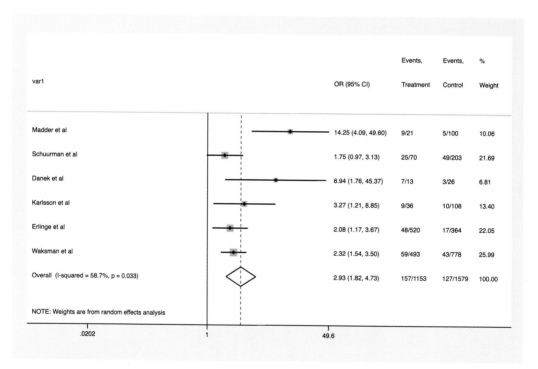

图 9-2 随访期间与所有 LCBL 阈值相关的 MACE/MACCE 发生的 OR 值和 95% CI。森林图显示了荟萃分析中包含的 6 项试验的结果，以第一作者姓名列出，以及汇总的估计值。x 轴表示 OR 值。OR 及其相关的 95% CI 分别以点和线段表示。数据标记的正方形大小与荟萃分析中该试验的权重成比例。汇总测量点估计值和 95% CI 以图中底部的菱形表示。用于计算 OR 的治疗组（定义为 LCBI 高于阈值）和对照组（定义为 LCBI 低于阈值）事件数在表的右侧提供。所有纳入的研究结果表明，LCBL 高于预定的阈值与随访期间 MACE/MACCE 发生概率的增加显著相关。所用的阈值如下：Madder、Schuurman、Danek、Karlsson、Erlinge 和 Waksman 等的研究分别使用了 $maxLCBI_{4\,mm}$ ≥ 400、$maxLCBI_{4\,mm}$ ≥ 360（第四四分位数）、LCBI ≥ 77（通过受试者操作特征分析确定）、$maxLCBI_{4\,mm}$ ≥ 400、$maxLCBI_{4\,mm}$ ≥ 324.7 和 $maxLCBI_{4\,mm}$ > 400。

等使用 maxLCBI$_{4\,mm}$ ≥ 360 作为主要分析，Erlinge 等使用 maxLCBI$_{4\,mm}$ ≥ 324.7 作为主要分析，两者均代表上四分位数。汇总的 OR 值为 2.67（95% CI 1.67 ～ 4.25，I^2 = 58.4%）。Waksman 等和 Erlinge 等的研究所占权重依然最大，分别为 28.79% 和 23.85%。

偏倚风险评估

所有纳入的研究均被认为具有较高的总体偏倚风险。

讨论

荟萃分析结果

这项定量分析表明，使用 NIRS 检测大的富脂斑块是预测冠状动脉疾病患者 MACE 的有效工具。该荟萃分析的主要贡献在于明显提高了图 9-2 中汇总估计 OR 值的精度（95% CI 1.82 ～ 4.73）。各研究单独的 OR 值 95% CI 一般较宽且变化更大，其中最窄的区间为 Waksman 等的研究中的 1.54 ～ 3.50，最宽的区间为 Danek 等的研究中的 1.76 ～ 45.37。汇总估计提供了更窄的

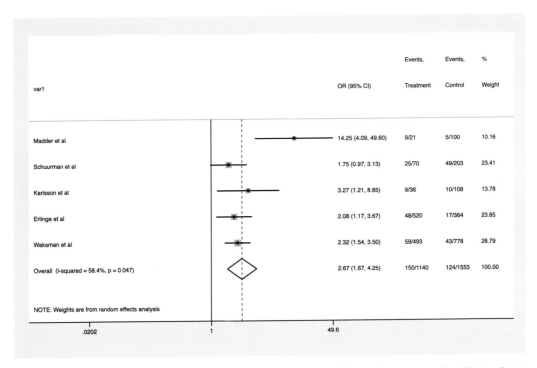

图 9-3　随访期间与 maxLCBI$_{4\,mm}$ 阈值等于 400 或约为 400 相关的 MACE/MACCE 发生的 OR 和 95% CI。森林图显示了荟萃分析中包含的 5 项研究的结果，以第一作者姓名列出，以及 OR 汇总的估计值。x 轴表示 OR 值。OR 及其 95% CI 以点和线段表示。数据标记的正方形大小与荟萃分析中该试验的权重成比例。汇总测量点估计值和 95% CI 以图中底部的菱形表示。用于计算 OR 的治疗组（定义为 maxLCBI$_{4\,mm}$ 高于阈值）和对照组（定义为 maxLCBI$_{4\,mm}$ 低于阈值）事件数在表的右侧提供。所有纳入的研究结果表明，maxLCBI$_{4\,mm}$ 高于预定阈值与随访期间 MACE/MACCE 发生概率的增加显著相关。所用的阈值如下：Madder、Schuurman、Karlsson、Erlinge 和 Waksman 等的研究分别使用了 maxLCBI$_{4\,mm}$ ≥ 400、maxLCBI$_{4\,mm}$ ≥ 360（第四四分位数）、maxLCBI$_{4\,mm}$ ≥ 400、maxLCBI$_{4\,mm}$ ≥ 324.7 和 maxLCBI$_{4\,mm}$ > 400。

OR 95% CI，为 1.82 ~ 4.73。这一更精确的 OR，以及 NIRS 检测富脂斑块与随后不良事件之间关系的标准差范围更窄，可以在未来的研究中用于指导样本量计算。

此外，该荟萃分析还证实了 $maxLCBI_{4mm}$ ≥ 400 是在患者和单个斑块层面高风险识别高危富脂斑块的适当临界值。同样，它提高了预测不良事件的临界值的精度。在纳入的 4 项试验中，Waksman 等的研究具有最窄的 95% CI（1.54 ~ 3.50），而 Madder 等的研究具有最宽的 95% CI（4.09 ~ 49.60）。荟萃分析的汇总估计得出的 OR 值为 2.67，95% CI（1.67 ~ 4.25）。该结果表明这是一个合理的临界值，并可用于未来的研究。

文献综述

LCBI 升高与不良事件的关系

NIRS 是一种基于导管的冠状动脉腔内成像技术，使用弥漫反射光谱技术测量冠状动脉血管壁内胆固醇的化学特征。胆固醇的特定分子特征位于近红外光波长范围内，因此可以和胶原蛋白相区分，从而识别富脂斑块与正常血管或纤维化和钙化斑块[8]。该技术先前已被验证可用于检测富脂斑块[6, 15]。该荟萃分析纳入的试验评估了 NIRS 作为一种识别斑块和（或）可能经历未来不良事件的患者的工具的有效性。据推测，检测高危患者并前瞻性治疗易损斑块可以预防未来的冠状动脉事件。

NIRS 的预测能力已经从基于整体脂质负荷识别高危患者和易损斑块发展到识别未来可能需要二次干预的易损斑块。最早的研究在未确认斑块水平上预后识别潜力的情况下探索了根据发现富脂斑块来识别高危患者的预后价值。然而，这些研究规模相对较小，且使用了不同的 LCBI 阈值。Oemrawsingh 等在 203 例患者中首次确定了 NIRS 的长期预后预测价值，通过 LCBI 阈值为 43.08（代表中位数）评估非罪犯血管。该研究报告 LCBI ≥ 43 的患者 1 年 MACCE 的累积发生率为 16.7%，而 LCBI 低于阈值的患者为 4.0%[16]。

Schuurman 等通过将 IBIS-3-NIRS 队列添加到原始 ATHEROREMO-NIRS 队列中，将样本量增加到 275 例并将随访时间从 1 年增加到 4 年，对 Oemrawsingh 等的研究结果进行了拓展。研究者使用风险比（HR）报告了更高的 $maxLCBI_{4mm}$ 值与非目标血管更高的 MACCE 风险之间在统计学上具有显著且独立的连续关系，$maxLCBI_{4mm}$ 值每增加 100 个单位，MACE 就会增加 19%（HR = 1.19，95% CI 1.07 ~ 1.32）[16]。这与后续的研究结果相似，其中 Waksman 在研究中使用了更大的样本量（1271 例），并报告 $maxLCBI_{4mm}$ 每增加 100 个单位，患者水平的风险就会增加 18%（HR = 1.18，95% CI 1.05 ~ 1.32）。

Waksman 等进一步确定，NIRS 可以通过测试研究方案中定义的 Ware 节段内的 $maxLCBI_{4mm}$ 与 24 个月随访期间中同一节段内 MACE 发生率之间的关联来预测单个斑块水平的不良结局。Waksman 等表明，在斑块水平上，$maxLCBI_{4mm}$ 每增加 100 个单位，MACE 发生率就会增加 45%（未校正的 HR = 1.45，95% CI 1.3 ~ 1.60）[16]。Erlinge 等同样用 4 年 Kaplan-Meier 估计事件发生率证实了这种关系，数据显示，基线 $maxLCBI_{4mm}$ 每增加 100 个单位，非罪犯病变相关的 MACE 也相应增加。Erlinge 等表明，在从指标出现起的 4 年间，$maxLCBI_{4mm}$ 为 400 ~ 500 的患者中，特定部位的 MACE 风险增加了

3.7%，在 $maxLCBI_{4\,mm}$ 为 500 ～ 600 的患者中，MACE 的特定部位风险增加了 5.7%，而 $maxLCBI_{4\,mm}$ > 600 的患者的 MACE 特定部位风险则增加了 10.4%[16]。前瞻性识别特定富脂斑块的风险的能力有助于进行更稳健的风险预测。图 9-1 描述了一个强调 NIRS 在风险预测中作用的患者案例，该案例由 Waksman 等作了修改。进一步的研究可以探索在斑块水平进行干预和治疗的可能性，以预防未来的冠状动脉事件。

LCBI 作为治疗效果和治疗反应的标志物

NIRS 还显示出评估新药物治疗引起斑块修饰的能力。在 Räber 等近期发表的 PACMAN-AMI 随机临床试验中[16]，NIRS 得出的 $maxLCBI_{4\,mm}$ 被用于显示在高强度他汀类药物的基础上使用阿利西尤单抗（alirocumab）与单纯高强度他汀类药物治疗相比在减少脂质核心负荷方面的优势。急性心肌梗死患者治疗 52 周后，阿利西尤单抗加瑞舒伐他汀组 $maxLCBI_{4\,mm}$ 的平均变化为 −79.42，瑞舒伐他汀组为 −37.60（差值为 −41.24，P = .006）[16]。当与 IVUS 和 OCT 等其他成像方式结合使用时，NIRS 可以提供有价值的斑块水平特征描述，这些数据可以在未来的研究中帮助评估新疗法的疗效，从而最大限度地减少随访并发症。随着二级预防的选择变得更加有效，NIRS 作为识别高危患者和量化其治疗反应的策略也将愈发重要。

LCBI 与心血管事件相关的最佳临界值

LCBI 升高有着不同的定义值。Oemrawsingh 等将高于中位数（在他们的研究中为 LCBI > 43）定义为 LCBI 升高，这与 Danek 等使用的定义（LCBI ≥ 77）相对接近。Madder 等、Karlsson 等和 Waksman 等将 LCBI 升高定义为 $maxLCBI_{4\,mm}$ > 400，而 Schuurman 等选择了相似的最大 LCBI 值，即第四个四分位数（$maxLCBI_{4\,mm}$ ≥ 360）。Erlinge 等使用上四分位数 $maxLCBI_{4mm}$ = 324.7 作为富脂斑块的预设定义。Erlinge 等进一步探索了一种不同的定义，将易损斑块定义为任何具有 $maxLCBI_{4\,mm}$ 处于最高四分位数且斑块负担 > 70% 或小管腔面积（定义为 ≤ 4 mm^2）特征的斑块。建议始终使用 LCBI 值作为风险连续性的标志物，并将 $maxLCBI_{4\,mm}$ > 400 作为将患者/斑块归类为高风险的阈值。

局限性

必须承认以下几点局限性：首先，WebPlotDigitizer 程序的可信度和有效性在先前的研究中受到了总体水平上的质疑[17]。然而，2016 年的一项研究结果表明，该程序内部编码器的可信度和有效性较高[18]。为了最大限度地减少这一限制，研究者尽可能基于报告的数值来进行 OR 值计算。其次，每项试验的主要结局包括一系列用于确定 OR 值的 LCBI 阈值。研究者进行了包括 $maxLCBI_{4\,mm}$ 阈值约为 400 的研究在内的二次分析，用以优化比较。尽管 Waksman 等证实了 $maxLCBI_{4\,mm}$ 为 400 作为 NIRS 的二元临界值是预测患者和斑块水平后续事件的合理预测因素，但明确的最佳阈值仍有待确定。再次，最长的中位随访时间为 5.3 年，大多数已发表的研究随访时间短于 4 年。由于随访时间较短，许多研究可能错过了与 LCBI 相关的严重不良事件，因此需要更多的研究来确定随时间推移的不良事件发生率。最后，各试验之间存在一定程度的异质性，如 I^2 统计值（58.7%）所示。

总结

NIRS 测得的 LCBI 是识别未来发生 MACE/MACCE 的高危患者和易损斑块的有效测量方法。LCBI 升高的患者未来发生不良事件的概率是普通患者的 2.93 倍。汇总 OR 的精度提供了可用于未来研究的更精确的评估方法。$maxLCBI_{4\,mm} \geqslant 400$ 可能是对高危斑块进行分类的有效阈值。

临床要点

- NIRS 能够识别未来 MACE/MACCE 风险较高的特定患者，并提供进行风险分层的机会。
- NIRS 测得的 $maxLCBI_{4\,mm} > 400$ 可定位高危富脂斑块，并预测未来可能发生并发症的区域。
- NIRS 已被证明能够评估新药物治疗后的斑块修饰，并能量化患者对治疗的反应。

利益冲突声明

H M. Garcia-Garcia 报告了以下机构的资助支持：Biotronik、Boston Scientific、Medtronic、Abbott、Neovasc、Shockwave、Phillips 和 Corflow。R Waksman 是以下机构的咨询委员会成员：Amgen、Boston Scientific、Cardioset、Cardiovascular Systems Inc.、Medtronic、Philips、Pi-Cardia Ltd；作为以下机构的顾问：Amgen、Biotronik、Boston Scientific、Cardioset、Cardiovascular Systems Inc.、Medtronic、Philips、Pi-Cardia Ltd.；接受以下机构的资助支持：AstraZeneca（United Kingdom）、Biotronik（Germany）、Boston Scientific（United States）、Chiesi（Italy）；作为以下机构的讲师：AstraZeneca、Chiesi（Italy）；作为 MedAlliance 的投资人。P Shah 和 S Sum 是 Nipro 旗下 InfraRedx 公司的雇员。其他作者无利益冲突。

致谢

感谢所有合著者提供的专业知识和支持，以及他们在撰写和编辑初稿时提供的帮助。

参考文献

1. Virani SS, Alonso A, Benjamin EJ, et al. Heart disease and stroke statistics—2020 update: a report from the american heart association. Circulation 2020;141(9):e139–596.
2. Finn AV, Nakano M, Narula J, et al. Concept of Vulnerable/Unstable Plaque. Arterioscler Thromb Vasc Biol 2010;30(7):1282–92.
3. Muller JE, Abela GS, Nesto RW, et al. Triggers, acute risk factors and vulnerable plaques: the lexicon of a new frontier. J Am Coll Cardiol 1994; 23(3):809–13.
4. Virmani R, Kolodgie FD, Burke AP, et al. Lessons from sudden coronary death. Arterioscler Thromb Vasc Biol 2000;20(5):1262–75.
5. Wilkinson SE, Madder RD. Intracoronary near-infrared spectroscopy—role and clinical applications. Cardiovasc Diagn Ther 2020;10(5):1508–16.
6. Gardner CM, Tan H, Hull EL, et al. Detection of lipid core coronary plaques in autopsy specimens with a novel catheter-based near-infrared spectroscopy system. JACC: Cardiovasc Imaging 2008;1(5): 638–48.
7. Moher D, Liberati A, Tetzlaff J, et al. Preferred reporting items for systematic reviews and meta-analyses: The PRISMA statement. Int J Surg 2010; 8(5):336–41.
8. Oemrawsingh RM, Cheng JM, García-García HM, et al. Near-infrared spectroscopy predicts cardiovascular outcome in patients with coronary artery

disease. J Am Coll Cardiol 2014;64(23):2510–8.

9. Madder RD, Husaini M, Davis AT, et al. Large lipid-rich coronary plaques detected by near-infrared spectroscopy at non-stented sites in the target artery identify patients likely to experience future major adverse cardiovascular events. Eur Heart J - Cardiovasc Imaging 2016;17(4):393–9.

10. Danek BA, Karatasakis A, Karacsonyi J, et al. Long-term follow-up after near-infrared spectroscopy coronary imaging: Insights from the lipid cORe plaque association with CLinical events (ORACLE-NIRS) registry. Cardiovasc Revascularization Med 2017;18(3):177–81.

11. Schuurman AS, Vroegindewey M, Kardys I, et al. Near-infrared spectroscopy-derived lipid core burden index predicts adverse cardiovascular outcome in patients with coronary artery disease during long-term follow-up. Eur Heart J 2018; 39(4):295–302.

12. Karlsson S, Anesäter E, Fransson K, et al. Intracoronary near-infrared spectroscopy and the risk of future cardiovascular events. Open Heart 2019; 6(1):e000917.

13. Waksman R, Mario CD, Torguson R, et al. Identification of patients and plaques vulnerable to future coronary events with near-infrared spectroscopy intravascular ultrasound imaging: a prospective, cohort study. Lancet 2019;394(10209): 1629–37.

14. Erlinge D, Maehara A, Ben-Yehuda O, et al. Identification of vulnerable plaques and patients by intra-coronary near-infrared spectroscopy and ultrasound (PROSPECT II): a prospective natural history study. Lancet 2021;397(10278):985–95.

15. Waxman S, Dixon SR, L'Allier P, et al. In vivo validation of a catheter-based near-infrared spectroscopy system for detection of lipid core coronary plaques: initial results of the spectacl study. JACC: Cardiovasc Imaging 2009;2(7): 858–68.

16. Räber L, Ueki Y, Otsuka T, et al. Effect of alirocumab added to high-intensity statin therapy on coronary atherosclerosis in patients with acute myocardial infarction: the PACMAN-AMI randomized clinical trial. JAMA 2022. https://doi.org/10.1001/jama.2022.5218. Published online April 3.

17. Moeyaert M, Maggin D, Verkuilen J. Reliability, validity, and usability of data extraction programs for single-case research designs. Behav Modification 2016;40(6):874–900.

18. Drevon D, Fursa SR, Malcolm AL. Intercoder Reliability and validity of webplotdigitizer in extracting graphed data. Behav Modif 2017;41(2):323–39.

19. Stone GW, Maehara A, Lansky AJ, et al. A prospective natural-history study of coronary atherosclerosis. N Engl J Med 2011;364(3):226–35.

第 10 章　NIRS 指导的 PCI：实际应用和现有证据

Malav J. Parikh，MD，Ryan D. Madder，MD*

关键词
● NIRS ● 冠状动脉腔内成像 ● 易损斑块

要点
● NIRS 识别富脂斑块（LRP）的能力已根据组织病理学的金标准进行了广泛的验证。 ● 通过检测冠状动脉中的 LRP，NIRS 可以识别未来心血管事件风险增加的易感患者。 ● NIRS 可以检测未来发生特定部位冠状动脉事件风险增加的易损斑块。

NIRS 的背景

光谱学是测量电磁波与物质相互作用的方法，它可以根据电磁波的吸收和散射的变化量来确定物质的组成[1]。波长略高于 800～2500 nm 的可见光构成了电磁波谱的近红外部分，并被 NIRS 用于确定未知物质的成分[1]。NIRS 使用的波长是评估冠状动脉斑块组成的理想选择，特别是用于检测冠状动脉中 LRP 的存在[1-2]。

有创性冠状动脉造影是最常用的冠状动脉疾病可视化成像方法。尽管冠状动脉造影可以在透视下显示造影剂填充的管腔，但它不能提供血管壁上斑块的特征。与冠状动脉造影不同，冠状动脉腔内成像方式（包括 IVUS 和 OCT）能够可视化冠状动脉内斑块，并可用于评估斑块组成[3]。IVUS 和 OCT 都能够检测 LRP，但这两种方式是基于信号衰减检测 LRP，从而限制了它们在富脂纤维粥样斑块检测方面的阳性预测价值[4-5]。与之不同，通过 NIRS 检测 LRP 是基于冠状动脉内 LRP 的特定光谱特征[6]。

目前正在临床使用的 NIRS 系统将 NIRS

Frederik Meijer Heart & Vascular Institute, Spectrum Health, Grand Rapids, 100 Michigan Street Northeast, Grand Rapids, MI 49503, USA
* Corresponding author.
E-mail address: ryan.madder@spectrumhealth.org
Twitter: @RyanMadderMD (R.D.M.)

Intervent Cardiol Clin 12 (2023) 257–268
https://doi.org/10.1016/j.iccl.2022.10.007
2211-7458/23/© 2022 Elsevier Inc. All rights reserved.

和 IVUS 结合在同一导管中，它由近红外激光器、3.2 F 单轨光纤冠状动脉导管、自动回撤旋转装置和显示 NIRS 数据的软件组成[7]。该装置通过标准冠状动脉导丝输送到冠状动脉中的目标位置。在启动自动回撤旋转后，每回撤扫描 100 mm 动脉，进行 30 000 次光谱测量[8]，然后 NIRS 数据可以显示在"化学图"上，其是血管扫描的二维图像（图 10-1）。随着 LRP 概率的增加，化学图使用从红色到黄色的色阶过渡，概率 > 0.6 的像素显示为黄色，概率较低的像素显示为红色[1, 7-8]。同时还创建了一个区块化学图，它显示了成像动脉每个 2 mm 分段的汇总数据（图 10-1），其中每个区块的数值对应于 2 mm 节段中所有像素值的第 90 个百分位数。根据 LRP 存在的概率，每个区块显示 4 种不同颜色中的 1 种，以提高视觉区分：红色表示 $P < 0.57$，橙色：$0.57 \leq P \leq 0.84$，棕色：$0.84 \leq P \leq 0.98$，黄色：$P > 0.98$[8]。LCBI 提供了对脂质负荷的半定量估计，可以计算任何感兴趣区域的 LCBI，其定义为 LRP 概率 ≥ 0.60 的像素除以感兴趣区域内所有可分析像素，再乘以 1000。描述局部脂质核大小的指标是 maxLCBI$_{4\,mm}$，定义为任意 4 mm 感兴趣区域的最大 LCBI 值（图 10-2）。

NIRS 的组织病理学验证

在多项研究中，冠状动脉内 NIRS 已被证实可用于 LRP 检测，其符合组织病理学的金标准。Gardner 等[6]最初在尸检人类心脏中验证了 NIRS 用于检测"感兴趣的脂质核心斑块"，这类斑块的组织学定义为脂质核心周长 > 60°、厚度 > 200 μm、纤维帽平均厚度 < 450 μm。NIRS 检测到符合这些标准的 LRP 的 AUC 为 0.80[6]。随后的研究同样证实了 NIRS 与组织学相符。Kang 等[9]发现，NIRS 区块化学图上的黄色或棕色块被组织学证实的特异性为 94%。Puri 等[10]发现，与单纯使用任何一种方式相比，NIRS 检测的 LCBI 和 IVUS 检测的斑块负荷相结合提高了纤维动脉粥样硬化斑块识别的诊断准确

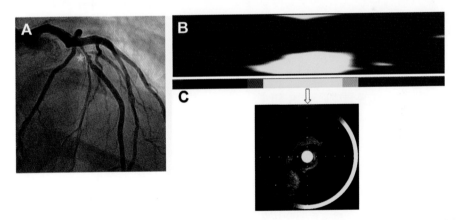

图 10-1　NIRS 化学图和区块化学图。**A**. ACS 患者血管造影显示左前降支罪犯病变（黄色星号）。**B**. 对应的 NIRS 化学图（上）和区块化学图（下），化学图中的 x 轴表示在血管中的纵向位置，y 轴表示 0°～360° 的圆周位置。红色区域表示 LRP 的概率低，黄色区域表示 LRP 的概率高。区块化学图上的亮黄色表示 LRP 存在概率 > 98% 的区域。**C**. NIRS-IVUS 融合横断面图像（白色箭头表示横断面图像在对应化学图上的位置）。该位置的化学图包裹在 IVUS 图像周围，该位置的区块化学图位于中心圆圈中。

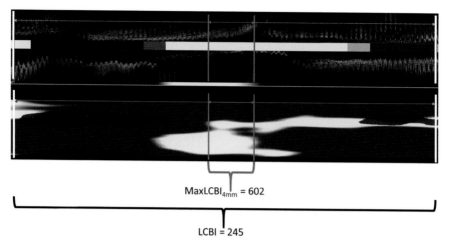

图 10-2 NIRS 显示 LCBI 和 maxLCBI$_{4\,mm}$。可以选择 NIRS 化学图上的任意感兴趣区域，软件将自动计算所选区域的 LCBI 和 maxLCBI$_{4\,mm}$。此图选择了一段 37 mm 的动脉作为感兴趣区域（白线）。LCBI 的计算结果为 245，即黄色像素的数量除以区域内有效像素的数量，再乘以 1000。在感兴趣区域内，maxLCBI$_{4\,mm}$ 由软件自动计算（蓝线），在本例中为 602，因此表示相对较大的 LRP。

性，从而强调了多模式冠状动脉腔内影像学的优点。在一项评估 NIRS 检测 TCFA 能力的研究中，对于组织学证实的 TCFA，maxLCBI$_{4\,mm}$ ≥ 323 具有 80% 的敏感性和 85% 的特异性[11]。NIRS 成像在糖尿病和高胆固醇血症的猪模型中也进行了研究，组织学确认了 NIRS 阳性的病变明显更可能具有高危特征，包括坏死核心、薄纤维帽和炎症细胞激活[12]。

实际应用

在 PCI 前应用 NIRS 明确 ACS 机制

与血管造影相比，NIRS 提供了更多关于罪犯病变特征和 ACS 机制的信息。致死性 MI 患者的尸检研究表明，含有大脂质核心的 TCFA 破裂是约 2/3 患者的机制[13-14]。与这些发现一致的是，一项早期 NIRS 临床研究表明，与稳定型冠状动脉综合征的靶病变相比，ACS 的罪犯病变更容易存在 LRP[15]。早期联合 NIRS-IVUS 应用于 STEMI、非 ST 段抬高 ACS 和心脏性猝死

患者的临床研究表明，NIRS 在大多数罪犯病变中检测到较大的 LRP，其特征为 maxLCBI$_{4\,mm}$ > 400。

当被用于在 PCI 前评估 MI 的罪犯病变时，NIRS-IVUS 被证明可以准确区分斑块破裂、斑块侵蚀和钙化结节等潜在机制[19]。以 OCT 作为参考标准，罪犯病变的 NIRS maxLCBI$_{4\,mm}$ 阈值为 426，其可以准确区分斑块破裂和斑块侵蚀，大于该阈值提示斑块破裂。该研究的流程及验证如图 10-3 所示。

区分斑块破裂和斑块侵蚀可能具有重要的临床意义，因为与斑块侵蚀病变的 PCI 相比，斑块破裂病变的 PCI 与更大的梗死、更多的无复流和微血管阻塞（MVO）相关[20]，其未来发生心血管事件的风险也更高[21-22]。斑块侵蚀的准确识别可能影响最终治疗决策，因为近期数据表明，在一些由斑块侵蚀引起的 MI 患者中，保守治疗而不进行支架置入的不良心脏事件发生率很低[23-25]。

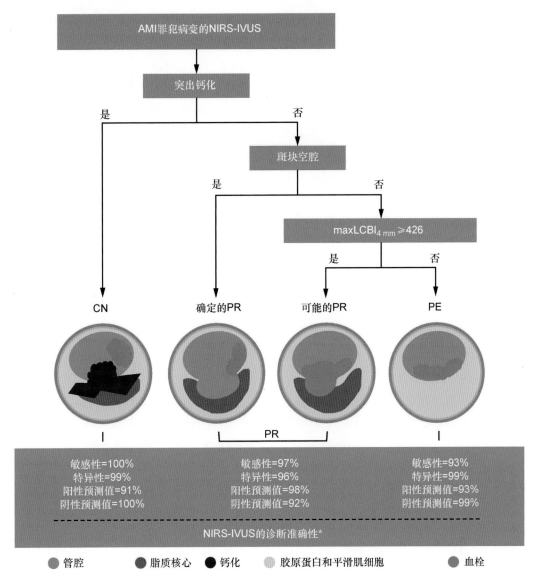

图 10-3　NIRS-IVUS 用于确定 MI 病因的流程。NIRS-IVUS 分类算法将 AMI 的罪犯病变分为 NIRS-IVUS-PR（包括确定的和可能的 NIRS-IVUS-PR）、NIRS-IVUS-PE 或 NIRS-IVUS-CN。NIRS-IVUS-CN 具有突出钙化。确定的 NIRS-IVUS-PR 有斑块空腔。可能的 NIRS-IVUS-PR 没有斑块空腔，但 maxLCBI$_{4\,mm}$ ≥ 426。NIRS-IVUS-PE 显示 maxLCBI$_{4\,mm}$ < 426。* 在验证队列中估计了 NIRS-IVUS 用于识别 PR、PE 和 CN 的诊断准确性。AMI，急性心肌梗死；CN，钙化结节；PE，斑块侵蚀；PR，斑块破裂［经许可转载：Terada K，Kubo T，Kameyama T，et al. NIRS-IVUS for Differentiating Coronary Plaque Rupture，Erosion，and Calcified Nodule in Acute Myocardial Infarction. JACC Cardiovasc Imaging. 2021；14（7）：1440-1450. Terada K. et al. J Am Coll Cardiol Img. 2021；14（7）：1440-1450.］。

支架长度的选择

　　理想情况下，置入支架的边缘应该落在没有明显动脉粥样硬化的冠状动脉节段，

然而仅凭血管造影无法准确确定无斑块的着陆区。NIRS 研究表明，血管造影经常低估靶病变长度，可能导致支架边缘落在 LRP 位置，从而导致影像缺失[26-27]。两项

小型观察性研究显示，在 16%～52% 的靶病变中，NIRS 识别出 LRP 延伸到血管造影显示的病变边缘之外[26-27]，从而突出了单纯血管造影在确定无病变的支架着陆区域方面的局限性。

支架边缘未发现的 LRP 可能具有重要的临床意义，Ino 等发现 OCT 在支架边缘检测到的 LRP 与随访期间再狭窄的风险增加有关，该研究中再狭窄的风险取决于 LRP 的大小，较大的 LRP 与较高的再狭窄发生率相关。在近期的一项观察性研究中，PCI 后 NIRS 测量的 maxLCBI$_{4 \, mm}$ 未发现与后续的靶病变失败（TLF）风险相关[29]。然而，值得注意的是，在这项单中心观察性研究中，NIRS 检测到的支架边缘残留脂质负荷相对较小，支架边缘未被发现的较大 LRP 很少。基于这些有限的可用数据，支架边缘未被发现的大 LRP 已被证明与事件风险增加相关[28]，而较小的脂质核心所带来的风险可能最小[29]。有必要进一步研究 NIRS 成像在决定支架长度方面的临床应用。

预测无复流和围术期 MI

在 LRP 上实施 PCI 可导致远端斑块栓塞、MVO、无复流和围术期 MI，这些都是与不良临床结果相关的并发症[30-31]。既往的一项荟萃分析表明，MVO 与较低的射血分数、较大的心室容积和更严重的左心室重构之间存在关联[32]。Goldstein 等[33]在 2009 年的病例报告中提出，PCI 前 NIRS 检测到的大 LRP 也许能够预测 PCI 后远端栓塞引起的无复流。此后的多项研究均证实，PCI 前 NIRS 检测到的 LRP 与围术期 MI 相关。COLOR 注册研究的观察性分析发现，maxLCBI$_{4 \, mm}$ ≥ 500 的大 LRP 与围术期 MI 的发生显著相关。对 maxLCBI$_{4 \, mm}$ ≥ 500 的病变进行 PCI 时，围术期 MI 发生率为 50%，该阈值可准确区分有无围术期 MI 的病变[7]。CANARY 试验随后发现，当对 maxLCBI$_{4 \, mm}$ ≥ 600 的 LRP 进 行 PCI 时，围术期 MI 的可能性增加[34]。

在一项针对 STEMI 患者的前瞻性 NIRS-IVUS 研究中，罪犯病变 maxLCBI$_{4 \, mm}$ 与直接 PCI 后 MVO 的风险独立相关，区分有无 MVO 病变的最佳阈值是 maxLCBI$_{4 \, mm}$ > 600（敏感性 75%，特异性 69%）[35]。此外，通过心脏 MRI 检测到 PCI 后 1 周 MVO 的存在与左心室射血分数显著降低、梗死面积增大和心室容积增加相关，这与先前的研究相一致[32]。这些发现将 NIRS 检测到的 LRP 与无复流和围术期 MI 联系起来，这些发现与类似的研究一致，即 OCT 等其他方式检测到的 LRP 带来的风险[36-37]。

尽管 PCI 前 NIRS 的发现已被证明与不良事件的风险相关，但对 NIRS 检测到的大 LRP 实施 PCI 时，围术期 MI、远端栓塞、MVO 和无复流的预防仍然难以实现。在 CANARY 试验中，随机分配大 LRP 患者接受带或不带远端保护装置的 PCI 并没有显示出结果的差异[34]。需要进一步的研究来确定如何在 NIRS 检测到的大 LRP 进行 PCI 时防止围术期 MI 和无复流的出现。

在 PCI 后应用 NIRS 评估残余脂质负荷

既往的一项组织学研究表明，将支架小梁置入坏死的脂质核心与后续的支架血栓形成之间存在关联[38]。在一项大型 OCT 注册研究中，更多的证据表明支架置入 LRP 可能会增加不良事件的风险，此研究中 PCI 后 OCT 检查发现不规则组织脱垂被认为代表 LRP 破裂[9]。基于这些组织学和 OCT 研究，NIRS 检测到支架节段中存在 LRP 可能会增加随访期间 TLF 的风险。在一项针对接受 PCI 和 PCI 后行 NIRS-IVUS 的患者的观察性研究中，PCI 后即刻 NIRS 检测的支架节段残余 $maxLCBI_{4\,mm}$ 与随后的 TLF 显著相关，$maxLCBI_{4\,mm}$ 每增加 100 个单位的 OR 为 1.6。在 5 年的研究期间，支架节段残余 $maxLCBI_{4\,mm} > 200$ 是识别 TLF 的最佳阈值（敏感性 81.2%，特异性 64.6%）[29]。有必要进行更多的研究，以确认支架置入后即刻 NIRS 检测到的残余脂质与随后临床事件的发展之间的联系。

未来风险评估：易感患者

在 PCI 后，使用 NIRS 成像发现的未经治疗的冠状动脉节段被证明可以识别在随访期间发生心血管事件风险更大的易感患者。这一事实首先在一项观察性研究中得到证实，即 ATHEROREMO-NIRS 试验，该试验表明，非罪犯血管中 LCBI ≥ 43 的患者在随访期间发生主要不良心血管事件（MACE）的风险高 4 倍[40]。随后，一项单中心观察性研究发现，NIRS 检测到的罪犯血管内非罪犯部位的 $maxLCBI_{4\,mm} > 400$ 与随后发生 MACE 的风险显著增加相关。该研究还表明，患者的风险可能随着 LRP 的增大而增加[41]。NIRS 基于非罪犯部位的 $maxLCBI_{4\,mm}$ 识别易感患者的能力已在多项小型观察性研究中得到证实[42-44]。

第一项确定 NIRS 能否前瞻性识别易感患者的大型多中心研究是 Lipid Rich Plaque 研究，其随访了 1271 例 ACS 或症状稳定的患者，他们在基线时接受了 NIRS-IVUS 非罪犯冠状动脉节段成像[45]。在这项研究中，NIRS-IVUS 至少需要在 2 条冠状动脉主支中进行。在 24 个月的随访中，研

究证明了 NIRS 识别易感患者的能力，因为 $maxLCBI_{4\,mm}$ 每增加 100 个单位与非罪犯病变的 MACE 相关，风险比（HR）为 1.21（95% CI 1.09 ～ 1.35，$P = 0.0004$）（图 10-4）。此外，研究表明 $maxLCBI_{4\,mm} = 400$ 可作为患者水平 MACE 风险的预测因素，HR 为 2.18（95% CI 1.48 ～ 3.22，$P < 0.0001$）。

PROSPECT II 试验还评估了 NIRS 识别患者水平心血管风险的能力[46]。在研究中，对近期 MI 患者的所有血流受限病变进行 PCI 后进行三支血管 NIRS-IVUS 成像，随访的中位时间为 3.7 年。在 898 例患者中，存在未经治疗的 $maxLCBI_{4\,mm} \geq 324.7$ 的病变（该阈值代表研究中 $maxLCBI_{4\,mm}$ 值的上四分位数）是患者水平 MACE 风险增加的标志物（OR $= 2.08$，95% CI 1.18 ～ 3.69）。在包括患者水平风险的 NIRS 和 IVUS 预测因素的多变量分析中，$maxLCBI_{4\,mm} \geq 324.7$ 可独立预测患者水平的 MACE 发生（校正的 OR $= 3.80$，95% CI 1.87 ～ 770）（图 10-5）。

未来风险评估：易损斑块

使用 NIRS 来识别可增加未来特定部位冠状动脉事件风险的易损斑块是近期几项研究的主题。既往在 ACS 事件发生时进行的 NIRS 横断面研究表明，NIRS 常在罪犯病变部位检测到较大的 LRP[16-18, 47]。此外，在这些研究中，高 $maxLCBI_{4\,mm}$ 值对罪犯病变部位具有高特异性。基于这些发现，研究假设在 ACS 发生时检测到的高 NIRS $maxLCBI_{4\,mm}$ 可能在事件发生之前就存在，因此 NIRS 可能能够在 ACS 事件发生之前识别易损斑块[16, 47]。

如前所述，Lipid Rich Plaque 研究评估了 NIRS 识别易感患者和易损斑块的

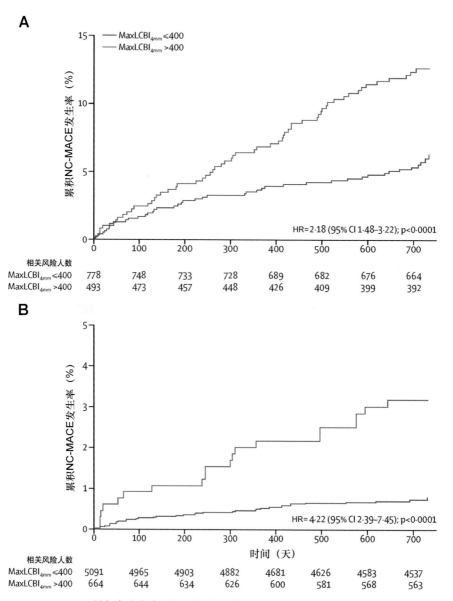

图 10-4　Lipid Rich Plaque 研究中患者水平和斑块水平非罪犯病变 MACE 累积发生率。**A**. maxLCBI$_{4mm}$ > 400 或 ≤ 400 的冠状动脉节段非罪犯病变 MACE 患者水平累积发生率。**B**. maxLCBI$_{4mm}$ > 400 或 ≤ 400 的冠状动脉节段非罪犯病变 MACE 的斑块水平累积发生率。NC-MACE，非罪犯病变主要不良心血管事件［Reprinted with permission from Elsevier. The Lancet, Nov 2019, 394（10209），1629-1637.］。

能力[45]。在这项前瞻性队列研究中，对 1271 例 ACS 患者和病情稳定的患者进行了 2 年随访，NIRS 检测到基线时脂质负荷增加的非罪犯冠状动脉节段未来发生特定部位冠状动脉事件的风险增加。基线 maxLCBI$_{4mm}$ 每增加 100 个单位，未来发生特定部位冠状动脉事件的 HR 为 1.45（95% CI 1.30 ~ 1.60），基线 maxLCBI$_{4mm}$ > 400，未来发生特定部位冠状动脉事件的 HR 为 4.22（95% CI 2.39 ~ 7.45）。因此，Lipid Rich Plaque 研究首次证明了 NIRS 成像能够检测出易损斑块，这些易损斑块会增加诱发未来发生特定部位冠状动脉事件的风险，而 NIRS 是目前唯一一种获得美国食

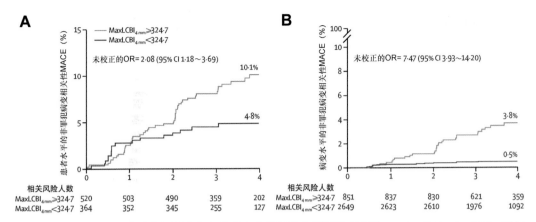

图 10-5　PROSPECT Ⅱ 试验中根据高危斑块的存在绘制的非罪犯病变相关 MACE 的 Kaplan-Meier 时间-首次事件曲线。**A.** 患者水平 MACE 比较：基线有 1 个或更多高脂质含量非罪犯病变（定义为 maxLCBI ≥ 324.7）患者与非高脂质含量非罪犯病变患者的比较。**B.** 病变水平 MACE 比较：单个高脂质含量非罪犯病变（定义为 maxLCBI ≥ 324.7）与非高脂质含量非罪犯病变的比较 ［Reprinted with permission from Elsevier. The Lancet，Mar 2021，397（10278），985-995.］。

品药品监督管理局（FDA）批准用于易损斑块检测的仪器。

　　近期，PROSPECT Ⅱ 试验也证明了 NIRS 成像在近期 MI 患者队列中前瞻性识别易损斑块的能力，该前瞻性多中心研究招募了近期 MI 患者，并在治疗所有血流受限的冠状动脉病变后进行三支血管 NIRS-IVUS 成像，中位随访时间为 3.7 年，结果显示基线 maxLCBI$_{4 mm}$ ≥ 324.7（代表 maxLCBI$_{4 mm}$ 值的上四分位数）的病变未来发生特定部位冠状动脉事件的风险显著增加（OR = 7.83，95% CI 4.12 ～ 14.89）。与 PROSPECT Ⅰ 试验类似[48]，PROSPECT Ⅱ 试验中，IVUS 识别的斑块负荷 ≥ 70% 也被确定为特定部位事件的独立预测因素。基线时 NIRS maxLCBI$_{4 mm}$ ≥ 324.7 且 IVUS 斑块负荷 ≥ 70% 的病变，随访期间病变特异性事件发生率为 7%[46]。

　　两项大型前瞻性多中心研究对 NIRS 成像识别易损斑块的能力提出一些问题，即这些信息如何改变相关病变和具有潜在病变患者的临床管理。随着支架技术和药物治疗的进步，识别易损斑块可能会导致

更加个性化的冠状动脉疾病二级预防治疗模式的转变。PROSPECT Ⅱ ABSORB 试验近期评估了对 NIRS-IVUS 检测到的非阻塞性高危斑块进行预先支架置入的潜在益处[49]。在这项试点随机对照试验中，以 PROSEPCT Ⅱ 注册研究中近期 MI 患者中的 182 例患者作为亚组，其至少有 1 个斑块且斑块负荷 ≥ 65%，然后患者被随机分配至预先接受生物可吸收血管支架加药物治疗组和单纯药物治疗组，所有患者在 25 个月时再次进行血管造影和 NIRS-IVUS 成像。主要有效性终点为最小管腔面积（MLA），主要安全性终点是 TLF。该试验中的病变在血管造影上显示为轻微病变，中位血管狭窄率仅为 41.6%，斑块负荷大（中位数为 73.7%），中位 maxLCBI$_{4 mm}$ 为 334。随访期间，行预先 PCI 的病变 MLA 显著增大（MLA 6.9 mm² ± 2.6 mm² *vs.* 3.0 mm² ± 1.0 mm²，P < 0.0001）。随访期间，两组间 TLF 发生率无显著差异（4.3% *vs.* 4.5%，P = 0.96）。虽然证据强度不足以对临床终点进行假设检验，但预先置支架组趋向于降低了由心源性死亡、靶血管相关 MI 或靶病变血运

重建组成的次要结局指标（4.7% *vs.* 10.7%，$P = 0.12$）[49]。该试验结果首次证明了对 NIRS-IVUS 成像发现的具有高危特征而血管造影显示为轻度的病变行 PCI 是安全的，并且其在随访期间有较大的 MLA。这些发现可能会被用于指导未来对具有高危特征的病变进行预防性干预的临床结局研究。值得注意的是，对易损斑块进行预先支架置入的其他研究正在进行中[50]。

NIRS 成像的新应用

评估既往置入支架的新发动脉粥样硬化

新发动脉粥样硬化是在既往放置的冠状动脉支架的新生内膜中出现 LRP，已经成为近年来晚期和极晚期支架失败的原因[51]。新发动脉粥样硬化最初在尸检研究中被描述，现在可以使用各种冠状动脉腔内影像学方式在体检测[52-59]。在一项观察性注册研究中，使用 NIRS 对新发动脉粥样硬化进行检测[57]，并将既往支架的 NIRS-IVUS 结果与新置入支架的对照组进行了比较。在这两组中，NIRS 的结果没有差异，原因是单纯行 NIRS 无法确定脂质信号的深度，从而无法区分支架下的 LRP 和新发动脉粥样硬化。然而，NIRS 与 IVUS 的结合可能使新发动脉粥样硬化的检测成为可能[52, 57]。

评估同种异体移植血管病变（CAV）

CAV 是一种导致移植心脏的冠状动脉管腔阻塞的纤维增生过程，是心脏移植术后第一年死亡的主要原因[60-61]。近期有研究使用 NIRS 成像来提高对 CAV 的检测。一项评估 CAV 与原生动脉粥样硬化的 NIRS-IVUS 特征的研究发现，在 IVUS 显示斑块负荷 < 40% 的动脉节段中，移植动脉的 NIRS maxLCBI$_{4\,mm}$ 高于原生动脉[61]。需要进一步的研究来了解 NIRS 成像在检测 CAV 中的临床意义。

NIRS 作为评估新治疗方法疗效的工具

NIRS 成像可用于评价新药物治疗对冠状动脉 LRP 的作用[62]。近期，Räber 等[62] 在一项随机对照试验中使用 NIRS 作为次要终点，研究阿利西尤单抗加高强度他汀类药物的疗效，发现阿利西尤单抗组非梗死动脉发生 AMI 后 1 年的 maxLCBI$_{4\,mm}$ 显著降低。正如该试验所示，使用 NIRS 成像可能有助于深入了解新治疗方法对易损斑块和易感患者的影响。在这方面，未来的研究可能会使用 NIRS。

总结

NIRS 识别 LRP 的能力已根据组织病理学金标准进行了广泛验证，目前其在 PCI 前和 PCI 后均有一些实际应用。当在 PCI 前使用时，NIRS 在确定 ACS 的机制方面具有临床应用价值，可用于指导支架长度的选择，并可识别围术期 MI 的风险。当在 PCI 后使用时，NIRS 可以识别易感患者和易损斑块。NIRS 在评估新治疗对冠状动脉脂质负荷的影响方面也有新的作用。

临床要点

- NIRS 检测到大的 LRP 与 PCI 术中 MI 和无复流的高风险相关。
- NIRS 在非罪犯病变部位检测到大的 LRP 与未来特定部位和患者水平不良事件的风险增加相关。

利益冲突声明

R.D. Madder 博士是 SpectraWave 的顾问委员会成员，获得其研究支持，并担任 Infraredx 的顾问。M.J. Parikh 博士没有可公开的信息。

参考文献

1. Su JL, Grainger SJ, Greiner CA, et al. Detection and structural characterization of lipid-core plaques with intravascular NIRS-IVUS imaging. Interv Cardiol 2015;7(6):519–35.

2. Danek BA, Karatasakis A, Madder RD, et al. Experience with the multimodality near-infrared spectroscopy/intravascular ultrasound coronary imaging system: principles, clinical experience, and ongoing studies. Curr Cardiovasc Imaging Rep 2016;9(2):1–13.

3. Mintz GS. Clinical utility of intravascular imaging and physiology in coronary artery disease. J Am Coll Cardiol 2014;64(2):207–22.

4. Di Vito L, Imola F, Gatto L, et al. Limitations of OCT in identifying and quantifying lipid components: an in vivo comparison study with IVUS-NIRS. EuroIntervention: J EuroPCR collaboration Working Group Interv Cardiol Eur Soc Cardiol 2017;13(3): 303–11.

5. Fujii K, Hao H, Shibuya M, et al. Accuracy of OCT, grayscale IVUS, and their combination for the diagnosis of coronary TCFA: an ex vivo validation study. JACC Cardiovasc Imaging 2015;8(4):451–60.

6. Gardner CM, Tan H, Hull EL, et al. Detection of lipid core coronary plaques in autopsy specimens with a novel catheter-based near-infrared spectroscopy system. JACC Cardiovasc Imaging 2008;1(5): 638–48.

7. Goldstein JA, Maini B, Dixon SR, et al. Detection of lipid-core plaques by intracoronary near-infrared spectroscopy identifies high risk of periprocedural myocardial infarction. Circ Cardiovasc Interv 2011; 4(5):429–37.

8. Wilkinson SE, Madder RD. Intracoronary near-infrared spectroscopy-role and clinical applications. Cardiovasc Diagn Ther 2020;10(5):1508–16.

9. Kang SJ, Mintz GS, Pu J, et al. Combined IVUS and NIRS detection of fibroatheromas: histopathological validation in human coronary arteries. JACC Cardiovasc Imaging 2015;8(2):184–94.

10. Puri R, Madder RD, Madden SP, et al. Near-Infrared Spectroscopy Enhances Intravascular Ultrasound Assessment of Vulnerable Coronary Plaque: A Combined Pathological and In Vivo Study. Arterioscler Thromb Vasc Biol 2015;35(11): 2423–31.

11. Inaba S, Mintz GS, Burke AP, et al. Intravascular Ultrasound and Near-Infrared Spectroscopic Characterization of Thin-Cap Fibroatheroma. Am J Cardiol 2017;119(3):372–8.

12. Patel D, Hamamdzic D, Llano R, et al. Subsequent development of fibroatheromas with inflamed fibrous caps can be predicted by intracoronary near infrared spectroscopy. Arterioscler Thromb Vasc Biol 2013;33(2):347–53.

13. Burke AP, Farb A, Malcom GT, et al. Coronary risk factors and plaque morphology in men with coronary disease who died suddenly. New Engl J Med 1997;336(18):1276–82.

14. Virmani R, Kolodgie FD, Burke AP, et al. Lessons from sudden coronary death: a comprehensive morphological classification scheme for atherosclerotic lesions. Arteriosclerosis, Thromb Vasc Biol 2000;20(5):1262–75.

15. Madder RD, Smith JL, Dixon SR, et al. Composition of target lesions by near-infrared spectroscopy in patients with acute coronary syndrome versus stable angina. Circ Cardiovasc Interventions 2012; 5(1):55–61.

16. Madder RD, Goldstein JA, Madden SP, et al. Detection by near-infrared spectroscopy of large lipid core plaques at culprit sites in patients with acute ST-segment elevation myocardial infarction. JACC: Cardiovasc Interventions 2013;6(8): 838–46.

17. Madder RD, Wohns DH, Muller JE. Detection by intracoronary near-infrared spectroscopy of lipid core plaque at culprit sites in survivors of cardiac arrest. Card Imaging 2014;26(2):78–9.

18. Madder RD, Husaini M, Davis AT, et al. Detection by near-infrared spectroscopy of large lipid cores at culprit sites in patients with non-st-segment elevation myocardial infarction and unstable angina. Catheterization Cardiovasc Interventions 2015;86(6):1014–21.

19. Terada K, Kubo T, Kameyama T, et al. NIRS-IVUS for Differentiating Coronary Plaque Rupture, Erosion, and Calcified Nodule in Acute Myocardial Infarction. JACC Cardiovasc Imaging 2021;14(7): 1440–50.

20. Satogami K, Ino Y, Kubo T, et al. Impact of Plaque Rupture Detected by Optical Coherence Tomography on Transmural Extent of Infarction After Successful Stenting in ST-Segment Elevation Acute Myocardial Infarction. JACC Cardiovasc Interv 2017;10(10):1025–33.

21. Hayashi T, Kiyoshima T, Matsuura M, et al. Plaque erosion in the culprit lesion is prone to develop a smaller myocardial infarction size compared with

plaque rupture. Am Heart J 2005;149(2):284–90.

22. Kusama I, Hibi K, Kosuge M, et al. Impact of plaque rupture on infarct size in ST-segment elevation anterior acute myocardial infarction. J Am Coll Cardiol 2007;50(13):1230–7.

23. Hu S, Zhu Y, Zhang Y, et al. Management and outcome of patients with acute coronary syndrome caused by plaque rupture versus plaque erosion: an intravascular optical coherence tomography study. J Am Heart Assoc 2017;6(3):e004730.

24. Jia H, Dai J, Hou J, et al. Effective anti-thrombotic therapy without stenting: intravascular optical coherence tomography-based management in plaque erosion (the EROSION study). Eur Heart J 2017;38(11):792–800.

25. Prati F, Uemura S, Souteyrand G, et al. OCT-based diagnosis and management of STEMI associated with intact fibrous cap. JACC: Cardiovasc Imaging 2013;6(3):283–7.

26. Hanson ID, Goldstein JA, Dixon SR, et al. Comparison of coronary artery lesion length by NIRS-IVUS versus angiography alone. Coron Artery Dis 2015;26(6):484–9.

27. Dixon SR, Grines CL, Munir A, et al. Analysis of target lesion length before coronary artery stenting using angiography and near-infrared spectroscopy versus angiography alone. Am J Cardiol 2012;109(1):60–6.

28. Ino Y, Kubo T, Matsuo Y, et al. Optical Coherence Tomography Predictors for Edge Restenosis After Everolimus-Eluting Stent Implantation. Circ Cardiovasc Interv 2016;9(10):e004231.

29. Madder RD, Kubo T, Ino Y, et al. Target Lesion Lipid Content Detected by Near-Infrared Spectroscopy After Stenting and the Risk of Subsequent Target Lesion Failure. Arterioscler Thromb Vasc Biol 2021;41(7):2181–9.

30. Morishima I, Sone T, Okumura K, et al. Angiographic no-reflow phenomenon as a predictor of adverse long-term outcome in patients treated with percutaneous transluminal coronary angioplasty for first acute myocardial infarction. J Am Coll Cardiol 2000;36(4):1202–9.

31. Ndrepepa G, Tiroch K, Fusaro M, et al. 5-year prognostic value of no-reflow phenomenon after percutaneous coronary intervention in patients with acute myocardial infarction. J Am Coll Cardiol 2010;55(21):2383–9.

32. Hamirani YS, Wong A, Kramer CM, et al. Effect of microvascular obstruction and intramyocardial hemorrhage by CMR on LV remodeling and outcomes after myocardial infarction: a systematic review and meta-analysis. JACC Cardiovasc Imaging 2014;7(9):940–52.

33. Goldstein JA, Grines C, Fischell T, et al. Coronary embolization following balloon dilation of lipid-core plaques. JACC Cardiovasc Imaging 2009;2(12):1420–4.

34. Stone GW, Maehara A, Muller JE, et al. Plaque Characterization to Inform the Prediction and Prevention of Periprocedural Myocardial Infarction During Percutaneous Coronary Intervention: The CANARY Trial (Coronary Assessment by Near-infrared of Atherosclerotic Rupture-prone Yellow). JACC Cardiovasc Interv 2015;8(7):927–36.

35. Terada K, Kubo T, Madder RD, et al. Near-infrared spectroscopy to predict microvascular obstruction after primary percutaneous coronary intervention. EuroIntervention 2021;17(12):e999–1006.

36. Lee T, Yonetsu T, Koura K, et al. Impact of coronary plaque morphology assessed by optical coherence tomography on cardiac troponin elevation in patients with elective stent implantation. Circ Cardiovasc Interventions 2011;4(4):378–86.

37. Porto I, Di Vito L, Burzotta F, et al. Predictors of periprocedural (type IVa) myocardial infarction, as assessed by frequency-domain optical coherence tomography. Circ Cardiovasc Interventions 2012;5(1):89–96.

38. Nakano M, Yahagi K, Otsuka F, et al. Causes of early stent thrombosis in patients presenting with acute coronary syndrome: an ex vivo human autopsy study. J Am Coll Cardiol 2014;63(23):2510–20.

39. Soeda T, Uemura S, Park S-J, et al. Incidence and clinical significance of poststent optical coherence tomography findings: one-year follow-up study from a multicenter registry. Circulation 2015;132(11):1020–9.

40. Oemrawsingh RM, Cheng JM, García-García HM, et al. Near-infrared spectroscopy predicts cardiovascular outcome in patients with coronary artery disease. J Am Coll Cardiol 2014;64(23):2510–8.

41. Madder RD, Husaini M, Davis AT, et al. Large lipid-rich coronary plaques detected by near-infrared spectroscopy at non-stented sites in the target artery identify patients likely to experience future major adverse cardiovascular events. Eur Heart J Cardiovasc Imaging 2016;17(4):393–9.

42. Schuurman A-S, Vroegindewey M, Kardys I, et al. Near-infrared spectroscopy-derived lipid core burden index predicts adverse cardiovascular outcome in patients with coronary artery disease during long-term follow-up. Eur Heart J 2018;39(4):295–302.

43. Danek BA, Karatasakis A, Karacsonyi J, et al. Long-term follow-up after near-infrared spectroscopy coronary imaging: Insights from the lipid cORe plaque association with CLinical events (ORACLE-NIRS) registry. Cardiovasc Revascularization Med 2017;18(3):177–81.

44. Karlsson S, Anesäter E, Fransson K, et al. Intracoro-

nary near-infrared spectroscopy and the risk of future cardiovascular events. Open Heart 2019; 6(1):e000917.

45. Waksman R, Di Mario C, Torguson R, et al. Identification of patients and plaques vulnerable to future coronary events with near-infrared spectroscopy intravascular ultrasound imaging: a prospective, cohort study. Lancet 2019;394(10209):1629–37.

46. Erlinge D, Maehara A, Ben-Yehuda O, et al. Identification of vulnerable plaques and patients by intracoronary near-infrared spectroscopy and ultrasound (PROSPECT II): a prospective natural history study. Lancet 2021;397(10278):985–95.

47. Madder RD, Puri R, Muller JE, et al. Confirmation of the intracoronary near-infrared spectroscopy threshold of lipid-rich plaques that underlie ST-segment–elevation myocardial infarction. Arteriosclerosis, Thromb Vasc Biol 2016;36(5):1010–5.

48. Stone GW, Maehara A, Lansky AJ, et al. A prospective natural-history study of coronary atherosclerosis. N Engl J Med 2011;364(3):226–35.

49. Stone GW, Maehara A, Ali ZA, et al. Percutaneous Coronary Intervention for Vulnerable Coronary Atherosclerotic Plaque. J Am Coll Cardiol 2020; 76(20):2289–301.

50. The Preventive Coronary Intervention on Stenosis With Functionally Insignificant Vulnerable Plaque.https://ClinicalTrials.gov/show/NCT02316886. [Accessed 26 November 2022].

51. Otsuka F, Byrne RA, Yahagi K, et al. Neoatherosclerosis: overview of histopathologic findings and implications for intravascular imaging assessment. Eur Heart J 2015;36(32):2147–59.

52. Ali ZA, Roleder T, Narula J, et al. Increased thin-cap neoatheroma and periprocedural myocardial infarction in drug-eluting stent restenosis: multimodality intravascular imaging of drug-eluting and bare-metal stents. Circ Cardiovasc Interventions 2013;6(5):507–17.

53. Habara M, Terashima M, Suzuki T. Detection of atherosclerotic progression with rupture of degenerated in-stent intima five years after bare-metal stent implantation using optical coherence tomography. J invasive Cardiol 2009;21(10):552–3.

54. Kang S-J, Mintz GS, Akasaka T, et al. Optical coherence tomographic analysis of in-stent neoatherosclerosis after drug–eluting stent implantation. Circulation 2011;123(25):2954–63.

55. Kang S-J, Mintz GS, Park D-W, et al. Tissue characterization of in-stent neointima using intravascular ultrasound radiofrequency data analysis. Am J Cardiol 2010;106(11):1561–5.

56. Lee CW, Kang S-J, Park D-W, et al. Intravascular ultrasound findings in patients with very late stent thrombosis after either drug-eluting or bare-metal stent implantation. J Am Coll Cardiol 2010;55(18):1936–42.

57. Madder RD, Khan M, Husaini M, et al. Combined Near-Infrared Spectroscopy and Intravascular Ultrasound Imaging of Pre-Existing Coronary Artery Stents: Can Near-Infrared Spectroscopy Reliably Detect Neoatherosclerosis? Circ Cardiovasc Imaging 2016;9(1):e003576.

58. Takano M, Yamamoto M, Inami S, et al. Appearance of lipid-laden intima and neovascularization after implantation of bare-metal stents: extended late-phase observation by intracoronary optical coherence tomography. J Am Coll Cardiol 2009; 55(1):26–32.

59. Yokoyama S, Takano M, Yamamoto M, et al. Extended follow-up by serial angioscopic observation for bare-metal stents in native coronary arteries: from healing response to atherosclerotic transformation of neointima. Circ Cardiovasc Interventions 2009;2(3):205–12.

60. Pollack A, Nazif T, Mancini D, et al. Detection and imaging of cardiac allograft vasculopathy. JACC Cardiovasc Imaging 2013;6(5):613–23.

61. Zheng B, Maehara A, Mintz GS, et al. In vivo comparison between cardiac allograft vasculopathy and native atherosclerosis using near-infrared spectroscopy and intravascular ultrasound. Eur Heart J Cardiovasc Imaging 2015;16(9):985–91.

62. Räber L, Ueki Y, Otsuka T, et al. Effect of Alirocumab Added to High-Intensity Statin Therapy on Coronary Atherosclerosis in Patients With Acute Myocardial Infarction: The PACMAN-AMI Randomized Clinical Trial. JAMA 2022;327(18):1771–81.

第 11 章　心脏同种异体移植血管病变的侵入性冠状动脉腔内影像学：成熟模式与新兴技术

Negeen Shahandeh，MD[a]，Rushi V. Parikh，MD[b]，*

关键词

- 心脏同种异体移植血管病变（CAV） ● 心脏移植 ● 血管内成像 ● IVUS ● OCT
- NIRS

要点

- CAV 是导致心脏移植受者不良临床结局的主要原因。
- 侵入性冠状动脉腔内影像是冠状动脉造影早期诊断 CAV 的重要补充手段。
- 多项研究表明，IVUS 指标对心脏移植患者的 CAV 有预后预测价值。
- 新兴的侵入性冠状动脉腔内影像学模式目前缺乏结局数据，但有可能进一步阐明 CAV 的病理生理学并确定新的治疗靶点。

引言

Christian Barnard 于 1967 年在南非进行了首例人体间心脏移植[1]。50 多年后，心脏移植领域取得了许多进展，全球每年有近 6000 名心脏移植受者获得了生存率和生活质量的提高[2]。CAV 是一种复杂的同种异体移植冠状动脉循环的纤维增生

性疾病，仍然是心脏移植远期死亡的主要原因，在移植 1 年后每年约占死亡原因的 10%[2-3]。特别是在移植后第 1 年内病情加速发展的患者在 5 年后的死亡率或移植物失败率明显更高[4-5]。

尽管采取了一系列措施来预防和（或）减轻心脏移植后的 CAV，如早期使用他汀类药物、预防感染和治疗急性排斥反应，

---

[a] Division of Cardiology, University of California, 100 Medical Plaza, Suite 630 East, Los Angeles, CA 90095, USA;
[b] Division of Cardiology, University of California, Los Angeles, 100 Medical Plaza, Suite 630 West, Los Angeles, CA 90095, USA
* Corresponding author.
E-mail address: rparikh@mednet.ucla.edu
Twitter: @rushiparikh11 (R.V.P.)

Intervent Cardiol Clin 12 (2023) 269–280
https://doi.org/10.1016/j.iccl.2022.12.005
2211-7458/23/

但目前在移植后 5 年仍有约 30% 的移植血管发生 CAV，这一比例在移植后 10 年为近 50%（图 11-1）[2, 6-7]。此外，近期的国际注册登记研究数据显示，CAV 患者的 5 年生存率只有轻微提升（图 11-2）[2, 7]。这些令人深思的数据部分可能是由于去神经化的心脏移植受者通常不会出现心绞痛，因此可能会呈现 CAV 的晚期表现，包括无症状性 MI、移植失败或心脏性猝死。因此，目前标准的管理措施是定期进行冠状动脉造影来筛查 CAV，并且越来越多地采用更敏感的血管内成像平台，以便在移植后较早期阶段检测到 CAV，并进行研究以制定更早地预防和（或）减缓疾病进展的有效治疗措施[8]。冠状动脉腔内影像学技术提供了更详细的 CAV 病变特征，这些

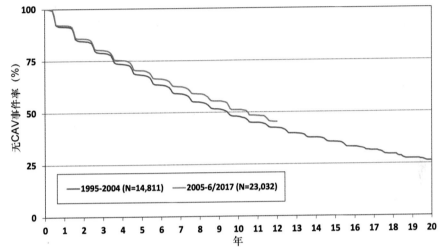

图 11-1　无 CAV 事件率。对不同时代心脏移植后的 CAV 发病率进行比较，显示每年随访中无 CAV 事件率仅轻微升高｛Reproduced and adapted with permission from the 2019 ISHLT Registry Report［ISHLT 2019 REGISTRY REPORT JHLT. 2019 Oct；38（10）：1015-1066］｝。

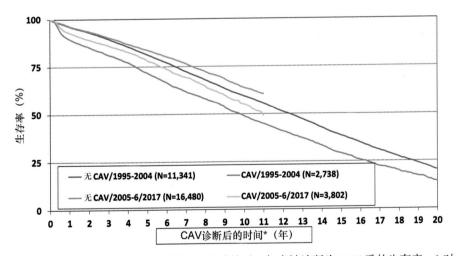

图 11-2　CAV 诊断后的生存率。不同时代患者在移植后 3 年内被诊断为 CAV 后的生存率。* 对于在移植后 3 年内无 CAV 的患者，其生存率取决于发生 CAV 的中位时间（518 天）。发生 CAV 的中位时间是基于在移植后 3 年内发展为 CAV 的患者｛Reproduced and adapted with permission from the 2019 ISHLT Registry Report［ISHLT 2019 REGISTRY REPORT JHLT. 2019 Oct；38（10）：1015-1066］｝。

对 CAV 发病机制的新理解有可能用于确定新的治疗靶点并评估治疗反应。本章重点介绍用于诊断和表征 CAV 的侵入性成像方法，并提供支持使用每个平台的数据。

CAV 的病理生理学

CAV 是一种独特的纤维增生性冠状动脉疾病，影响着移植心脏的外膜和微循环。具体而言，其特征是弥漫性内膜增生和负性重构（以中膜张力增强和外膜纤维化为特征），导致管腔迅速狭窄（图 11-3）。随着时间的推移，管腔受限和冠状动脉血流减少最终导致移植物衰败。组织学发现包括平滑肌增生、脂质沉积和炎症细胞积聚[9]。这些过程现在被认为是由免疫和非免疫因素介导的[6, 8]。

宿主免疫细胞对异种抗原和外源性人类白细胞抗原（HLA）的呈递，导致 T 细胞激活和促炎细胞因子的释放。这种炎症级联的下游效应包括内皮细胞黏附分子的上调和巨噬细胞的募集，进一步加剧炎症和纤维化，最终导致内膜平滑肌增生[10]。

免疫介导的危险因素包括 HLA 不匹配数目较多、HLA-DR 不匹配、存在供体特异性抗体及抗体介导的排斥史。除了免疫介导的危险因素，传统的心血管危险因素也会促进血管内皮炎症并有助于 CAV 的发展。巨细胞病毒（CMV）感染也与 CAV 的发展有关。虽然 CMV 感染增加 CAV 风险的机制尚不完全清楚，但已提出的假设包括分子模拟和一氧化氮合酶通路功能障碍介导的直接内皮损伤[11]。此外，任何导致组织损伤的过程（如缺血再灌注损伤或供体脑死亡）都会导致促进 CAV 的炎症环境[10]。

非侵入性成像技术的局限性

非侵入性成像技术在 CAV 的监测方面具有吸引力，因为它们能够减少手术风险。该领域已经研究了了多种非侵入性检查，包括多巴酚丁胺负荷超声心动图（DSE）、单光子发射计算机断层显影（SPECT）、正电子发射断层显影（PET）、冠状动脉计算机断层血管成像和心脏磁共振成像[12-15]。虽

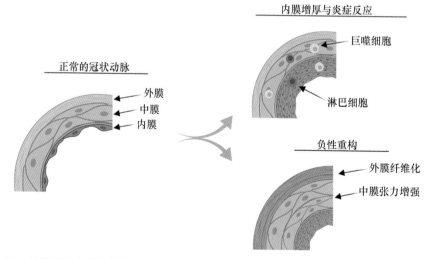

图 11-3　CAV 的病理生理学。早期 CAV 通常表现为炎症细胞浸润介导的内膜增生，以及外膜纤维化和中膜张力增强导致的负性重构。随着时间的推移，这些过程导致血管管腔逐渐变窄。

然这些成像技术中许多技术在诊断 CAV 方面均表现出较高的特异性，但由于无法评估血管壁，因此它们对早期 CAV 的检测敏感性明显低于侵入性成像技术。例如，将静息超声心动图检查与二吡咪酰胺负荷 SPECT 相结合的一项研究表明，其检测 CAV 的特异性为 83%，但敏感性仅为 60%[12]。类似地，尽管既往报道的 DSE 敏感性为 65%，但对 497 例接受冠状动脉造影和 DSE 检查的移植受者进行的一项研究显示，其对 CAV 的检测敏感性仅为 7%[16]。心脏 PET 技术可以量化心肌血流和血流储备，被认为是一种可用于评估心外膜冠状动脉及微血管的非侵入性工具。多项研究表明，心脏 PET 可以高度敏感和特异地检测血管造影显示的中度和重度 CAV，且异常结果对预后有重要意义。然而，到目前为止，没有研究显示 PET 能够准确检测早期 CAV[15]。

侵入性成像技术

冠状动脉造影

当前诊疗标准和 I 类指南推荐的 CAV 监测和诊断方法是冠状动脉造影[17]。Gao 等在 1998 年最初描述了血管造影上的 CAV，其涉及病变的解剖分类。研究者注意到 3 种明显不同的血管造影上的 CAV 亚型。近段、中段或远段的分散、管状或多发性狭窄被编码为 "A 型" 病变。从中远段开始的弥漫性同心缩窄被编码为 "B1 型"（狭窄突然发生）或 "B2 型"（逐渐过渡并逐渐变细）。远段小分支弥漫性不规则狭窄，其末端通常呈非锥形和方形且突然结束，被定义为 "C 型" 病变[18]。该分级系统被使用了很多年，然而它缺乏预后预测价值，目前已很少采用[19]。

1998 年，来自 Cardiac Transplant Research Database 的一项大型多中心研究显示了血管造影在心脏移植受者中的预后预测意义。具有血管造影显示的 CAV 的患者在 5 年内发展为严重 CAV 的风险接近 20%，这为 5 年后带来了 50% 的死亡或再次移植风险[20]。在这项研究中，血管造影显示的 CAV 是根据主支和分支血管狭窄的程度进行分级，这为当前广泛使用的分级系统奠定了基础。2010 年，国际心脏与肺移植学会（ISHLT）制定了一种基于血管造影表现和移植物功能障碍（左心室射血分数 ≤ 45% 或有明显生理功能受限的证据）的 CAV 严重程度标准化命名法。新的分级定义为 CAV_0（不显著）、CAV_1（轻度）、CAV_2（中度）和 CAV_3（重度）（图 11-4 和表 11-1）[19]。自该标准制定以来，已有多项研究证明了这种分级系统的预后预测意义。在一项特定的分析中，与 CAV_0 和 CAV_1 相比，CAV_2 和 CAV_3 与更高的主要不良心血管事件（MACE）风险相关[21]。

血管造影的主要优势在于其广泛的可用性和提供预后的信息。然而，由于血管造影只能可视化心外膜冠状动脉的管腔而未评估血管壁，所以对早期 CAV 的检测敏感性较低。在一项研究中，对于检测 CAV，冠状动脉造影的敏感性和特异性分别为 42% 和 95%[22]。通常，早期 CAV 表现为向心性管腔狭窄，而通过血管造影观察到的局部阻塞性病变只在病程晚期才出现。因此，冠状动脉造影通常与可以检测血管壁的其他血管内成像技术一起进行。

IVUS

在过去的 20 年中，使用 IVUS 筛查 CAV 的应用显著增加，目前在移植受者中的使用为 IIa 类推荐[17]。通过提供血管壁的横

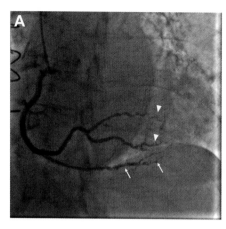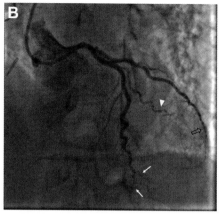

图 11-4 血管造影显示严重的 CAV（ISHLT CAV₃）。**A.** 右冠状动脉系统的选择性冠状动脉造影显示了后降支（箭头）和后侧支（长箭头）的严重狭窄和远端血管"修剪"（即小分支血管消失）。**B.** 左冠状动脉系统的血管造影显示了左前降支（白色箭头）、对角支（箭头）和左回旋支（黑色箭头）的严重 CAV。

表 11-1　用于 CAV 严重程度分级的国际心脏与肺移植学会（ISHLT）分级和斯坦福分级方案

CAV 严重程度	ISHLT 分级（基于冠状动脉造影）	斯坦福分级（基于 IVUS）
未发现	CAV₀ ● 血管造影未发现病变 ● 超声心动图显示移植物功能正常	0 级 ● 超声心动图无法测量到内膜厚度
轻微	N/A	Ⅰ级 ● 内膜厚度＜ 0.3 mm ● 斑块范围＜ 180°
轻度	CAV₁ ● 左主干＜ 50%，或主要血管病变＜ 70%，或分支狭窄＜ 70% ● 超声心动图显示移植物功能正常	Ⅱ级 ● 内膜厚度＞ 0.3 mm ● 斑块范围＞ 180°
中度	CAV₂ ● 左主干＜ 50%，且单一主要血管病变≥ 70%，或在 2 个系统中孤立的分支狭窄≥ 70% ● 超声心动图显示移植物功能正常	Ⅲ级 ● 内膜厚度为 0.3 ～ 0.5 mm ● 或＞ 0.5 mm 且斑块范围＜ 180°
重度	CAV₃ ● 左主干≥ 50%，或至少 2 个主要血管病变≥ 70%，或在所有 3 个系统中的分支狭窄≥ 70% ● 或 CAV₁ 或 CAV₂ 伴超声心动图检测到移植物功能障碍	Ⅳ级 ● 内膜厚度＞ 1 mm ● 或＞ 0.5 mm 且斑块范围＞ 180°

CAV，心脏同种异体移植血管病变；IVUS，血管内超声。

Adapted from the 2010 ISHLT consensus statement for standardized nomenclature of CAV [19] and St Goar FG，Pinto FJ，Alderman EL，et al. [23]

断面成像，IVUS 可以在冠状动脉造影尚未显示之前，更早地检测到内膜增厚和负性重构（图 11-5）。关于 IVUS 对 CAV 的早期检测价值的首项研究于 1992 年进行，该研究比较了 IVUS 和冠状动脉造影测量的内膜厚度。研究发现，尽管冠状动脉造影显示正常，但超过 2/3 的心脏移植受者在 1 年后的 IVUS 检查中都有内膜增厚。随后，研究者根据 IVUS 中的内膜增厚程度和斑块的周长范围创建了斯坦福分级系统来评估 CAV 的严重程度（表 11-1）[23]。

此后的多项研究证明了基于 IVUS 的参数［特别是最大内膜厚度（MIT）］对于心脏移植受者的预后影响。最早进行的一项研究使用 IVUS 评估了 74 例心脏移植受者，发现 MIT > 0.5 mm 的患者与病情较轻者相比，在移植后 4 年内发生猝死、心肌梗死或需要冠状动脉血运重建的概率增加了近 10 倍[24]。随后对 145 例心脏移植患者进行的一项研究显示，MIT > 0.3 mm 与 4 年生存率和无心源性死亡及再次移植率的降低相关[25]。此后在 2005 年同时发表了两项研究，证明了从基线到移植后 1 年膜增厚的进展与预后较差有关。在一项针对 125 例心脏移植患者的多中心研究中，Kobashigawa 等报道了在移植后第 1 年内

MIT 增加 0.5 mm 或更多的患者 5 年内的死亡率、非致死性 MACE 和冠状动脉造影显示 CAV 的发生率均增加[4]。Tuzcu 等在一项纳入 143 例患者的单中心研究中报道了类似的数据，发现在从基线到移植后 1 年内 MIT 增加 0.5 mm 或更多的患者在 6 年随访中的死亡率和由死亡或非致死性心肌梗死组成的终点发生率都较高[5]。

值得注意的是，这些开创性研究是在许多当前心脏移植护理的标准实践实施之前进行的。在这些具有突破性意义的分析中，许多患者接受的治疗是环孢霉素和硫唑嘌呤，而不是目前的他克莫司和霉酚酸酯等免疫抑制剂。此外，他汀类药物和哺乳动物雷帕霉素靶蛋白（mTOR）抑制剂等已知可延缓 CAV 进展的药物还未被广泛采用[26]。这些变化和未来对心脏移植受者护理的进一步改进可能会影响上述 IVUS 参数在当前时代预测的有效性。尽管如此，来自一项 2015 年的研究表明，移植后 1 年以上的 IVUS 结果仍然具有预后预测价值。在这项研究中，移植后 5 年 MIT 增加 0.35 mm 或更多的患者与 MACE 和心血管死亡率升高相关[27]。

为了更详细、更精确地利用 IVUS 评估 CAV，可以进行三维容积分析来量化早期内

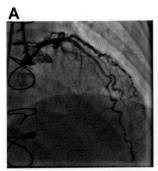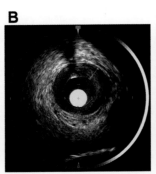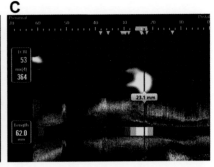

图 11-5　IVUS 和 NIRS 显示的早期 CAV。虽然血管造影中没有明显的 CAV 证据（**A**），但 IVUS 显示中段血管内膜明显增厚 1 mm（蓝线）（**B**），NIRS 显示其存在富脂斑块（**C**）。图 B 中的紫色圆圈表示管腔 / 内膜边界。

膜增厚和负性重构。许多 IVUS 研究显示，负性重构是 CAV 的一个重要机制[6, 28-29]。此外，容积 IVUS 显示的负性重构也与预后较差相关。例如，一项对 100 例心脏移植受者进行容积 IVUS 分析的研究发现，1年时有负性重构的患者在近 5 年的随访中急性细胞排异率、死亡率和再次移植率较高[30]。

除了定量参数外，多项研究还调查了 CAV 在定性 IVUS 中的表现。一个例子是评估信号衰减斑块（ASP）存在的研究，而 ASP 是坏死核心和炎症斑块的标志物，该研究发现移植后第 1 年的急性细胞排异与 1年时 ASP 进展相关。此外，ASP 进展患者的远期死亡率和再次移植率明显较高[31]。另一项研究报道了 IVUS 显示的动脉周围新生血管与 MIT 增加、急性细胞排异和远期死亡率有关[32]。

IVUS 射频数据的光谱分析，又称 IVUS-虚拟组织学（IVUS-VH），已被用于在体评估和分类斑块组成。用于识别斑块组成的射频信号模式是通过对移植血管进行组织学检查得出的，然后将其与 IVUS 图像相关联[33]。IVUS-VH 可以将斑块区分为 4 种类型：坏死核心、致密钙化、纤维或纤维脂质成分[34-35]。在一项使用 IVUS-VH 评估 86 例心脏移植受者斑块形态学的研究中，炎症性病变被定义为存在坏死核心且致密钙化占总斑块体积的 30% 或更多，研究显示基线存在炎症性病变与早期移植物排斥复发和 1 年随访时 CAV 进展之间存在关联[36]。不幸的是，IVUS-VH 存在一些局限性。组织学与 IVUS 之间的分辨率差异很大，使得二者的交叉相关性难以实现。此外，用于创建射频信号模式的组织学分析在样本制备过程中可能存在伪影，并且由于病理观察者之间的变

异，可能存在误差[33-34]。在针对移植冠状动脉的在体 IVUS-VH 研究中，内膜增厚 > 0.5 mm 被作为 VH 分析的阈值。这个阈值限制了对分辨率低于此值的斑块进行分析，也限制了 IVUS-VH 对检测 TCFA（易损斑块的特征）的敏感性[34-37]。

尽管 IVUS 是目前已被接受的早期检测 CAV 的标准方法，但它也存在明显的局限性。将 IVUS 导管引入冠状动脉会增加冠状动脉造影过程中出现并发症的风险，尤其是在尝试多支血管成像时。因此，除了时间和成本考虑，IVUS 对 CAV 的评估通常局限于评估左前降支。此外，目前市场上的 IVUS 导管尺寸对于在早期 CAV 最为明显的直径较小的血管中进行成像可能过大。容积 IVUS 提供了更准确的血管分析，但在日常临床实践中需要较长时间。重要的是，需要更多的研究来评估当前移植心脏病学时代的 IVUS 参数和阈值的预后预测意义。

OCT

OCT 是一种使用近红外光对冠状动脉血管壁进行成像的血管内成像技术，2010 年获得 FDA 批准在冠状动脉内使用[26, 38]。在过去的 10 年中，OCT 越来越多地被用于优化自体冠状动脉粥样硬化的 PCI。然而，近期 OCT 已被用于评估 CAV，并可能进一步揭示 CAV 的病理生理学。

与 IVUS 相比，OCT 具有一定的技术优势，如更快的导管回撤速度和更好的血管造影融合，尽管一些较新的 IVUS 平台也具有图像融合功能。OCT 相对于 IVUS 的主要成像优势之一是其 10 倍于 IVUS 的更高空间分辨率，这使得可以观察到 IVUS 无法检测到的内膜增厚。事实上，早期的尸检研究比较了 OCT 和 IVUS，OCT 在

测量内膜-中膜厚度方面具有更高的准确性[39]。在一项对 7 例心脏移植受者的研究中，OCT 检测到 67% 的血管节段存在内膜增生（定义为内膜厚度 > 100 μm），而 IVUS 只检测到 14% 的血管节段（P < 0.01）。值得注意的是，31% 的血管节段的内膜厚度 < 150 μm，这小于 IVUS 的分辨率[40]。另一项研究表明，OCT 测量的 MIT 和腔内面积的观察者变异低于 IVUS 测量[41]。在 OCTCAV 试验中，15 例心脏移植受者在移植后 1 ～ 4 年没有冠状动脉造影显示的 CAV。研究发现，对于那些内膜 / 中膜（I/M）比值 > 1 的患者，其内膜更厚，斑块体积更大，斑块指数更高。虽然近端血管节段中的内膜和中膜厚度更大，但 I/M 比值在所分析的血管部分没有发生变化。因此，作者建议使用 I/M 比值 > 1 来定义 OCT 所见的异常内膜增厚，而不是使用点测量的绝对值[42]。近期，对 50 例心脏移植患者进行的三维 OCT 评估显示其在移植后 1 年存在明显的负性重构[43]。

OCT 的另一个关键优势是能够区分斑块组成（图 11-6）。例如，在 OCTCAV 试验中，可以分析所有患者（包括那些内膜增生的患者）斑块的特征。这与 IVUS-VH 相反，IVUS 的分辨率较差会干扰存在明显内膜增厚时对动脉粥样硬化的评估[42]。OCT 的表征为我们提供了对 CAV 复杂病理生理学的了解。诊断 CAV 的一个挑战是将自体和供体来源的动脉粥样硬化区分开来。2016 年，研究人员使用 OCT 比较了 60 例患有 CAV 的患者和 60 例患有自体动脉粥样硬化患者的斑块形态学。分析结果显示，CAV 更可能是由弥漫且均质的病变组成，而自体动脉粥样硬化病变更可能是偏心斑块、含有钙化的脂质斑块。此外，既往出现高度排斥反应的移植受者的管腔面积明显较小，并且巨噬细胞浸润明显多于自体动脉粥样硬化患者[44]。有趣的是，梅奥诊所的研究人员使用 OCT 对 53 例心脏移植受者的 CAV 病变进行表征时发现，随着移植时间的延长，典型动脉粥样硬化病变（如偏心斑块伴脂质池和钙化）明显增加。此外，易损斑块（由 TCFA、

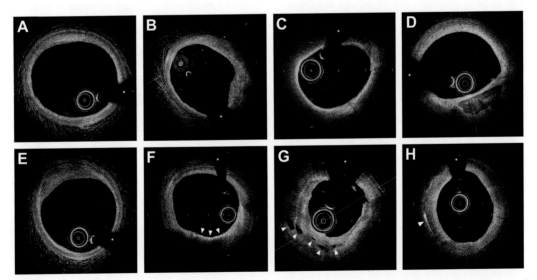

图 11-6　CAV 在 OCT 中的表现。**A**. 纤维内膜向心性增厚。**B**. 富脂斑块。**C**. TCFA。**D**. 钙化斑块。**E**. 分层斑块。**F**. 明亮斑点提示巨噬细胞积聚（箭头）。**G**. 内膜微血管（箭头）。**H**. 胆固醇结晶（箭头）。星号表示导丝伪影。

巨噬细胞和微通道等特征定义）和复杂病变（包含内膜撕裂、管腔内血栓和分层复杂斑块）也随着移植时间的延长而显著增加[45]。新生血管生成和微通道与内膜增厚和存在 CAV 相关在随后的研究中得到了证实[46-47]。另一项研究也发现，OCT 在基线时发现的脂质池、TCFA、巨噬细胞和微通道，可以预测 1 年后 IVUS 上的 CAV 进展[48]。

尽管 OCT 有许多优势，但它也有一些关键局限性需要考虑。使用 OCT 进行成像需要额外的造影剂来冲洗冠状动脉，这可能对肾功能不全的移植受者不利。此外，OCT 的组织穿透性较低，可能限制对内膜-中膜边界的描绘，以及对内膜厚度超过 1.5 mm 或存在厚纤维帽时斑块负荷的评估[49]。最重要的是，迄今尚无研究证实基于 OCT 参数与 IVUS 一样与预后相关。在指南推荐将 OCT 作为 CAV 筛查之前，需要进一步的研究来确定哪些 OCT 参数和斑块成分与不良临床结局相关。这些研究还可以进一步阐明 CAV 的病理生理学、与其发生和进展有关的危险因素，以及新型治疗方法的潜在靶点。

NIRS

NIRS 是最新加入侵入性成像中的一项技术。冠状动脉内 NIRS 通过生成一个独特的化学图或彩色图来识别富脂斑块，该彩色图用颜色从红到黄表示富脂斑块的概率分布（图 11-5）[50]。尸检研究已经验证了 NIRS 检测到的富脂斑块的化学成分[51]。血管节段中的脂质含量在 0 ～ 1000 进行量化，以测量脂质核心负荷指数（LCBI），通常报告为 $maxLCBI_{4\,mm}$[50, 52]。自引入以来，NIRS 已与 IVUS 结合为一个成像导管平台，并且它在识别自体动脉粥样硬化

中的易损斑块的应用得到了越来越多的研究[53-55]。然而，目前很少有研究评估 NIRS 在心脏移植患者中的益处。

早期应用 NIRS 评估 CAV 的研究比较了 2 例移植受者的化学图，这两位受者的移植存活时间不同。研究发现，移植史较近的患者主要是纤维斑块，而在移植史较远的患者中则是富脂斑块[52]。近期，一项较大的研究使用 NIRS 比较了 28 例心脏移植患者的 CAV 和 27 例非移植患者的自体动脉粥样硬化，在具有类似轻度斑块负荷的血管节段中，移植患者的 $maxLCBI_{4\,mm}$ 比自体动脉粥样硬化患者的大，这表明 CAV 可能涉及更快的脂质积累[50]。这些数据与早期一项较小规模研究的结果一致，该研究发现，在移植后早期接受 NIRS 检查的心脏移植患者中，83% 存在脂质斑块[56]。NIRS 还被用于验证斑块中的脂质积累与急性排斥史之间的关联，具体来说，$maxLCBI_{4\,mm} > 200$ 用于识别有高度急性排斥史的患者的敏感性为 62%，特异性为 85%[57]。

尽管这些初步数据很有趣，但 NIRS 也有一些值得注意的局限性。首先，尽管 NIRS 对检测富脂斑块具有很好的敏感性，但它的深度分辨率较差。其次，与 OCT 一样，目前还没有关于 LCBI 在 CAV 中的预后预测数据。然而，NIRS-IVUS 成像平台应该能够促进那些已经熟练并习惯进行 IVUS 的操作者使用，并进一步加速 NIRS 在心脏移植患者中的结果研究。

未来方向

不断发展中的新型侵入性冠状动脉腔内影像学技术正在为早期诊断 CAV 和更好地了解其病理生理学铺平道路[58]。其中一

个例子是近红外自体动荧光技术，其通过检测有坏死核心的富脂斑块所发出的自动荧光水平升高来识别易损斑块[58]。此外，冠状动脉腔内影像学平台正在结合成混合成像系统（如 NIRS-IVUS），允许对病变同时进行解剖和成分分析。这种策略可能会推动这些新兴技术的更广泛应用。一些即将推出的混合成像平台包括 OCT-NIRS（SpectraWave，Bedford，MA，USA）、OCT-IVUS（Terumo，Tokyo，Japan and Conavi Medical Inc.，Toronto，Canada）及 OCT-NIRAF（由哈佛医学院 Tearney 实验室开发）[58]。

重要的是，使用侵入性冠状动脉腔内影像学技术评估其他免疫抑制策略和 CAV 的新预防性治疗有效性的研究正在进行中。例如，AERIAL 试验（NCT04770012）将使用 OCT 研究早期抗血小板治疗是否可以预防 CAV 的发展[58]。其他正在进行的试验包括使用 OCT 和 IVUS 评估 PCSK9 抑制剂在 CAV 预防中的有效性（NCT04193306

和 NCT03734211）[58]。

总结

CAV 是心脏移植受者远期死亡的主要原因。预防、早期诊断和治疗 CAV 对于改善预后和提高生存率至关重要。尽管冠状动脉造影是 CAV 筛查的公认标准，但当代 IVUS 通过检测早期 CAV 并提供预后数据而在一定程度上取代了冠状动脉造影。其他技术（如 OCT 和 NIRS）可以提供更多有关 CAV 机制的信息，但在被纳入指南和当前 CAV 监测规范之前，还需要结局数据的支持。虽然每种成像技术都有重要的优势和缺点（图 11-7），但混合成像平台有可能减少这些局限并提供互补的数据。进行中的结局研究可能会验证这些新型侵入性冠状动脉腔内影像学技术在心脏移植受者中用于预测预后的有效性，并为潜在的新治疗靶点和药物提供启示。

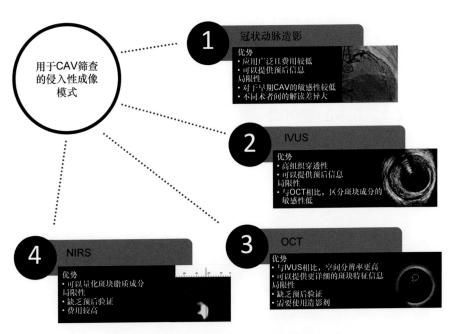

图 11-7　用于 CAV 筛查的侵入性成像模式比较。

临床要点

> - 非侵入性成像技术在检测早期 CAV 方面的敏感性较差，因此在移植后早期诊断中常规进行侵入性血管内成像是必不可少的。
> - 冠状动脉造影和 IVUS 为心脏移植受者提供了有价值的预后信息。
> - 新型侵入性冠状动脉腔内影像学技术（如 OCT 和 NIRS）正在阐明 CAV 的重要病理生理学机制，但尚未证明与心脏移植受者的预后有关。

致谢

感谢 Kan Saito 协助绘制了图 11-6。

利益冲突声明

R.V. Parikh 接受以下机构的研究资助：American Heart Association（United States）、Janssen（United States）、InfraRedx（United States）和 Abbott Vascular（United States），接受 Bayer（Germany）提供的与本章内容无关的研究资助，以及获得 Abbott Vascular 的与本章内容无关的咨询费。N. Shahandeh 报告没有与本章内容有关的利益冲突。

参考文献

1. Cooper DK. Christiaan Barnard and his contributions to heart transplantation. J Heart Lung Transpl 2001;20(6):599–610.
2. Khush KK, Cherikh WS, Chambers DC, et al. The international thoracic organ transplant registry of the international society for heart and lung transplantation: thirty-sixth adult heart transplantation report - 2019; focus theme: donor and recipient size match. J Heart Lung Transpl 2019;38(10):1056–66.
3. Lund LH, Edwards LB, Kucheryavaya AY, et al. The Registry of the International Society for Heart and Lung Transplantation: Thirty-second Official Adult Heart Transplantation Report–2015; Focus Theme: Early Graft Failure. J Heart Lung Transpl Off. Publ. Int. Soc. Heart Transpl 2015;34:1244–54.
4. Kobashigawa JA, Tobis JM, Starling RC, et al. Multicenter intravascular ultrasound validation study among heart transplant recipients: outcomes after five years. J Am Coll Cardiol 2005;45:1532–7.
5. Tuzcu EM, Kapadia SR, Sachar R, et al. Intravascular ultrasound evidence of angiographically silent progression in coronary atherosclerosis predicts long-term morbidity and mortality after cardiac transplantation. J Am Coll Cardiol 2005;45:1538–42.
6. Mitchell RN, Libby P. Vascular remodeling in transplant vasculopathy. Circ Res 2007;100:967–78.
7. ISHLT 2019 Registry Report. J Heart Lung Transpl 2019;38(10):1015–66.
8. Pollack A, Nazif T, Mancini D, et al. Detection and imaging of cardiac allograft vasculopathy. JACC: Cardiovasc Imaging 2013;6(5):613–23.
9. Chih S, Chong AY, Mielniczuk LM, et al. Allograft Vasculopathy: The Achilles' Heel of Heart Transplantation. J Am Coll Cardiol 2016;68:80–91.
10. Nikolova AP, Kobashigawa JA. Cardiac allograft vasculopathy: the enduring enemy of cardiac transplantation. Transplantation 2019;103(7):1338–48.
11. Lee F, Nair V, Chih S. Cardiac allograft vasculopathy: Insights on pathogenesis and therapy. Clin Transpl 2020;34(3):e13794.
12. Ciliberto GR, Ruffini L, Mangiavacchi M, et al. Resting echocardiography and quantitative dipyridamole technetium-99m sestamibi tomography in the identification of cardiac allograft vasculopathy and the prediction of long-term prognosis after heart transplantation. Eur Heart J 2001;22(11):964–71.
13. Spes CH, Klauss V, Mudra H, et al. Diagnostic and prognostic value of serial dobutamine stress echocardiography for noninvasive assessment of cardiac allograft vasculopathy: a comparison with coronary angiography and intravascular ultrasound. Circulation 1999;100(5):509–15.
14. Wever-Pinzon O, Romero J, Kelesidis I, et al. Coronary computed tomography angiography for the detection of cardiac allograft vasculopathy: a meta-analysis of prospective trials. J Am Coll Cardiol 2014;63(19):1992–2004.
15. Madamanchi C, Konerman MC, Murthy VL. Imaging Coronary Allograft Vasculopathy with Cardiac PET and Cardiac MRI. Curr Cardiol Rep 2021;23(12):175.

16. Chirakarnjanakorn S, Starling RC, Popović ZB, et al. Dobutamine stress echocardiography during follow-up surveillance in heart transplant patients: Diagnostic accuracy and predictors of outcomes. J Heart Lung Transpl 2015;34(5):710–7.

17. Costanzo MR, Dipchand A, Starling R, et al. The international society of heart and lung transplantation guidelines for the care of heart transplant recipients. J Heart Lung Transpl 2010;29(8):914–56.

18. Gao SZ, Alderman EL, Schroeder JS, et al. Accelerated coronary vascular disease in the heart transplant patient: coronary arteriographic findings. J Am Coll Cardiol 1988;12(2):334–40.

19. Mehra MR, Crespo-Leiro MG, Dipchand A, et al. International Society for Heart and Lung Transplantation working formulation of a standardized nomenclature for cardiac allograft vasculopathy—2010. The J Heart Lung Transplant 2010;29(7):717–27.

20. Costanzo MR, Naftel DC, Pritzker MR, et al. Heart transplant coronary artery disease detected by coronary angiography: a multiinstitutional study of preoperative donor and recipient risk factors. Cardiac Transplant Research Database. J Heart Lung Transpl 1998;17(8):744–53.

21. Prada-Delgado O, Estévez-Loureiro R, Paniagua-Martín MJ, et al. Prevalence and prognostic value of cardiac allograft vasculopathy 1 year after heart transplantation according to the ISHLT recommended nomenclature. J Heart Lung Transpl 2012;31(3):332–3.

22. Tuzcu EM, Hobbs RE, Rincon G, et al. Occult and frequent transmission of atherosclerotic coronary disease with cardiac transplantation. Insights from intravascular ultrasound. Circulation 1995;91(6):1706–13.

23. St Goar FG, Pinto FJ, Alderman EL, et al. Intracoronary ultrasound in cardiac transplant recipients. In vivo evidence of "angiographically silent" intimal thickening. Circulation 1992;85(3):979–87.

24. Mehra MR, Ventura HO, Stapleton DD, et al. Presence of severe intimal thickening by intravascular ultrasonography predicts cardiac events in cardiac allograft vasculopathy. J Heart Lung Transpl 1995;14(4):632–9.

25. Rickenbacher PR, Pinto FJ, Lewis NP, et al. Prognostic importance of intimal thickness as measured by intracoronary ultrasound after cardiac transplantation. Circulation 1995;92(12):3445–52.

26. Olymbios M, Kwiecinski J, Berman DS, et al. Imaging in heart transplant patients. JACC Cardiovasc Imaging 2018;11(10):1514–30.

27. Potena L, Masetti M, Sabatino M, et al. Interplay of coronary angiography and intravascular ultrasound in predicting long-term outcomes after heart transplantation. J Heart Lung Transpl 2015;34(9):1146–53.

28. Kobashigawa J, Wener L, Johnson J, et al. Longitudinal study of vascular remodeling in coronary arteries after heart transplantation. J Heart Lung Transpl 2000;19(6):546–50.

29. Tsutsui H, Ziada KM, Schoenhagen P, et al. Lumen loss in transplant coronary artery disease is a biphasic process involving early intimal thickening and late constrictive remodeling: results from a 5-year serial intravascular ultrasound study. Circulation 2001;104(6):653–7.

30. Okada K, Kitahara H, Yang H-M, et al. Paradoxical vessel remodeling of the proximal segment of the left anterior descending artery predicts long-term mortality after heart transplantation. JACC Heart Fail 2015;3(12):942–52.

31. Okada K, Fearon WF, Luikart H, et al. Attenuated-signal plaque progression predicts long-term mortality after heart transplantation: IVUS assessment of cardiac allograft vasculopathy. J Am Coll Cardiol 2016;68(4):382–92.

32. Kitahara H, Okada K, Tanaka S, et al. Association of periarterial neovascularization with progression of cardiac allograft vasculopathy and long-term clinical outcomes in heart transplant recipients. J Heart Lung Transpl 2016;35(6):752–9.

33. Garcìa-Garcìa HM, Gogas BD, Serruys PW, et al. IVUS-based imaging modalities for tissue characterization: similarities and differences. Int J Cardiovasc Imaging 2011;27(2):215–24.

34. Nair A, Kuban BD, Tuzcu EM, et al. Coronary plaque classification with intravascular ultrasound radiofrequency data analysis. Circulation 2002;106(17):2200–6.

35. Nasu K, Tsuchikane E, Katoh O, et al. Accuracy of in vivo coronary plaque morphology assessment: a validation study of in vivo virtual histology compared with in vitro histopathology. J Am Coll Cardiol 2006;47(12):2405–12.

36. Raichlin E, Bae J-H, Kushwaha SS, et al. Inflammatory burden of cardiac allograft coronary atherosclerotic plaque is associated with early recurrent cellular rejection and predicts a higher risk of vasculopathy progression. J Am Coll Cardiol 2009;53(15):1279–86.

37. Hernandez JM, de Prada JAV, Burgos V, et al. Virtual histology intravascular ultrasound assessment of cardiac allograft vasculopathy from 1 to 20 years after heart transplantation. J Heart Lung Transplant 2009;28(2):156–62.

38. Acharya D, Loyaga-Rendon RY, Chatterjee A, et al. Optical Coherence Tomography in Cardiac Allograft Vasculopathy: State-of-the-Art Review. Circ Heart Fail 2021;14(9):e008416.

39. Kume T, Akasaka T, Kawamoto T, et al. Assessment of coronary intima–media thickness by optical

coherence tomography: comparison with intravascular ultrasound. Circ J 2005 Aug;69(8):903–7.

40. Hou J, Lv H, Jia H, et al. OCT assessment of allograft vasculopathy in heart transplant recipients. JACC Cardiovasc Imaging 2012;5(6):662–3.

41. Garrido IP, García-Lara J, Pinar E, et al. Optical coherence tomography and highly sensitivity troponin T for evaluating cardiac allograft vasculopathy. Am J Cardiol 2012;110(5):655–61.

42. Khandhar SJ, Yamamoto H, Teuteberg JJ, et al. Optical coherence tomography for characterization of cardiac allograft vasculopathy after heart transplantation (OCTCAV study). J Heart Lung Transpl 2013;32(6):596–602.

43. Pazdernik M, Chen Z, Bedanova H, et al. Early detection of cardiac allograft vasculopathy using highly automated 3-dimensional optical coherence tomography analysis. J Heart Lung Transpl 2018; 37(8):992–1000.

44. Shan P, Dong L, Maehara A, et al. Comparison Between Cardiac Allograft Vasculopathy and Native Coronary Atherosclerosis by Optical Coherence Tomography. Am J Cardiol 2016 Apr 15;117(8):1361–8.

45. Cassar A, Matsuo Y, Herrmann J, et al. Coronary atherosclerosis with vulnerable plaque and complicated lesions in transplant recipients: new insight into cardiac allograft vasculopathy by optical coherence tomography. Eur Heart J 2013;34(33): 2610–7.

46. Ichibori Y, Ohtani T, Nakatani D, et al. Optical coherence tomography and intravascular ultrasound evaluation of cardiac allograft vasculopathy with and without intimal neovascularization. Eur Heart J Cardiovasc Imaging 2016;17(1):51–8.

47. Chahal DS, Parikh R, Yoo D, et al. Association of intimal neovessels noted by optical coherence tomography with cardiac allograft vasculopathy. Cureus 2020;12(3):e7454.

48. Park K-H, Sun T, Liu Z, et al. Relationship between markers of plaque vulnerability in optical coherence tomography and atherosclerotic progression in adult patients with heart transplantation. J Heart Lung Transpl 2017;36(2):185–92.

49. Manfrini O, Mont E, Leone O, et al. Sources of error and interpretation of plaque morphology by opti-

cal coherence tomography. Am J Cardiol 2006; 98(2):156–9.

50. Zheng B, Maehara A, Mintz GS, et al. In vivo comparison between cardiac allograft vasculopathy and native atherosclerosis using near-infrared spectroscopy and intravascular ultrasound. Eur Heart J Cardiovasc Imaging 2015;16(9):985–91.

51. Waxman S, Dixon SR, L'Allier P, et al. In vivo validation of a catheter-based near-infrared spectroscopy system for detection of lipid core coronary plaques: initial results of the SPECTACL study. JACC Cardiovasc Imaging 2009;2(7):858–68.

52. Sharma R, Roleder T, Ali Z, et al. Lipid-rich versus fibrous intimal hyperplasia in transplant vasculopathy. JACC Cardiovasc Imaging 2013;6(1):126–7.

53. Goldstein JA, Maini B, Dixon SR, et al. Detection of lipid-core plaques by intracoronary near-infrared spectroscopy identifies high risk of periprocedural myocardial infarction. Circ Cardiovasc Interv 2011; 4(5):429–37.

54. Madder RD, Goldstein JA, Madden SP, et al. Detection by near-infrared spectroscopy of large lipid core plaques at culprit sites in patients with acute ST-segment elevation myocardial infarction. JACC Cardiovasc Interv 2013;6(8):838–46.

55. Waksman R, Di Mario C, Torguson R, et al. Identification of patients and plaques vulnerable to future coronary events with near-infrared spectroscopy intravascular ultrasound imaging: a prospective, cohort study. Lancet 2019;394(10209):1629–37.

56. Cheng RK, Bhutani S, Gevorgyan R, et al. Quantification of lipid burden in heart transplant (HT) patients by near-infrared spectroscopy (NIRS). J Heart Lung Transplant 2013;32(4):S209.

57. Zheng B, Maehara A, Mintz GS, et al. Increased coronary lipid accumulation in heart transplant recipients with prior high-grade cellular rejection: novel insights from near-infrared spectroscopy. Int J Cardiovasc Imaging 2016;32(2):225–34.

58. Ughi GJ, Wang H, Gerbaud E, et al. Clinical Characterization of Coronary Atherosclerosis With Dual-Modality OCT and Near-Infrared Autofluorescence Imaging. JACC Cardiovasc Imaging 2016 Nov;9(11):1304–14.

第 12 章　心肌桥的临床意义和最佳管理：心血管成像的作用

Takehiro Hashikata，MD*，Ryo Kameda，MD，Junya Ako，MD

关键词

- 心肌桥 ● 无阻塞性冠状动脉缺血 ● IVUS ● 冠状动脉 CT 血管造影（CCTA）
- 心肌桥切开松解术

要点

- 尽管心肌桥（MB）常见于普通人群，但其可能导致缺血症状和不良心脏事件。
- MB 的临床意义可以通过 IVUS 和（或）CCTA 评估 MB 上游的斑块进展、收缩期血管受压程度和范围及舒张期血管受限程度来估计。
- 对于出现难治性心绞痛的 MB 患者，应考虑使用药物治疗或心肌桥切开松解术作为最佳治疗方法。

引言

无阻塞性冠状动脉缺血（INOCA）是一个公认但被了解甚少的概念。约有 1/2 因胸痛接受冠状动脉造影的患者被发现没有阻塞性冠状动脉疾病（CAD）[1-2]。由于缺乏统一的指南，医生通常难以为这些患者提供最佳的诊断和管理。一些研究已经证实心外膜内皮或微血管功能障碍是心绞痛的原因之一，但相当多的患者在检查时未显示此类功能障碍[3-5]。尽管这些患者的胸痛可能为非心脏病因所致，但据报道，该队列人群中 MB 的患病率是普通人群的 2 ~ 3 倍以上，这可能部分解释了不明原因的心绞痛[3, 6]。

MB 是一种解剖学变异，其中冠状动

Department of Cardiovascular Medicine, Kitasato University School of Medicine, Kanagawa, Japan
* Corresponding author. Kitasato University School of Medicine, 1-15-1 Kitasato, Sagamihara, Kanagawa 252-0373, Japan.
E-mail address: t_hashikata@med.kitasato-u.ac.jp

Intervent Cardiol Clin 12 (2023) 281–288
https://doi.org/10.1016/j.iccl.2022.12.007
2211-7458/23/© 2022 Elsevier Inc. All rights reserved.

脉的一部分被心肌带覆盖，通常位于左前降支（LAD）的中部[7-10]。MB 既往被认为是良性结构，因为 MB 主要在收缩期压缩动脉改变血流，而 LAD 中的冠状动脉血流供应主要发生在每个心动周期的舒张期。由于在舒张期灌注正常，大多数 MB 患者确实无症状。然而，近期的多项研究表明，MB 可在整个心动周期内干扰冠状动脉灌注，导致部分 MB 患者可能出现缺血症状，包括心绞痛、心肌梗死、传导障碍或猝死[11-16]。在临床实践中，准确识别易患这些并发症的高危心肌桥患者至关重要，因为除了提供预后信息外，其有助于确定管理策略和治疗方法。因此，本章总结了 MB 的临床意义和管理，重点介绍了当前可用的影像学方法在这一领域中的作用。

MB 的患病率

MB 的患病率尚未完全确定，它在很大程度上取决于评估手段、调查人群和医生的经验。已知使用硝酸甘油或多巴酚丁胺等药物会增加 MB 对动脉的压迫程度[17-18]。通过冠状动脉造影评估的 MB 的患病率为 0.5% ～ 33%[9, 19-21]，通过 IVUS 为 23%[22]，通过 CCTA 为 25% ～ 30%[23-25]，尸检报告的患病率最高可达 85%[26]。除了调查人群不同外，检测方法对 MB 的敏感性不同，这也是报道的患病率范围如此广泛的原因之一。目前认为 IVUS 可提供对 MB 最详细的解剖和动态评估，它可提供 70 ～ 200 μm 轴向分辨率的实时图像（中心换能器频率为 20 ～ 60 MHz），并可对 MB 与 LAD 及相关分支的解剖分布关系进行精确评估。70% ～ 98% 的患者的 MB 主要位于 LAD，

而在左回旋支和右冠状动脉中很少发现 MB[25, 27-28]。

MB 的临床意义

根据使用 IVUS 和（或）CCTA 检查的临床报告，至少 1/4 的人群可能具有临床可识别的 MB，无论其严重程度如何。由于相对较高的患病率，以及对 MB 收缩期动脉受压不会影响主要发生在舒张期的心肌灌注的错误认知，在全球范围内临床上往往低估了 MB 的临床意义。尽管多项研究表明 MB 的存在可能会导致一部分患者出现心绞痛和（或）不良临床结局[11-16]，但这些患者通常因痉挛、内皮功能障碍（如 X 综合征）或未知原因而按照 INOCA 接受常规管理，没有进行进一步的血流动力学和血管成像评估。

MB 的不良影响可能由以下机制导致：①MB 上游的动脉粥样硬化斑块加速形成；②舒张期冠状动脉舒张延迟；③内皮功能障碍的发生率较高；④隧道段动脉在舒张期持续舒张受限。

既往尸检[8, 29]、血管造影[22]、CCTA[30] 和 IVUS[31] 研究显示，MB 上游段 LAD 的斑块负荷大于隧道段 LAD 的斑块负荷。MB 的解剖学特征（如肌桥长度长、肌桥上方心肌纤维厚和收缩期的压缩程度高）均可以加速 MB 近端的动脉粥样硬化斑块形成，尽管 CAD 的风险较低，但这依然可能导致意外的不良心血管事件[31-32]。Yamada 等[33] 发现，通过 IVUS 评估的 MB 上游 20 mm 处斑块进展的程度与 MB 隧道段血管在收缩期的压缩程度相关。MB 相关动脉粥样硬化斑块的这种解剖特点可能部分与 MB 周期性肌肉收缩引起的血流动力学紊乱有关。值得注意的是，与隧道段

相关的血管壁剪切应力的分布很重要，因为低剪切应力可增强脂质穿过内皮，从而导致此类节段中动脉粥样硬化斑块的形成。一项利用有症状 MB 患者的 LAD 计算流体动力学模型的报告显示，MB 近端和远端的壁剪切应力低于隧道段[34]。关于 MB 患者的一项病例对照研究显示，MB 上游段的壁剪切率（垂直于壁的速度梯度）低于隧道段[35]。MB 上游段斑块形成的其他潜在机制包括该节段的异常血流特征（局部形成湍流）。多项研究表明，血流偏离层流单向流动模式的动脉段可能导致斑块形成[36-38]。

众所周知，LAD 中的血流灌注主要发生在心动周期的舒张期，因此，收缩期的动脉压缩本身可能不会显著影响心肌灌注。MB 收缩期压缩后冠状动脉延迟开放可能会导致心肌缺血，因为此时供血时间不足，导致血流动力学紊乱[39-43]。Lin 等[11]发现，舒张期动脉延迟舒张或 MB 对间隔支的文丘里效应导致的血液灌注变化可能会影响心肌灌注区域出现功能性缺血。其他潜在的冠状动脉异常（特别是内皮功能障碍）常出现在隧道段动脉中，这可能会触发冠状动脉血管痉挛和血小板聚集，从而引起急性冠脉综合征[44-45]。其他研究也表明，在 85% 以上的显著 MB 患者中可观察到通过乙酰胆碱试验评估的内皮功能障碍，23% 的患者存在微血管功能障碍（微循环阻力指数 ≥ 25）[18, 46]。

尽管在临床实践中，MB 的严重程度通常通过收缩期血管受压的程度和范围或血管造影"挤奶"现象来估计，但 Hashikata 等[16]首次揭示了同时在舒张期评估 MB 的重要性。在 111 例顽固性心绞痛的患者中，97 例患者（87%）在 MB 节段内存在舒张末期持续性血管结构减少或"舒张期血管受限"；舒张期血管受限程度越大，患者生活质量的限制程度越大。如上所述，LAD 中的冠状动脉血流灌注主要发生在心动周期的舒张期。在收缩期存在因血管压迫引起血流紊乱的情况下，有效的前向血液灌注几乎完全取决于舒张期的冠状动脉血流量，尽管舒张期血流会因上覆的 MB 引起的动脉舒张延迟或受限而减少[43, 47]。由这种机制引起的心绞痛症状会随着日常活动中压力或运动期间心动过速时舒张期缩短而进一步加重。

可疑 MB 的评估

非侵入性负荷超声心动图

心绞痛患者通常会接受非侵入性负荷试验作为筛查阻塞性或非阻塞性 CAD 的初始评估。负荷超声心动图和负荷核素心肌灌注显像已被广泛使用，并且准确性相对较高。这些检查中提示有明显固定的阻塞性冠状动脉病变的典型表现是可诱发的局部心室壁运动异常或可诱发的灌注缺损。另一方面，这些检查在隐匿性冠状动脉异常（如内皮功能障碍和微血管功能障碍）患者中的效用尚未得到充分验证[48]。2013 年，针对有症状的 LAD MB 患者的研究报告了室间隔在收缩末期至舒张早期局灶性屈曲且心尖部保留的超声心动图模式[11]，这可能成为非侵入性负荷试验诊断临床显著 MB 的特征性结果。Pargaonkar 等[49]随后发现，与 CCTA 对比，负荷超声心动图观察到"局灶性间隔屈曲伴心尖部保留"，对识别 MB 的敏感性为 90%，特异性为 83%，阳性预测值为 97%，阴性预测值为 63%，尽管该研究纳入的患者数量较少（$n = 37$）。

CCTA

非侵入性 CCTA 因评估 CAD 的存在、范围和严重程度的高准确性而成为评估典型或非典型胸痛患者的首选初步检查[50-51]。CCTA 通常可以提供相对准确的 MB 解剖覆盖情况、冠状动脉内斑块和血管结构信息。CCTA 已被用作判断是否存在 MB 并辨别阻塞性 CAD 的参考标准[49, 52]。根据 CCTA 结果，MB 对血管的包裹可分为以下几级：①部分包裹，定义为室间沟内的血管，与左心室心肌直接接触（1 级）；②完全包裹，定义为血管被心肌包围，没有可测量的上覆肌肉（2 级）；③有可测量的上覆肌肉（3 级）[52]。与 IVUS 相比，CCTA 的低空间分辨率可能会导致对 MB 长度的轻微低估（平均约 − 2.0 mm），这是由于 MB 的入口和出口的差异。然而，CCTA 对 MB 的解剖评估（如长度和深度）一般与 IVUS 相一致。在伴有难治性心绞痛的 MB 患者中，Hashikata 等[16]发现在两种检查下 MB 的总长度存在显著相关性（$P < 0.001$，$R^2 = 0.61$）。CCTA 分级程度更高与 IVUS 测量的光晕厚度或 MB 深度更大有关（1 级为 0.44 mm±0.05 mm，2 级为 0.66 mm±0.05 mm，3 级为 1.02 mm±0.05 mm）。

侵入性冠状动脉造影

冠状动脉造影通常基于冠状动脉心肌部分在收缩期的压缩（即"挤奶"效应）来对 MB 进行视觉解读。换句话说，医生通常通过观察相位依赖的动态阻塞来区分 MB 与其他类型的冠状动脉异常。MB 通常与内皮功能障碍有关[18, 46]，而硝酸甘油的使用会增加 MB 压迫的严重程度[17, 43]。因此，在详细评估 MB 时应进行乙酰胆碱试验和冠状动脉内硝酸甘油输注。然而，值得注意的是，血管造影是最不敏感的成像方式，因为只能通过检测收缩期的挤压来间接诊断 MB[9, 22]。对于 CCTA 或冠状动脉造影提示存在显著 LAD MB 的症状性患者，应进一步进行详细的 IVUS 和血流动力学评估，以判断 MB 的临床意义（图 12-1）。

冠状动脉腔内影像学

目前，IVUS 被认为是解剖学评估 MB 的金标准，因为它能以高分辨率实时显示血管壁和血管周围结构，从而能够精确和动态地评估 MB 和隧道冠状动脉。IVUS 可系统评估 MB 的解剖特征，包括位置、长度、厚度、收缩期动脉压缩程度（作为动态特征）及源自隧道动脉段的间隔支和对角支的数

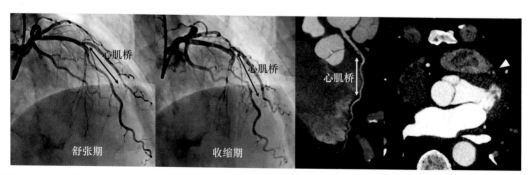

图 12-1 MB 的冠状动脉造影和 CCTA 表现。冠状动脉造影显示 LAD 中段收缩期典型的动脉受压和舒张期血管舒张受限。在 CCTA 上，观察到 LAD 相应节段被心肌完全包裹，具有可测量的上覆肌肉（箭头）（3 级）。

量（图 12-2）。其特征性表现为"半月"征，表示紧邻冠状动脉的血管周围间隙存在回声清晰区，并在整个心动周期内均存在。与 CCTA 和 OCT 相比，缓慢自动回撤（建议 0.5 mm/s）的 IVUS 可对 MB 和受累冠状动脉进行动态评估。Pargaonkar 等[18]报告，通过 IVUS 评估的 MB 肌肉指数（MB 总长度 × 晕圈厚度）可用于确定 MB 的血流动力学意义。

OCT 也可作为评估 MB 的一种分辨率更高的血管内成像技术。在 OCT 中，MB 显示为冠状动脉周围的中等光学强度的细层[53-54]。然而，其有限的成像深度可能妨碍动脉以外 MB 的整体可视化，更重要的是，与心动周期相关的动态 MB 评估不可

能通过 OCT 的超快回撤进行血液冲洗。尽管存在这些技术局限性，OCT 仍可以通过其微观分辨率提供一些独特的信息，如评估滋养血管[54-55]。滋养血管作为导致动脉粥样硬化和冠状动脉痉挛的各种炎症介质的来源而发挥着重要作用。一项小规模的 OCT 系列研究显示，MB 节段不存在滋养血管，而滋养血管在其近端参考节段中形成增加[54]。新型 IVUS-OCT 系统可以协同工作，并有助于对 MB 的病理生理学机制进行更全面的临床评估。

症状性 MB 的治疗

迄今为止，尚无针对限制生活质量的

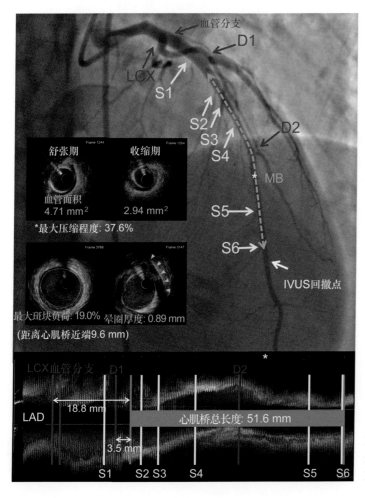

图 12-2　使用 IVUS 对 MB 进行系统解剖学评估的示例：IVUS-MAP。将 IVUS 探头尽可能安全地放置在 LAD 远端，然后以 0.5 mm/s（推荐）的速度自动回撤进行图像采集。MB 位于动脉顶部的无回声半月征（晕圈）（蓝色箭头）。除形态学特征外，还测量了 MB 总长度、晕圈厚度和动脉压迫程度。同时评价了 MB 上游的最大斑块负荷（MaxPB）以及源自隧道动脉段的间隔支（S）和对角支（D）的数量。动脉压迫程度的计算公式:（舒张期血管面积－收缩期血管面积）/最大压迫部位（*）的舒张期血管面积×100。该系统性评估被总结为 LAD MB 的"IVUS-MAP"。在该示例中，在 S1 和 S6 之间可观察到 MB，其中 D2 源自隧道节段的中心。MB 的总长度为 51.6 mm，最大晕圈厚度为 0.89 mm，MB 上游的最大斑块负荷为 19.0%，最大动脉压迫程度计算为 37.6%。LCX，左回旋支；LAD，左前降支。

症状性 MB 的治疗指南，特别是对于最佳药物治疗无效的难治性心绞痛患者。MB 的药物治疗主要包括 β 受体阻滞剂和非二氢吡啶类钙通道阻滞剂。β 受体阻滞剂可减少心肌带对血管的压迫，并降低心率，从而延长舒张期[42, 56]。非二氢吡啶类钙通道阻滞剂有助于改善内皮功能障碍并减少动脉压迫[57]。相反，血管扩张剂（如硝酸盐）被认为应禁用于 MB 患者，因为其被证明会加重 MB 节段在收缩期的压迫程度，实际上其常被用作引发这种现象的药物[10]。

理论上，支架置入可以通过加固壁内冠状动脉来直接改善 MB 节段内的收缩期压缩和舒张期限制。然而，由于永久性植入装置与 MB 之间的机械相互作用可能导致的潜在并发症（如冠状动脉穿孔、冠状动脉痉挛、支架小梁断裂和支架内再狭窄），支架置入对 MB 的治疗仍存在争议[58-59]。尽管冠状动脉旁路移植术已作为症状性 MB 的手术治疗策略，但手术结果并不令人满意（即移植血管频繁闭塞），特别是在使用乳内动脉移植物而非隐静脉移植物时[60-61]。与这些具有争议的传统侵入性治疗方法相反，心肌桥切开松解术可能会更好地解决 MB 的病理问题，其自 1975 年以来已在症状性 MB 患者中进行尝试，并报告了良好的中期和长期结局。斯坦福大学的单中心经验表明，成人和儿童患者在手术切开 MB 上方的肌肉纤维后生活质量显著改善，且未发生重大并发症或死亡[62-64]。进一步的研究应调查心肌桥切开松解术的效果是否也适用于改善 MB 相关的硬性终点，如心肌梗死、传导障碍或心脏性猝死。值得注意的是，在心肌桥切开松解术中，覆盖于 LAD 上的心外膜脂肪组织通常会妨碍术者在手术期间识别隧道

冠状动脉段。通过 IVUS 进行的详细术前 MB 标测（图 12-2）有助于完成心肌桥切开松解术，并最大限度地降低手术并发症的风险，这对于手术成功至关重要。

总结

MB 是一种常见的先天性异常。尽管大多数 MB 患者无症状，但该异常可导致 MB 上游的动脉粥样硬化斑块进展和 MB 致动脉在收缩期受压 / 舒张期受限引起的血流动力学紊乱，在特定患者亚组中可能导致 INOCA 和不良心脏事件。在患有难治性心绞痛的 MB 患者中，最佳治疗策略应基于多学科诊断方法进行全面的解剖和血流动力学评估，并个体化确定。在当前可用的临床成像模式中，IVUS 可以通过直接动态可视化 MB 结构的能力在这种情况下发挥独特的作用。

临床要点

- 虽然 MB 大多为良性，但要注意它可能导致心绞痛和心肌梗死等不良心脏事件。
- MB 可以通过 CCTA 或 IVUS 可视化。
- 当发现显著 MB 时，应首先考虑使用 β 受体阻滞剂和非二氢吡啶类钙通道阻滞剂。
- 对于药物难治性症状性 MB 患者，心肌桥切开松解术可能比 PCI 或冠状动脉旁路移植术更有效。

利益冲突声明

无。

致谢

无。

参考文献

1. Humphries KH, Pu A, Gao M, et al. Angina with "normal" coronary arteries: sex differences in outcomes. Am Heart J 2008;155(2):375–81.

2. Patel MR, Dai D, Hernandez AF, et al. Prevalence and predictors of nonobstructive coronary artery disease identified with coronary angiography in contemporary clinical practice. Am Heart J 2014; 167(6):846–52.e2.

3. Lee BK, Lim HS, Fearon WF, et al. Invasive evaluation of patients with angina in the absence of obstructive coronary artery disease. Circulation 2015;131(12):1054–60.

4. Han SH, Bae JH, Holmes DR Jr, et al. Sex differences in atheroma burden and endothelial function in patients with early coronary atherosclerosis. Eur Heart J 2008;29(11):1359–69.

5. Siasos G, Sara JD, Zaromytidou M, et al. Local low shear stress and endothelial dysfunction in patients with nonobstructive coronary atherosclerosis. J Am Coll Cardiol 2018;71(19):2092–102.

6. Matta A, Nader V, Canitrot R, et al. Myocardial bridging is significantly associated to myocardial infarction with non-obstructive coronary arteries. Eur Heart J Acute Cardiovasc Care 2022;11(6): 501–7.

7. Ciçek D, Kalay N, Müderrisoğlu H. Incidence, clinical characteristics, and 4-year follow-up of patients with isolated myocardial bridge: a retrospective, single-center, epidemiologic, coronary arteriographic follow-up study in southern Turkey. Cardiovasc Revasc Med 2011;12(1):25–8.

8. Geiringer E. The mural coronary. Am Heart J 1951; 41(3):359–68.

9. Noble J, Bourassa MG, Petitclerc R, et al. Myocardial bridging and milking effect of the left anterior descending coronary artery: normal variant or obstruction? Am J Cardiol 1976;37(7):993–9.

10. Ishimori T, Raizner AE, Chahine RA, et al. Myocardial bridges in man: clinical correlations and angiographic accentuation with nitroglycerin. Cathet Cardiovasc Diagn 1977;3(1):59–65.

11. Lin S, Tremmel JA, Yamada R, et al. A novel stress echocardiography pattern for myocardial bridge with invasive structural and hemodynamic correlation. J Am Heart Assoc 2013;2(2):e000097.

12. Möhlenkamp S, Hort W, Ge J, et al. Update on myocardial bridging. Circulation 2002;106(20):

2616–22.

13. Tio RA, Van Gelder IC, Boonstra PW, et al. Myocardial bridging in a survivor of sudden cardiac near-death: role of intracoronary doppler flow measurements and angiography during dobutamine stress in the clinical evaluation. Heart 1997;77(3):280–2.

14. Kim PJ, Hur G, Kim SY, et al. Frequency of myocardial bridges and dynamic compression of epicardial coronary arteries: a comparison between computed tomography and invasive coronary angiography. Circulation 2009;119(10):1408–16.

15. Desseigne P, Tabib A, Loire R. Myocardial bridging on the left anterior descending coronary artery and sudden death. Apropos of 19 cases with autopsy. Arch Mal Coeur Vaiss 1991;84(4):511–6 [in French].

16. Hashikata T, Honda Y, Wang H, et al. Impact of diastolic vessel restriction on quality of life in symptomatic myocardial bridging patients treated with surgical unroofing: preoperative assessments with intravascular ultrasound and coronary computed tomography angiography. Circ Cardiovasc Interv 2021;14(10):e011062.

17. Hongo Y, Tada H, Ito K, et al. Augmentation of vessel squeezing at coronary-myocardial bridge by nitroglycerin: study by quantitative coronary angiography and intravascular ultrasound. Am Heart J 1999;138(2 Pt 1):345–50.

18. Pargaonkar VS, Kimura T, Kameda R, et al. Invasive assessment of myocardial bridging in patients with angina and no obstructive coronary artery disease. EuroIntervention 2021;16(13):1070–8.

19. Rossi L, Dander B, Nidasio GP, et al. Myocardial bridges and ischemic heart disease. Eur Heart J 1980;1(4):239–45.

20. Juilliére Y, Berder V, Suty-Selton C, et al. Isolated myocardial bridges with angiographic milking of the left anterior descending coronary artery: a long-term follow-up study. Am Heart J 1995; 129(4):663–5.

21. Wymore P, Yedlicka JW, Garcia-Medina V, et al. The incidence of myocardial bridges in heart transplants. Cardiovasc Intervent Radiol 1989;12(4):202–6.

22. Tsujita K, Maehara A, Mintz GS, et al. Comparison of angiographic and intravascular ultrasonic detection of myocardial bridging of the left anterior descending coronary artery. Am J Cardiol 2008; 102(12):1608–13.

23. La Grutta L, Runza G, Lo Re G, et al. Prevalence of myocardial bridging and correlation with coronary atherosclerosis studied with 64-slice CT coronary angiography. Radiol Med 2009;114(7):1024–36.

24. Jeong YH, Kang MK, Park SR, et al. A head-to-head comparison between 64-slice multidetector computed tomographic and conventional coronary angiographies in measurement of myocardial bridge. Int J Cardiol 2010;143(3):243–8.

25. Liu G, Qu Y, Chen X, et al. Measurements of myocardial bridges on computed tomography predict presence of clinical symptoms and outcomes of adverse heart events: a retrospective study in a large population from China. Acta Radiol 2017; 58(9):1068–76.

26. Polacek P, Kralove H. Relation of myocardial bridges and loops on the coronary arteries to coronary occulsions. Am Heart J 1961;61:44–52.

27. Corban MT, Hung OY, Eshtehardi P, et al. Myocardial bridging: contemporary understanding of pathophysiology with implications for diagnostic and therapeutic strategies. J Am Coll Cardiol 2014;63(22):2346–55.

28. Hostiuc S, Negoi I, Rusu MC, et al. Myocardial bridging: a meta-analysis of prevalence. J Forensic Sci 2018;63(4):1176–85.

29. Ishii T, Hosoda Y, Osaka T, et al. The significance of myocardial bridge upon atherosclerosis in the left anterior descending coronary artery. J Pathol 1986;148(4):279–91.

30. Bayrak F, Degertekin M, Eroglu E, et al. Evaluation of myocardial bridges with 64-slice computed tomography coronary angiography. Acta Cardiol 2009;64(3):341–6.

31. Yamada R, Tremmel JA, Tanaka S, et al. Functional versus anatomic assessment of myocardial bridging by intravascular ultrasound: impact of arterial compression on proximal atherosclerotic plaque. J Am Heart Assoc 2016;5(4):e001735.

32. Iuchi A, Ishikawa Y, Akishima-Fukasawa Y, et al. Association of variance in anatomical elements of myocardial bridge with coronary atherosclerosis. Atherosclerosis 2013;227(1):153–8.

33. Yamada R, Turcott RG, Connolly AJ, et al. Histological characteristics of myocardial bridge with an ultrasonic echolucent band. Comparison between intravascular ultrasound and histology. Circ J 2014;78(2):502–4.

34. Liu H, Yamaguchi T. Computer modeling of fluid dynamics related to a myocardial bridge in a coronary artery. Biorheology 1999;36(5–6):373–90.

35. Herrmann J, Higano ST, Lenon RJ, et al. Myocardial bridging is associated with alteration in coronary vasoreactivity. Eur Heart J 2004;25(23):2134–42.

36. Ishikawa Y, Akasaka Y, Suzuki K, et al. Anatomic properties of myocardial bridge predisposing to myocardial infarction. Circulation 2009;120(5): 376–83.

37. Kramer JR, Kitazume H, Proudfit WL, et al. Clinical significance of isolated coronary bridges: benign and frequent condition involving the left anterior descending artery. Am Heart J 1982;103(2):283–8.

38. Ge J, Erbel R, Görge G, et al. High wall shear stress proximal to myocardial bridging and atherosclerosis: intracoronary ultrasound and pressure measurements. Br Heart J 1995;73(5):462–5.

39. Navarro-Lopez F, Soler J, Magriña J, et al. Systolic compression of coronary artery in hypertrophic cardiomyopathy. Int J Cardiol 1986;12(3):309–20.

40. Rouleau JR, Roy L, Dumesnil JG, et al. Coronary vasodilator reserve impairment distal to systolic coronary artery compression in dogs. Cardiovasc Res 1983;17(2):96–105.

41. Pichard AD, Casanegra P, Marchant E, et al. Abnormal regional myocardial flow in myocardial bridging of the left anterior descending coronary artery. Am J Cardiol 1981;47(4):978–82.

42. Schwarz ER, Klues HG, vom Dahl J, et al. Functional, angiographic and intracoronary doppler flow characteristics in symptomatic patients with myocardial bridging: effect of short-term intravenous beta-blocker medication. J Am Coll Cardiol 1996;27(7):1637–45.

43. Ge J, Jeremias A, Rupp A, et al. New signs characteristic of myocardial bridging demonstrated by intracoronary ultrasound and Doppler. Eur Heart J 1999;20(23):1707–16.

44. Cheng C, Tempel D, van Haperen R, et al. Atherosclerotic lesion size and vulnerability are determined by patterns of fluid shear stress. Circulation 2006;113(23):2744–53.

45. Ishii T, Asuwa N, Masuda S, et al. Atherosclerosis suppression in the left anterior descending coronary artery by the presence of a myocardial bridge: an ultrastructural study. Mod Pathol 1991;4(4): 424–31.

46. Kim JW, Seo HS, Na JO, et al. Myocardial bridging is related to endothelial dysfunction but not to plaque as assessed by intracoronary ultrasound. Heart 2008;94(6):765–9.

47. Ge J, Erbel R, Rupprecht HJ, et al. Comparison of intravascular ultrasound and angiography in the assessment of myocardial bridging. Circulation 1994;89(4):1725–32.

48. Cassar A, Chareonthaitawee P, Rihal CS, et al. Lack of correlation between noninvasive stress tests and invasive coronary vasomotor dysfunction in patients with nonobstructive coronary artery disease. Circ Cardiovasc Interv 2009;2(3):237–44.

49. Pargaonkar VS, Rogers IS, Su J, et al. Accuracy of a novel stress echocardiography pattern for myocardial bridging in patients with angina and no obstructive coronary artery disease - A retrospective and prospective cohort study. Int J Cardiol 2020;311:107–13.

50. Narula J, Chandrashekhar Y, Ahmadi A, et al. SCCT 2021 expert consensus document on coronary computed tomographic angiography: a report of the society of cardiovascular computed tomography. J Cardiovasc Comput Tomogr 2021;15(3): 192–217.

51. Knuuti J, Wijns W, Saraste A, et al. 2019 ESC guidelines for the diagnosis and management of chronic coronary syndromes. Eur Heart J 2020;41(3):407–77.

52. Forsdahl SH, Rogers IS, Schnittger I, et al. Myocardial bridges on coronary computed tomography angiography - correlation with intravascular ultrasound and fractional flow reserve. Circ J 2017; 81(12):1894–900.

53. Okamura A, Okura H, Iwai S, et al. Detection of myocardial bridge by optical coherence tomography. Int J Cardiovasc Imaging 2022. https://doi.org/10.1007/s10554-021-02497-5.

54. Nishimiya K, Matsumoto Y, Wang H, et al. Absence of adventitial vasa vasorum formation at the coronary segment with myocardial bridge - An optical coherence tomography study. Int J Cardiol 2018; 250:275–7.

55. Ohyama K, Matsumoto Y, Takanami K, et al. Coronary adventitial and perivascular adipose tissue inflammation in patients with vasospastic angina. J Am Coll Cardiol 2018;71(4):414–25.

56. Nair CK, Dang B, Heintz MH, et al. Myocardial bridges: effect of propranolol on systolic compression. Can J Cardiol 1986;2(4):218–21.

57. Alessandri N, Dei Giudici A, De Angelis S, et al. Efficacy of calcium channel blockers in the treatment of the myocardial bridging: a pilot study. Eur Rev Med Pharmacol Sci 2012;16(6):829–34.

58. Srinivasan M, Prasad A. Metal fatigue in myocardial bridges: stent fracture limits the efficacy of drug-eluting stents. J Invasive Cardiol 2011;23(6):E150–2.

59. Tsujita K, Maehara A, Mintz GS, et al. Serial intravascular ultrasound analysis of the impact of myocardial bridge on neointimal proliferation after coronary stenting in patients with acute myocardial infarction. J Interv Cardiol 2010;23(2):114–22.

60. Bockeria LA, Sukhanov SG, Orekhova EN, et al. Results of coronary artery bypass grafting in myocardial bridging of left anterior descending artery. J Card Surg 2013;28(3):218–21.

61. Cerrato E, Barbero U, D'Ascenzo F, et al. What is the optimal treatment for symptomatic patients with isolated coronary myocardial bridge? A systematic review and pooled analysis. J Cardiovasc Med (Hagerstown) 2017;18(10):758–70.

62. Boyd JH, Pargaonkar VS, Scoville DH, et al. Surgical unroofing of hemodynamically significant left anterior descending myocardial bridges. Ann Thorac Surg 2017;103(5):1443–50.

63. Wang H, Pargaonkar VS, Hironaka CE, et al. Off-pump minithoracotomy versus sternotomy for left anterior descending myocardial bridge unroofing. Ann Thorac Surg 2021;112(5):1474–82.

64. Maeda K, Schnittger I, Murphy DJ, et al. Surgical unroofing of hemodynamically significant myocardial bridges in a pediatric population. J Thorac Cardiovasc Surg 2018;156(4):1618–26.

第 13 章 基于血管内成像的生理评估

Fumiyasu Seike, MD, PhD[a, *], Shinji Inaba, MD, PhD[a], Kazunori Yasuda, PhD[b], Osamu Yamaguchi, MD, PhD[a]

关键词

- IVUS • OCT • 虚拟血流储备分数 • 流体动力学

要点

- 基于血管内成像的虚拟血流储备分数（FFR）测量软件计算的 FFR 具有较高的准确性（88%～94%）。
- 据报告，冠状动脉腔内影像学技术测得的虚拟 FFR 和导丝测得的 FFR 之间的相关性很强（0.69～0.89）。
- 冠状动脉内虚拟 FFR 的算法基于基本流体动力学方程（主要是 Poiseuille 和 Borda-Carnot 方程）和原始微血管模型（固定速度或计算冠状动脉血流储备）。
- 这些模型和假设基于标准人群（并非独立患者数据）。

引言

大多数介入心脏病学专家通过冠状动脉造影（CAG）来评估冠状动脉疾病的严重程度并指导其治疗。然而，CAG 具有许多已知的局限性，因为在技术上，它仅能提供造影剂填充的管腔的透视、阴影、平面二维轮廓。血管内成像（IVI），包括 IVUS 和 OCT，在临床上可用于评估管腔大小、病变长度和斑块特征，以及用于评价支架展开情况，但其不能准确估计心肌缺血[1]。随着 FFR 的证据不断增加及通过 FFR-CT 显示的流体动力学展现出应用潜力[2-6]，目前已经开发并报告了多种类型的 IVI 测量 FFR 的方法。本章介绍了这些方法的基本原理和对未来的展望。

a Department of Cardiology, Pulmonology, Hypertension & Nephrology, Ehime University Graduate School of Medicine, Shitsukawa, Toon, Ehime 791-0295, Japan; b Department of Mechanical Engineering, Ehime University Graduate School of Science and Engineering
* Corresponding author.
E-mail address: seike.fumiyasu.bn@ehime-u.ac.jp

Intervent Cardiol Clin 12 (2023) 289–298
https://doi.org/10.1016/j.iccl.2022.12.006
2211-7458/23/

原理

解剖因素和心肌缺血

传统上，CAG 被用于评估冠状动脉病变的严重程度，以确定 PCI 或冠状动脉旁路移植术治疗稳定型心绞痛的适应证。然而，CAG 显示的严重程度和心肌缺血之间存在相当大的不匹配[6]。尽管早期 IVUS 研究显示，IVUS 测量的最小管腔面积（MLA）与生理评估结果存在合理的相关性，但在随后扩大研究人群的研究中，IVUS 测量的 MLA 在估计心肌缺血方面的诊断准确性有限。

IVUS 测量与心肌缺血

有 3 个原因可以解释解剖测量和心肌缺血之间的不匹配[7]。

1. 使用单个参数

冠状动脉的标准管腔大小取决于狭窄的位置[8-9]。因此，MLA 不能作为心肌缺血的唯一确定因素，其与病变位置无关。此外，纵向严重程度不能从单个横断面测量推断。此外，冠状动脉狭窄有许多与轴向疾病延伸有关的模式。因此，测量最狭窄部位的直径或面积狭窄百分比（%AS）在估计心肌缺血方面也受到限制[1]。与使用单一参数相比，组合解剖参数（即 MLA ＋病变长度、%AS ＋病变长度）将提高检测心肌缺血的准确性[1]。

2. 参数精度

另一个误判的技术原因可能是成像方式的空间分辨率[10]。CAG 的典型图像分辨率为 0.2 mm，因此，对于冠状动脉疾病可能存在较大的计算误差[10]。冠状动脉 CT 血管造影的空间分辨率为 0.6 mm[11]，在准确估计冠状动脉疾病方面可能需要更多的评估工作。相比之下，IVI 提供了更好的空间分辨率，IVUS 为 0.1 mm，OCT 为 0.01 ～ 0.02 mm[12]，理论上与其他模式相比，测量误差更小。

3. 功能解剖不一致

在作为诊断心肌缺血的金标准的 FFR 测量中，压力损失是 FFR 值的主要决定因素。根据流体动力学，摩擦损失和突然增强是冠状动脉内压力损失的主要原因[7]。泊肃叶方程（Poiseuille equation）可以计算黏度引起的摩擦损失：

$$\Delta P = \frac{8\pi\mu L}{As}\frac{An}{As}\times V$$

Borda-Carnot 方程可以计算由于突然增强引起的压力损失：

$$\Delta P = \frac{\rho}{2}\left(\frac{An}{As}-1\right)^2\times V^2$$

在两个方程中，L 是指病变长度，μ 是指血液黏度，As 是指病变管腔面积，An 是指正常管腔面积，ρ 是指血液密度，V 是指血流速度。因此，尽管正常管腔面积、MLA 和流速是冠状动脉中压力损失的主要因素，但根据其他因素，即使结构因素相等，压力损失也可能不同。关于流速，三条冠状动脉的速度各不相同[13]。因此，即使 MLA 或 %AS 数值相同，在每种情况下，压力损失严重程度（指示 FFR 和心肌缺血）也可能不同。

如前所述，许多研究试图研究 IVI 测定的 MLA 与心肌缺血之间的关系[14-23]。

根据表 13-1 所示，MLA 在诊断心肌缺血方面的准确性最高可达 70%。IVUS 和 OCT 测得的 MLA 在诊断心肌缺血时的临界值范围分别为 2.4 ～ 4.0 mm^2 和 1.9 ～ 2.0 mm^2。

表 13-1 冠状动脉腔内影像学技术测得的最小管腔面积与心肌缺血的相关性及诊断准确性

文献信息	样本量	参考值	成像模式	最小管腔面积的临界值	R 值	敏感性	特异性	准确性
Nishioka et al, [14] 1999	70	SPECT	IVUS	4.0	—	88%	90%	—
Takagi et al, [15] 1999	51	0.75	IVUS	3.0	0.786	83.0%	92.3%	—
Briguori et al, [16] 2001	53	0.75	IVUS	4.0	0.41	92%	56%	79%
Ben-Dor et al, [17] 2011	92	0.80	IVUS	3.2	0.34	69.2%	68.3%	70%
Kang et al, [18] 2011	236	0.80	IVUS	2.4	0.507	90%	60%	68%
Kang et al, [19] 2012	784	0.80	IVUS	2.4	0.481	83.2%	62.6%	68.5%
Koo et al, [20] 2011	267	0.80	IVUS	2.75	—	69%	65%	67%
Gonzalo et al, [21] 2012	47	0.80	OCT	1.95	0.520	82%	63%	72%
	47	0.80	IVUS	2.36	0.141	67%	65%	66%
Shiono et al, [22] 2012	62	0.75	OCT	1.91	0.75	93.5%	77.4%	85.4%
Waksman et al, [23] 2013	367	0.80	IVUS	3.07	0.55	64.0%	64.9%	—

IVUS，血管内超声；OCT，光学相干断层成像。

汇总分析显示，在非左主干（LM）试验中，MLA 的加权总体平均临界值为 2.61 mm^2，在 LM 试验中为 5.35 mm$^{2[24]}$。对于非 LM 病变，MLA 的总敏感性为 0.79（95% CI 0.76 ～ 0.83），特异性为 0.65（95% CI 0.62 ～ 0.67）。鉴于 IVUS-MLA 的准确性有限，它对临床决策的影响可能较小，可能导致高达 20% 的病变被错误分类[24]。

计算基于血管内成像的 FFR 的基本理论

表 13-2 总结了冠状动脉腔内影像虚拟 FFR 软件的论文和数据[25-38]。计算虚拟 FFR 的算法要点如下。

1. 解剖信息的使用

FFR-CT 评估了三维冠状动脉信息；然而，三维重建和网格化通常需要较长的计算时间和专业知识[39]。因此，IVI 测得的 FFR（Ha 等的方法[31] 除外）仅使用管腔面积作为解剖学信息，以减少计算时间。

2. 流体动力学方程

虚拟 FFR 软件通常使用两种方程来计算高血流量状态下的压力损失，即流体动力学方程和心肌循环模型（Ha 等的方法[31] 除外）。例如，FFR-CT（最常用的虚拟 FFR 软件）使用 Navier-Stokes 方程作为流体动力学方程，使用集总参数心脏模型作为假定的心肌循环模型[39]。

Navier-Stokes 方程描述了运动流体的速度、压力、温度和密度之间的关系。它可以描述流体的走向和行为；但除了简单的流体条件外，它并不适用于大多数临床病例。在过去，工程师对方程进行了进一步的近似解和简化，并得到一组可解的方程（如 Poiseuille 方程和 Borda-Carnot 方程）。近期，高速计算机已被用来求解这些方程的近似解。该研究领域被称为计算流体动力学（CFD）。然而，不幸的是，它经常需要很长的计算和准备时间，对于日常实践来说，每个病例至少需要 2 ～ 3 h。在基

表 13-2 导丝测得的 FFR 与冠状动脉腔内影像学技术测得的 FFR 之间的相关性和准确性

成像模式	作者，发表年份	患者数量（血管数量）	相关性	流体动力学方程	循环模型	准确性	AUC
IVUS	Takayama & Hodgson, [25] 2001	13 (14)	0.95	Poiseuille 方程和 gBorda-Carnot 方程	0.5 m/s	—	—
	Seike et al, [26] 2018	48 (50)	0.78	Poiseuille 方程和 Borda-Carnot 方程	SFR	—	—
	Bezerra et al, [27] 2019	24 (34)	0.79	0.89	0.92	0.91	0.93
	Yu et al, [28] 2021	94 (167)	0.87	0.91	0.35 m/s	0.92	0.97
OCT	Guagliumi et al, [29] 2013	21 (21)	0.81	基于 Poiseuille 方程和 Borda-Carnot 方程	集总模型	—	—
	Zafar et al, [30] 2014	20 (26)	0.69	—	—	—	—
	Ha et al, [31] 2016	92 (92)	0.72	Navier-Stokes 方程	TIMI flame count	0.88	0.93
	Seike et al, [32] 2017	31 (31)	0.89	Poiseuille 方程和 Borda-Carnot 方程	SFR	—	—
	Lee et al, [33] 2017	13 (17)	0.66	基本流体动力学方程	0.35 m/s	0.94	—
	Yu et al, [34] 2019	118 (125)	0.70	基本流体动力学方程	0.35 m/s	0.90	0.93
	Gutierrez et al, [35] 2020	60 (76)	0.83	基本流体动力学方程	0.35 m/s	0.93	0.95
	Huang et al, [36] 2020	181 (212)	0.87	基本流体动力学方程	0.35 m/s	0.92	0.97
	Emori et al, [37] 2020	103 (103)	0.84	基本流体动力学方程	0.35 m/s	—	—
	Cha et al, [38] 2020	25	0.85	机器学习	机器学习	0.95	0.98

AUC，曲线下面积；IVUS，血管内超声；OCT，光学相干断层成像；SFR，狭窄血流储备模型。

于 IVI 的 FFR 中，为了减少计算时间，简化的方程被用作流体动力学方程，而不是 Navier-Stokes 方程。基本流体动力学方程使用 Poiseuille 方程和 Borda-Carnot 方程，或者基于这两个方程的简化方程。

3. 高流量模型［固定冠状动脉血流速度或计算冠状动脉血流储备（CFR）］

Tu 等开发了几种虚拟 FFR 软件，如定量流量比（QFR）（基于 CAG 的虚拟 FFR）、超声流量比（UFR）[28]（IVUS 导出的 FFR）和基于 OCT 的 FFR（OFR）[33-37]。UFR 和 OFR 现在已投入商用，可分别在 2～3 min（UFR）和 1 min（OFR）内计算出虚拟 FFR。UFR 和 OFR 的虚拟 FFR 值是基于基本流体动力学方程获得的，该方程计算沿着狭窄的入口和喉部的摩擦损失及由流体从狭窄的喉部流出时的突然膨胀引起的惯性损失[28]。参考管腔尺寸（如果没有狭窄，则为健康管腔尺寸）是基于以下假设计算的：健康管腔尺寸仅在分叉处按照分叉分形定律减小。考虑到心肌循环模型，0.35 m/s 的流速适用于 UFR 和 OFR[28, 33-37]。

虚拟血流储备（VFR）的计算基于血流通过狭窄动脉的集总参数模型作为高流量模型[29]（图 13-1）。VFR 采用基于 Poiseuille 方程和 Borda-Carnot 方程的方程作为心外膜动脉阻力。在这个模型中，血流（Q）由平均主动脉压和静脉压之间的压力差（$P_{av} = P_a - P_v$）驱动，且受到分支总血流阻力的限制，其由 3 个阻力元素组成，即 $R_T = R_s + R_e + R_{mv}$，其中 R_s 是狭窄段的血流阻力，R_e 是病变以外血管长度的血流阻力，R_{mv} 是最高血流量下的微血管阻力[29]。分支的宽度以纵坐标示出，且主支中的流量因边支的大小而减少。FUSION

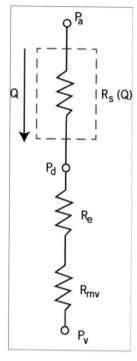

图 13-1　VFR（虚拟 OCT 导出的 FFR）采用 Poiseuille 方程和 Borda-Carnot 方程，这些方程被用作心外膜动脉阻力作为欧姆模型[28]。在这个模型中，血流（Q）由平均主动脉压和静脉压之间的差值（$P_{av} = P_a - P_v$）驱动，并受到分支的总血流阻力的限制，其由 3 个阻力元素 $R_T = R_s + R_e + R_{mv}$ 组成，其中 R_s 是狭窄段的血流阻力，R_e 是病变以外血管长度的血流阻力，R_{mv} 是最高血流量下的微血管阻力[28]。

（Functional Diagnosis of Coronary Stenosis）试验[40]正在通过对比参考标准 FFR 来验证其诊断性能，以研究 VFR 模型的可靠性（NCT04356027）。

Seike 等[26, 32]开发了一种用于 IVUS 和 OCT 的虚拟 FFR 模型，其中直接使用 Poiseuille 方程和 Borda-Carnot 方程来描述心外膜动脉阻力。由 Gould 等[41]开发的狭窄血流储备模型（SFR）被改良为微血管循环模型。SFR 使用微血管压力损失的数学循环模型，通过从主动脉压中减去由于心外膜狭窄引起的压力损失来计算虚拟 CFR（图 13-2）。SFR 的概念类似于集总参数模型，

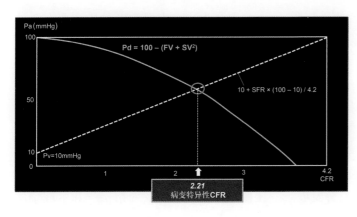

图 13-2 使用改良的 SFR 模型计算虚拟血流储备分数（FFR）。SFR 模型由 Gould 等开发[40]，被改良为微血管循环模型。SFR 使用微血管压力损失的数学循环模型，通过从主动脉压中减去由于心外膜狭窄引起的压力损失来计算虚拟冠状动脉血流储备。流量的线性函数完全描述了充血状态下心肌床下游的压力差。SFR 发生在描述狭窄的二次函数与描述心肌床的线性函数相交的点处。使用固定的系统主动脉压（100 mmHg）和静脉压或背压（10 mmHg）（仅用于计算 CFR，收缩压 120 mmHg、舒张压 60 mmHg 和平均血压 80 mmHg 适用于计算 FFR）。无狭窄时，舒张期和收缩期正常 CFR 分别为 4.2 和 2.0。

使得两种方法都计算了微血管阻力与心外膜冠状动脉狭窄之间压力损失的平衡。生理学假设改良如下：根据冠状动脉改变流速，以及改变舒张期和收缩期之间的流速和血压。

Ha 等[31]通过使用 CFD 模型研究了左前降支的虚拟 FFR 方法。根据心肌梗死溶栓治疗（TIMI）帧计数来计算血流速度。但三维重建和网格化的计算和准备需要较长时间，因此在日常导管手术中难以将这些作为标准。这些基于 CFD 的冠状动脉血流评估方法可能有助于研究动脉粥样硬化、斑块破裂和血栓形成的机制。

基于 OCT 测量的机器学习 FFR 也已经被报道[38]，其可用于在单次诊断性检查期间同时采集成像和功能信息。基于机器学习的方法有望在不久的将来进一步推进虚拟 FFR 软件的开发。

相关性和诊断准确性

表 13-2[25-38]显示了 IVUS 测得的 FFR 与心肌缺血的相关性和诊断准确性。在 IVUS 测得的 FFR 中，与导丝测得的 FFR 之间的相关性为 0.78 ～ 0.95，曲线下面积为 0.93 ～ 0.97，准确性为 0.91 ～ 0.97。OCT 测得的 FFR 相关性为 0.69 ～ 0.89，曲线下面积为 0.93 ～ 0.97，准确性为 0.88 ～ 0.94。值得注意的是，在主要不良心脏事件风险方面，由瞬时无波形比值（iFR）指导的冠状动脉血运重建不劣于由 FFR 指导的血运重建[42-43]。一项荟萃分析[44]显示，iFR 与标准 FFR 显著相关 [0.798（0.78 ～ 0.82），$P < 0.001$]，并在识别 FFR 阳性的心肌缺血方面具有良好的诊断性能 [曲线下面积 = 0.88（0.86 ～ 0.90），$P < 0.001$]。与上述参考标准 FFR 的 iFR 数据相比，IVI 测得的 FFR 的有效性处于相同水平。然而，值得注意的是，虚拟 FFR 研究排除了相对复杂的病变 / 血管、弥漫性冠状动脉狭窄、开口病变、左心室肥大和心脏瓣膜疾病。因此，需要进一步研究来验证 IVI 测得的 FFR 在复杂病变 / 患者亚组中的有效性。

局限性

虚拟 FFR 算法需要许多参数，包括每个心外膜动脉的血液黏度和密度、血压和静息 / 充血时的冠状动脉流速。这些参数是基于典型人群而不是个体患者的心脏和冠状动脉状况来假设的。这些假设的局限性解释如下。

理论上，Poiseuille 方程应该适用于牛顿流体（具有充分发展的稳定层流），而 Borda-Carnot 方程应该适用于没有摩擦的流体（稳定且具有恒定密度）。血液是非牛顿流体；此外，由于冠状动脉的长度、弯曲和分支，血流不能在冠状动脉中充分发展。可通过校正 Borda-Carnot 方程和 Poiseuille 方程来计算压力损失；然而这些方程并不完全适用于冠状动脉。充血状态下的血压可能因患者而异，适用于普通患者。血液密度和黏度也可分别在正常范围内变化。

根据流体动力学方程，压力损失主要取决于流量。流量的估计取决于以下因素：①假设的静息流速；②理论最大 CFR；③正常参考面积。冠状动脉的静息流速可能因患者而异[13]。CFR 取决于心外膜冠状动脉狭窄和微血管功能障碍的综合效应，因此 CFR 下降反映了在没有阻塞性冠状动脉的情况下存在微血管功能障碍[45]。因此，仅使用冠状动脉腔内影像学技术难以评价微血管功能障碍和理论最大 CFR。此外，由于动脉粥样硬化和血管重构的弥漫性特点，每个节段的"正常"管腔面积可能并非真正正常，而文献中测试的每个算法都假设它是正常的。

未来前景

从实践的角度来看，IVI 测量 FFR 的软件应集成在导管室的成像系统中，因为它可以缩短虚拟 FFR 的准备和计算时间。如果正在进行的前瞻性多中心 FUSION 试验成功验证了 VFR 方法的准确性[40]，该软件可能成为临床领域 IVI 测量 FFR 方法的领跑者。

迄今为止，虚拟 FFR 软件主要有 3 种类型：①CT 测得的 FFR[2-6]；②血管造影测得的 FFR[4, 9]；③IVI（IVUS 和 OCT）测得的 FFR。CT 测得的 FFR 和血管造影测得的 FFR 已经被引入临床实践。由于这两种技术的侵入性较小，因此 IVI 测得的 FFR 仅限于 PCI 前生理评估。然而，它可以在指导和优化 PCI 中发挥独特的作用，让使用单个诊断设备对解剖学和生理学病变性质进行全面且节省时间 / 成本的评估成为可能。表 13-3 总结了 IVI 测得的 FFR 在图像指导 PCI 中的附加价值。

1. 前评估

2021 年美国心脏病学会 / 美国心脏协会 / 心血管造影和介入学会（ACC/AHA/SCAI）冠状动脉血运重建指南[50]建议对复杂病变进行冠状动脉腔内影像学指导的 PCI。当 IVUS 或 OCT 用于指导 PCI 时，使用 IVI 测得的 FFR 进行生理评估，而不使用基于导丝的 FFR，可以降低 CAG 和 PCI 的总成本。当由于复杂病变形态（如严重钙化或分叉病变）导致其他成像方法测得的 FFR 方法难以准确评估腔径大小时，IVI 测得的 FFR 可能有用。尽管有报道称，在有明显钙化的患者 / 血管中，FFR-CT 可提供优于单纯标准冠状动脉 CT

表 13-3　冠状动脉腔内影像学技术测得的 FFR 在成像指导的 PCI 中的附加价值	
PCI 前	血管水平生理评估 病变水平生理评估
PCI 中	支架置入后估计 FFR（虚拟支架置入） 辅助确定待治疗节段
PCI 后	血管水平支架置入后生理评估 支架节段生理评估 非罪犯血管评估 非罪犯病变评估

血管造影的总体诊断性能[51]，但在严重钙化病变中，FFR-CT 值的计算理论上可能会受到影响。分叉病变对于通过单纯冠状动脉造影准确评估来说也具有挑战性。Huang 等[36]报告，在确定冠状动脉狭窄的生理意义方面，IVI 测得的 FFR（OFR）优于血管造影测得的 FFR（QFR），并且优于传统形态学参数。

2. PCI 支持

在日常临床实践中，因串联病变的 PCI 而进行重复 FFR 测量既耗时又昂贵。在有关 OCT 测得的 FFR 的病例研究中，Okuya 等[52]报告的方法可以在没有任何串扰的情况下评价串联病变中每个病变水平的 FFR。这种方法可以独立地评估每个病变的严重程度和压力损失，而不受同一血管中的另一狭窄的影响，从而实现精确的 PCI 规划和生理评估。图 13-3 是 IVI 测得的 FFR 支持 PCI 的典型示例。DEFINE GPS（Distal Evaluation of Functional performance with Intravascular sensors to assess the Narrowing Effect: Guided Physiologic Stenting；NCT 04451044）[53]试验首次将 iFR 与 Philips 成像指导配准系统（SyncVision）结合使用，用于评价指导和优化 PCI 的治疗结局，其重点是识别生理学显著病变的位置。病变水平的生理评估作为成功 PCI 的关键，目前正受到越来越多的关注，其中 IVI 测得的 FFR 也可能发挥独特的作用，其能够结合详细的结构信息评估每个病变的功能严重程度。

3. PCI 后评估

更好的支架膨胀和更小的支架边缘斑块负荷使支架通畅的可能性最大化[1]。然而，最佳预测后续支架内再狭窄的最小支架面积的临界值取决于冠状动脉病变的位置[54]。在这种情况下，虚拟支架内 FFR 将有助于从功能角度评估残余狭窄。据报道，PCI 术后 FFR 值对临床结局有一定影响[55-56]。PCI 术后虚拟 FFR 值不理想可能由 3 种机制引起[57]。第一，最初未被识别的串联病变在原发性狭窄行 PCI 后显著

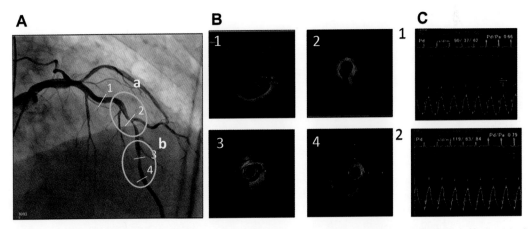

图 13-3　冠状动脉造影显示左前降支中段串联病变（**A**）。OCT 显示近端部分的最小管腔面积为 0.83 mm^2，远端狭窄为 1.02 mm^2（**B**）。OCT 测得的 FFR 可独立计算每个病变的严重程度，而无任何血流相互作用。血管、近端病变、远端病变的 OCT 测得的 FFR 分别为 0.64、0.67 和 0.77。基于导丝的血管 FFR 为 0.66（**C1**）。支架置入后，根据 OCT 测得的 FFR 在近端狭窄处展开支架，支架置入后基于导丝 FFR 为 0.79（**C2**）。OCT 测得的远端 FFR 可以在支架置入前准确评价远端病变的生理严重度。

增加压差。第二，支架置入引起压差，如纵向观察所示。第三，弥漫性疾病常与局灶性病变共存，并在 PCI 后仍未得到治疗。在 PCI 术后，IVI 和 IVI 测得的 FFR 可使用单个诊断设备对所治疗病变的解剖学和生理学特性进行全面且省时 / 节省成本的评估。需要进一步的研究来验证这种新方法的临床有效性。

临床要点

- 基于血管内成像的虚拟 FFR 测量软件可以高精度和高相关性地计算 FFR。
- 冠状动脉内虚拟 FFR 的算法是基于基本流体动力学方程和原始微血管模型设计的。
- 它可以在指导和优化 PCI 中发挥独特作用，可使用单个诊断设备对解剖学和生理学病变性质进行全面和节省时间 / 成本的评估。

利益冲突声明

F.Seike 博士接受 Abbott Vascular 的演讲费。

参考文献

1. Mintz GS, Guagliumi G. Intravascular imaging in coronary artery disease. Lancet 2017;390(10096):793–809.
2. Celeng C, Leiner T, Maurovich-Horvat P, et al. Anatomical and Functional Computed Tomography for Diagnosing Hemodynamically Significant Coronary Artery Disease: A Meta-Analysis. JACC Cardiovasc Imaging 2019;12(7 Pt 2):1316–25.
3. Driessen RS, Danad I, Stuijfzand WJ, et al. Comparison of Coronary Computed Tomography Angiography, Fractional Flow Reserve, and Perfusion Imaging for Ischemia Diagnosis. J Am Coll Cardiol 2019;73(2):161–73.
4. Fairbairn TA, Nieman K, Akasaka T, et al. Real-world clinical utility and impact on clinical decision-making of coronary computed tomography angiography-derived fractional flow reserve: lessons from the ADVANCE Registry. Eur Heart J 2018;39(41):3701–11.
5. Douglas PS, Pontone G, Hlatky MA, et al. Clinical outcomes of fractional flow reserve by computed tomographic angiography-guided diagnostic strategies vs. usual care in patients with suspected coronary artery disease: the prospective longitudinal trial of FFR(CT): outcome and resource impacts study. Eur Heart J 2015;36(47):3359–67.
6. Park SJ, Kang SJ, Ahn JM, et al. Visual-functional mismatch between coronary angiography and fractional flow reserve. JACC Cardiovasc Interv 2012;5(10):1029–36.
7. Johnson NP, Kirkeeide RL, Gould KL. Coronary anatomy to predict physiology: fundamental limits. Circ Cardiovasc Imaging 2013;6(5):817–32.
8. Dodge JT Jr, Brown BG, Bolson EL, et al. Lumen diameter of normal human coronary arteries. Influence of age, sex, anatomic variation, and left ventricular hypertrophy or dilation. Circulation 1992;86(1):232–46.
9. Javier SP, Mintz GS, Popma JJ, et al. Intravascular ultrasound assessment of the magnitude and mechanism of coronary artery and lumen tapering. Am J Cardiol 1995;75(2):177–80.
10. Keane D, Haase J, Slager CJ, et al. Comparative validation of quantitative coronary angiography systems. Results and implications from a multicenter study using a standardized approach. Circulation 1995;91(8):2174–83.
11. Voros S, Rinehart S, Qian Z, et al. Coronary atherosclerosis imaging by coronary CT angiography: current status, correlation with intravascular interrogation and meta-analysis. JACC Cardiovasc Imaging 2011;4(5):537–48.
12. Bezerra HG, Costa MA, Guagliumi G, et al. Intracoronary optical coherence tomography: a comprehensive review clinical and research applications. JACC Cardiovasc Interv 2009;2(11):1035–46.
13. Wieneke H, Haude M, Ge J, et al. Corrected coronary flow velocity reserve: a new concept for assessing coronary perfusion. J Am Coll Cardiol 2000;35(7):1713–20.
14. Nishioka T, Amanullah AM, Luo H, et al. Clinical validation of intravascular ultrasound imaging for assessment of coronary stenosis severity: comparison with stress myocardial perfusion imaging. J Am Coll Cardiol 1999;33(7):1870–8.
15. Takagi A, Tsurumi Y, Ishii Y, et al. Clinical potential of intravascular ultrasound for physiological assessment of coronary stenosis: relationship between quantitative ultrasound tomography and pressure-derived fractional flow reserve. Circulation 1999;100(3):250–5.

16. Briguori C, Anzuini A, Airoldi F, et al. Intravascular ultrasound criteria for the assessment of the functional significance of intermediate coronary artery stenoses and comparison with fractional flow reserve. Am J Cardiol 2001;87(2):136–41.

17. Ben-Dor I, Torguson R, Gaglia MA Jr, et al. Correlation between fractional flow reserve and intravascular ultrasound lumen area in intermediate coronary artery stenosis. EuroIntervention 2011; 7(2):225–33.

18. Kang SJ, Lee JY, Ahn JM, et al. Validation of intravascular ultrasound-derived parameters with fractional flow reserve for assessment of coronary stenosis severity. Circ Cardiovasc Interv 2011;4(1): 65–71.

19. Kang SJ, Ahn JM, Song H, et al. Usefulness of minimal luminal coronary area determined by intravascular ultrasound to predict functional significance in stable and unstable angina pectoris. Am J Cardiol 2012;109(7):947–53.

20. Koo BK, Yang HM, Doh JH, et al. Optimal intravascular ultrasound criteria and their accuracy for defining the functional significance of intermediate coronary stenoses of different locations. JACC Cardiovasc Interv 2011;4(7):803–11.

21. Gonzalo N, Escaned J, Alfonso F, et al. Morphometric assessment of coronary stenosis relevance with optical coherence tomography: a comparison with fractional flow reserve and intravascular ultrasound. J Am Coll Cardiol 2012;59(12):1080–9.

22. Shiono Y, Kitabata H, Kubo T, et al. Optical coherence tomography-derived anatomical criteria for functionally significant coronary stenosis assessed by fractional flow reserve. Circ J 2012;76(9):2218–25.

23. Waksman R, Legutko J, Singh J, et al. FIRST: Fractional Flow Reserve and Intravascular Ultrasound Relationship Study. J Am Coll Cardiol 2013;61(9): 917–23.

24. Nascimento BR, de Sousa MR, Koo BK, et al. Diagnostic accuracy of intravascular ultrasound-derived minimal lumen area compared with fractional flow reserve—meta-analysis: pooled accuracy of IVUS luminal area versus FFR. Catheter Cardiovasc Interv 2014;84(3):377–85.

25. Takayama T, Hodgson JM. Prediction of the physiologic severity of coronary lesions using 3D IVUS: validation by direct coronary pressure measurements. Catheter Cardiovasc Interv 2001;53(1): 48–55.

26. Seike F, Uetani T, Nishimura K, et al. Intravascular Ultrasound-Derived Virtual Fractional Flow Reserve for the Assessment of Myocardial Ischemia. Circ J 2018;82(3):815–23.

27. Bezerra CG, Hideo-Kajita A, Bulant CA, et al. Coronary fractional flow reserve derived from intravascular ultrasound imaging: Validation of a new computational method of fusion between anatomy and physiology. Catheter Cardiovasc Interv 2019; 93(2):266–74.

28. Yu W, Tanigaki T, Ding D, et al. Accuracy of Intravascular Ultrasound-Based Fractional Flow Reserve in Identifying Hemodynamic Significance of Coronary Stenosis. Circ Cardiovasc Interv 2021;14(2): e009840.

29. Guagliumi G, Sirbu V, Petroff C, et al. Volumetric assessment of lesion severity with optical coherence tomography: relationship with fractional flow. EuroIntervention 2013;8(10):1172–81.

30. Zafar H, Sharif F, Leahy MJ. Feasibility of intracoronary frequency domain optical coherence tomography derived fractional flow reserve for the assessment of coronary artery stenosis. Int Heart J 2014;55:307–11.

31. Ha J, Kim JS, Lim J, et al. Assessing computational fractional flow reserve from optical coherence tomography in patients with intermediate coronary stenosis in the left anterior descending artery. Circ Cardiovasc Interv 2016;9:e003613.

32. Seike F, Uetani T, Nishimura K, et al. Intracoronary optical coherence tomography-derived virtual fractional flow reserve for the assessment of coronary artery disease. Am J Cardiol 2017;120:1772–9.

33. Lee KE, Lee SH, Shin ES, et al. A vessel length-based method to compute coronary fractional flow reserve from optical coherence tomography images. Biomed Eng Online 2017;16:83.

34. Yu W, Huang J, Jia D, et al. Diagnostic accuracy of intracoronary optical coherence tomography-derived fractional flow reserve for assessment of coronary stenosis severity. EuroIntervention 2019; 15:189–97.

35. Gutiérrez-Chico JL, Chen Y, Yu W, et al. Diagnostic accuracy and reproducibility of optical flow ratio for functional evaluation of coronary stenosis in a prospective series. Cardiol J 2020;27(4):350–61.

36. Huang J, Emori H, Ding D, et al. Diagnostic performance of intracoronary optical coherence tomography-based versus angiography-based fractional flow reserve for the evaluation of coronary lesions. EuroIntervention 2020;16(7):568–76.

37. Emori H, Kubo T, Shiono Y, et al. Comparison of Optical Flow Ratio and Fractional Flow Ratio in Stent-Treated Arteries Immediately After Percutaneous Coronary Intervention. Circ J 2020;84(12):2253–8.

38. Cha JJ, Son TD, Ha J, et al. Optical coherence tomography-based machine learning for predicting fractional flow reserve in intermediate coronary stenosis: a feasibility study. Sci Rep 2020;10(1):20421.

39. Taylor CA, Fonte TA, Min JK. Computational fluid dynamics applied to cardiac computed tomography for noninvasive quantification of fractional

flow reserve: scientific basis. J Am Coll Cardiol 2013;61(22):2233–41.

40. Available at: https://clinicaltrials.gov/ct2/show/NCT04356027.

41. Gould KL, Kelley KO, Bolson EL. Experimental validation of quantitative coronary arteriography for determining pressure-flow characteristics of coronary stenosis. Circulation 1982;66(5):930–7.

42. Davies JE, Sen S, Dehbi HM, et al. Use of the Instantaneous Wave-free Ratio or Fractional Flow Reserve in PCI. N Engl J Med 2017;376(19):1824–34.

43. Gotberg M, Christiansen EH, Gudmundsdottir IJ, et al. iFR-SWEDEHEART Investigators. Instantaneous Wave-free Ratio versus Fractional Flow Reserve to Guide PCI. N Engl J Med 2017;376(19):1813–23.

44. De Rosa S, Polimeni A, Petraco R, et al. Diagnostic Performance of the Instantaneous Wave-Free Ratio: Comparison With Fractional Flow Reserve. Circ Cardiovasc Interv 2018;11(1):e004613.

45. Hirata K, Amudha K, Elina R, et al. Measurement of coronary vasomotor function: getting to the heart of the matter in cardiovascular research. Clin Sci (Lond) 2004;107(5):449–60.

46. Kornowski R, Lavi I, Pellicano M, et al. Fractional Flow Reserve Derived From Routine Coronary Angiograms. J Am Coll Cardiol 2016;68(20):2235–7.

47. Witberg G, De Bruyne B, Fearon WF, et al. Diagnostic Performance of Angiogram-Derived Fractional Flow Reserve: A Pooled Analysis of 5 Prospective Cohort Studies. JACC Cardiovasc Interv 2020;13(4):488–97.

48. Westra J, Andersen BK, Campo G, et al. Diagnostic Performance of In-Procedure Angiography-Derived Quantitative Flow Reserve Compared with Pressure-Derived Fractional Flow Reserve: The FAVOR II Europe-Japan Study. J Am Heart Assoc 2018;7(14):e009603.

49. Masdjedi K, van Zandvoort LJC, Balbi MM, et al. Valida-
tion of a three-dimensional quantitative coronary angiography-based software to calculate fractional flow reserve: the FAST study. EuroIntervention 2020;16(7):591–9.

50. Lawton JS, Tamis-Holland JE, Bangalore S, et al. 2021 ACC/AHA/SCAI Guideline for Coronary Artery Revascularization: Executive Summary: A Report of the American College of Cardiology/American Heart Association Joint Committee on Clinical Practice Guidelines. J Am Coll Cardiol 2022;79(2):197–215.

51. Norgaard BL, Gaur S, Leipsic J, et al. Influence of Coronary Calcification on the Diagnostic Performance of CT Angiography Derived FFR in Coronary Artery Disease: A Substudy of the NXT Trial. JACC Cardiovasc Imaging. 2015;8(9):1045-1055. doi: .

52. Okuya Y, Seike F, Yoneda K, et al. Functional assessment of tandem coronary artery stenosis by intracoronary optical coherence tomography-derived virtual fractional flow reserve: a case series. Eur Heart J Case Rep 2019;3(2):ytz087.

53. Available at: https://clinicaltrials.gov/ct2/show/NCT04451044.

54. Kang SJ, Ahn JM, Song H, et al. Comprehensive intravascular ultrasound assessment of stent area and its impact on restenosis and adverse cardiac events in 403 patients with unprotected left main disease. Circ Cardiovasc Interv 2011;4(6):562–9.

55. Doh JH, Nam CW, Koo BK, et al. Clinical Relevance of Poststent Fractional Flow Reserve After Drug-Eluting Stent Implantation. J Invasive Cardiol 2015;27(8):346–51.

56. Nam CW, Hur SH, Cho YK, et al. Relation of fractional flow reserve after drug-eluting stent implantation to one-year outcomes. Am J Cardiol 2011;107(12):1763–7.

57. Tonino PA, Johnson NP. Why Is Fractional Flow Reserve After Percutaneous Coronary Intervention Not Always 1.0? JACC Cardiovasc Interv 2016;9(10):1032–5.